现代食品深加工技术丛书

小浆果果品营养学

霍俊伟　张　妍　主编

U0209098

科 学 出 版 社

北 京

内 容 简 介

　　小浆果含有丰富的营养成分和大量的生物活性物质,在日常生活中越来越受到人们的喜爱和追崇。目前,我国的小浆果栽培面积和产量不断增加。本书共分为九章,每章主要从小浆果的营养成分、小浆果的重要生物活性物质、小浆果的生物活性物质与人类重大疾病的防治、小浆果的科学利用等几个方面进行了介绍。本书首次针对小浆果的生物活性物质及其功效进行了系统的阐述,主要包括蓝莓、树莓、黑穗醋栗、蔓越莓、沙棘、蓝果忍冬和黑果腺肋花楸等特色小浆果。

　　本书可供园艺学科专业的教师、研究生及相关科研技术人员阅读参考,也可供普通读者日常生活学习参考。

图书在版编目(CIP)数据

小浆果果品营养学 / 霍俊伟,张妍主编. —北京:科学出版社,2020.2
(现代食品深加工技术丛书)
ISBN 978-7-03-062750-6

Ⅰ. ①小… Ⅱ. ①霍… ②张… Ⅲ. ①浆果–食品营养 Ⅳ. ①R151.3

中国版本图书馆 CIP 数据核字(2019)第 243551 号

责任编辑:贾　超　付林林 / 责任校对:杜子昂
责任印制:吴兆东 / 封面设计:东方人华

科 学 出 版 社 出版
北京东黄城根北街 16 号
邮政编码:100717
http://www.sciencep.com

北京凌奇印刷有限责任公司 印刷
科学出版社发行　各地新华书店经销

*

2020 年 2 月第 一 版　开本:720×1000　1/16
2020 年 2 月第一次印刷　印张:15
字数:302 000
POD定价: 98.00元
(如有印装质量问题,我社负责调换)

丛书编委会

丛 书 序

食品加工是指直接以农、林、牧、渔业产品为原料进行的谷物磨制、食用油提取、制糖、屠宰及肉类加工、水产品加工、蔬菜加工、水果加工、坚果加工等。食品深加工其实就是食品原料进一步加工，改变了食材的初始状态，例如，把肉做成罐头等。现在我国有机农业尚处于初级阶段，产品单调、初级产品多；而在发达国家，80%都是加工产品和精深加工产品。所以，这也是未来一个很好的发展方向。随着人民生活水平的提高、科学技术的不断进步，功能性的深加工食品将成为我国居民消费的热点，其需求量大、市场前景广阔。

改革开放 30 多年来，我国食品产业总产值以年均 10%以上的递增速度持续快速发展，已经成为国民经济中十分重要的独立产业体系，成为集农业、制造业、现代物流服务业于一体的增长最快、最具活力的国民经济支柱产业，成为我国国民经济发展极具潜力的、新的经济增长点。2012 年，我国规模以上食品工业企业 33692 家，占同期全部工业企业的 10.1%，食品工业总产值达到 8.96 万亿元，同比增长 21.7%，占工业总产值的 9.8%。预计 2020 年食品工业总产值将突破 15 万亿元。随着社会经济的发展，食品产业在保持持续上扬势头的同时，仍将有很大的发展潜力。

民以食为天。食品产业是关系到国民营养与健康的民生产业。随着国民经济的发展和人民生活水平的提高，人们对食品工业提出了更高的要求，食品加工的范围和深度不断扩展，所利用的科学技术也越来越先进。现代食品已朝着方便、营养、健康、美味、实惠的方向发展，传统食品现代化、普通食品功能化是食品工业发展的大趋势。新型食品产业又是高技术产业。近些年，具有高技术、高附加值特点的食品精深加工发展尤为迅猛。国内食品加工中小企业多、技术相对落后，导致产品在市场上的竞争力弱。有鉴于此，我们组织国内外食品加工领域的专家、教授，编著了"现代食品深加工技术丛书"。

本套丛书由多部专著组成。不仅包括传统的肉品深加工、稻谷深加工、水产品深加工、禽蛋深加工、乳品深加工、水果深加工、蔬菜深加工，还包含了新型食材及其副产品的深加工、功能性成分的分离提取，以及现代食品综合加工利用新技术等。

各部专著的作者由工作在食品加工、研究开发第一线的专家担任。所有作者都根据市场的需求，详细论述食品工程中最前沿的相关技术与理念。不求面面俱到，但求精深、透彻，将国际上前沿、先进的理论与技术实践呈现给读者，同时还附有便于读者进一步查阅信息的参考文献。每一部著作对于大学、科研机构的学生或研究者来说，都是重要的参考。希望能拓宽食品加工领域科研人员和企业技术人员的思路，推进食品技术创新和产品质量提升，提高我国食品的市场竞争力。

中国工程院院士

2014 年 3 月

前　言

食品健康是我国人民健康发展的基础,是提高人民群众健康水平的重要指标。食品营养学可为我国居民健康饮食起到正确的引导作用,在食品产业中占有一席之地。随着我国经济的发展,国民生活水平的日益提高,人们开始关注如何"吃得好"。中国营养学会推荐人们每天要摄入足量的水果和蔬菜,全力保持膳食平衡。近年来,如何吃得营养健康、配比均衡已成为热点话题。以食品营养为导向的产业将逐步成为食品产业中最具活力和发展前景的支柱产业。

我国地大物博,疆土辽阔,农作物种质资源极其丰富,从五谷杂粮到瓜果蔬菜都不乏优质的品种。我国的小浆果种质资源尤为丰富,栽培面积和产量逐年增加,小浆果作为高营养和高经济价值的第三代"黄金水果",越来越受到人们的喜爱和追捧。小浆果种类繁多,包括蓝莓、树莓、黑穗醋栗、蔓越莓、沙棘、蓝果忍冬和黑果腺肋花楸等。这些特色小浆果身材虽小,但却富含多种生物活性物质(维生素、矿物质、多酚化合物等),是许多大宗果蔬不可比拟的,尤其是维生素 C、钙、铁、磷较为丰富,对于提高人体的免疫功、清除体内氧化自由基、预防心脑血管疾病、抗癌、抗炎等具有显著作用。很多国家开始把对小浆果的消费看成是衡量人们生活水平的重要指标之一。

本书首次针对小浆果丰富的营养成分和生物活性成分进行了系统的阐述,围绕蓝莓、树莓、黑穗醋栗、蔓越莓、沙棘、蓝果忍冬和黑果腺肋花楸这七种小浆果,主要从其营养成分、重要生物活性物质、生物活性物质与人类重大疾病的防治、小浆果的科学利用等方面进行了介绍。

本书从属于"现代食品深加工技术丛书"。感谢国家重点研发计划(2016YFC500304-05)和国家自然科学基金(31801553)资助。本书共 9 章,第 1 章由东北农业大学霍俊伟编写,第 2 章由东北农业大学张妍编写,第 3~9 章由东北农业大学霍俊伟、张妍共同编写。同时,感谢乔锦莉、张丹妮、马小雯、高静、朱冠冰在整理文稿及校稿中给予的帮助。

本书涉及面广,学科交叉较多,加之编者水平有限,书中不足之处在所难免,敬请同行专家和广大读者批评指正,以臻完善。

霍俊伟

2020 年 2 月

目　录

第1章 绪 论

1.1 概念及分类

浆果是果肉丰富、饱含汁水的单果的统称，通常是指一种柔软多汁的肉质单果，大多数是矮小的落叶灌木或藤本，其进入结果期较早，中心主枝分布不明显，花芽多数是混合花芽，一般果实中含有的种子较小且数量较多（宋洪伟等，2011）。

小浆果具备如下几个特征：①营养价值高，有医疗保健功效；②食用价值高；③市场价值高；④劳动力密集型产业；⑤蓝莓等小浆果果树喜寒冷的天气（郝瑞，1985），而且具备很强的抗寒能力。我国东北地区常见的小浆果包括蓝莓、蓝果忍冬、沙棘、树莓、黑穗醋栗、稠李、莛蒾等。浆果果实和叶片中富含酚类生物活性物质，营养价值高。浆果果实中含有种类繁多的花青素（anthocyanidin），其中，矢车菊素-3-O-葡萄糖苷是果实中最主要的一类花青素。

1.2 营养价值及健康

小浆果被认为是具有较高经济价值的第三代果树，主要是因为其中所含的活性物质和营养成分对人类身体健康的维持、慢性疾病的预防和缓解起着重要作用（王华等，2011）。纤维素主要有两种类型，一种是水溶性的纤维素，另一种是不溶性的纤维素。小浆果中含有第一种类型的纤维素，其存在于果胶中。

果实中含有的植物纤维能够提高人体的免疫力。纤维素不能够被人体吸收利用，但是容易被肠道内的菌群所分解。存在于小浆果中的水溶性纤维素，绝大部分（约80%）能够被肠道内的细菌分解（张玉兰，2007）为乙酸酯、丙酸酯等物质，这些物质绝大部分呈现酸性。酸性条件有利于肠道内的益生菌发酵，从而大大增加矿质元素的吸收速率，另外还可以抑制大肠癌细胞的产生。水溶性纤维素会削减有害物质对肠道黏膜的损害。同时，纤维素吸水膨胀后将有害物质稀释，使其浓度下降，从而消除了毒素对人体健康的威胁。

　　小浆果中含有大量的黄酮类化合物（flavonoid），花青素属于黄酮类化合物，它可以显著增强人体耐糖量的能力，这意味着其可以预防糖尿病。花青素具有抗氧化、抗癌和保护心血管的功能，在小浆果中，蓝果忍冬含有丰富的花青素。吴涛等（2016）发现花青素在小鼠体内能够降血糖，具有减轻自由基的损伤、抑制脂质过氧化、改善糖尿病小鼠的糖脂代谢异常的作用。

　　小浆果中的山葡萄常被用于酿酒，所酿造的红酒中含有较多的花青素，它可以显著预防心脑血管疾病，包括对于血浆脂蛋白的氧化损伤的预防。氧化损伤被认为是由于摄入了含有被氧化的脂肪，从而增加了血浆中过氧化物量引起的损伤。红酒中的花青素会减轻这种作用的发生（颜小梅等，2014）。刘礼泉等（2010）通过探讨葡萄籽提取物对人体的抗氧化作用发现，食用葡萄籽后人体内的丙二醛含量明显下降，下降率为 5.91%；超氧化物歧化酶活性显著升高，这表明葡萄籽提取物具有抗氧化作用，对人体健康有利。

　　Evora 等（2017）利用花青素对角质细胞进行处理，发现花青素可以提高角质细胞的愈合，愈合率达 50% 以上，这在化妆品行业中被广泛利用，解决了化妆品行业对于加入植物源成分的需求。可见，小浆果中的花青素及酚类生物活性物质对人体健康意义重大。

　　目前发现，小浆果中含量丰富的维生素类物质，如维生素 C、维生素 P、维生素 B_1、维生素 B_2、维生素 B_9 等。弓自玉等（2018）的研究得出：维生素 B_{12} 有助于提前预防精神分裂症患者巨幼细胞贫血的发生。该病是由骨髓造血细胞内脱氧核糖核酸合成停滞或复制速率减慢引起的。

　　王芳（2015）发现维生素 D 对于中枢神经系统具有重要意义，如增加抗氧化程度、抗氧化酶活性，削减炎症因子的孕育发生，使氧自由基含量下降等，这些功能均与阿尔茨海默病（Alzheimer disease，AD）的病理变化相关联。康芦兵（2018）根据实验得出：维生素 D 对慢性阻塞性肺疾病的糖皮质激素具备抗炎功能。现阶段研究表明，糖皮质激素抗炎作用的抵抗性对于慢性阻塞性肺疾病的有效治疗是一个巨大的障碍，而维生素 D 针对此具有极大的作用。

　　维生素 C 对视网膜色素上皮细胞具备护卫功能，经由梯度浓度为 0 μmol/L、50 μmol/L、100 μmol/L、200 μmol/L 和 250 μmol/L 的外源性过氧化氢（H_2O_2）作用于 ARPE-19 细胞，观测细胞形态的改变，外源性 H_2O_2 可诱导人视网膜色素上皮细胞 ARPE-19 产生氧化应激动作，致使细胞损害。适量浓度的维生素 C 可使细胞内氧化应激水平下降，削减 ARPE-19 细胞损伤及凋亡，起到抗氧化损伤的防卫功能（范逢吉等，2018）。总而言之，小浆果中各种营养成分含量丰富，极具开发和利用价值。

1.3　国内现状

小浆果是北方地区的优势树种，尤其是在东北地区具备很大的发展潜势，新疆、黑龙江区域因为环境污染程度较轻，大部分特色果树的生态条件没有受到破坏和污染，使得该地小浆果前景一片大好，成长迅猛。从种植面积来看，我国的小浆果种植面积总体上显现上升趋势。

我国树莓种植已有 100 多年的发展历程。20 世纪初，我国树莓种植面积仅为 1 hm^2，其发展速度极其缓慢，到 1950 年只有 5 hm^2，产量 15 t，到 1970 年也仅有 33 hm^2，产量 247 t，主要为庭院种植。1970～1988 年，我国树莓种植面积呈现出新的局势，其产业链构成很完善，在短短的十几年内种植面积已达到 200 hm^2，产量达到 1500 t，果实最先出口欧洲市场。截至 2005 年，树莓种植面积已达到 1500 hm^2，产量 5000 t，2008 年快速上升到 6000 hm^2，产量 10000 t。全国共有 10 个省份种植树莓，但主要在种植发展时间较长的黑龙江和加工企业散布较多的辽宁。这两个省份 2008 年种植面积共计 5005 hm^2，占全国的 83.42%（李亚东等，2011）。

目前，我国红树莓已形成了六大产区：黑龙江尚志、辽宁沈阳、河南封丘、宁夏银川、江西崇仁和江苏连云港，其中黑龙江、辽宁是红树莓两大主产区（吴正超等，2010）。山西省林业科学研究院引进了适宜山西不同气候条件的红树莓优良栽培品种，都取得了较高的收益。截至 2016 年，山西红树莓种植面积尚不足 500 hm^2，与黑龙江（2000 hm^2）、辽宁（2500 hm^2）等省份相差甚远，规模还需进一步扩大。而黑莓的种植地区主要分布在长江流域，如江苏、浙江、江西、四川、贵州、湖北等，其中江苏省南京市为最早引入黑莓并且种植的地区。

黑穗醋栗在黑龙江地区栽培历史悠久。1917 年左右，俄罗斯人移居中国时带来了黑穗醋栗。他们选择在哈尔滨到绥芬河地区进行大面积种植，在尚志、阿城和海林等地区仅小面积种植。20 世纪 80 年代初，黑龙江开始大规模发展黑穗醋栗。1980～1987 年，黑穗醋栗的种植面积由 510 hm^2 迅速增加到 19400 hm^2，产量由 2680 t 增加到 10.18 万 t，增长 38 倍。但是，由于加工滞后、国际市场需求下降、价格大幅下降，销售水果变得比较困难，农民大面积毁坏了果园，小浆果的种植面积和产量迅速下降。

最近几年，随着对于小浆果产业的进一步开发，其栽培面积逐步增加。目前，国内黑穗醋栗种植主要集中在黑龙江和新疆。黑龙江黑穗醋栗种植面积 1200 hm^2，产量 8000 t，新疆种植面积 1165 hm^2，产量 4000 t，占北部地区种植面积和产量的 98% 以上（李亚东等，2011）。以黑龙江黑穗醋栗生产为例，其经历了三个阶段。第一阶段：1981～1988 年，无先进的加工设备，大量盲目种植，黑穗醋栗种植面积高达 25300 hm²。但当时的加工设备相对落后，没有可靠的销售市场。第二阶段：1989～1991 年，历时 3 年。黑穗醋栗很难销售，其种植面积只剩下 66.67 hm²。第三阶段：1992 年以后，一些生产商开始回收黑穗醋栗。由于种植面积小、果实产量低，几个厂家相互竞争，打价格战，造成市场混乱（宋钟伍和景新华，2002）。

从整体上来看，我国小浆果的种植面积是不断增加的，产业化趋势也逐渐增强，向着多元化生产的方向发展。黑龙江有野生种植浆果 9 科 13 属 46 个品种，有很好的种质资本和产业根本，积蓄量和产量为中国之最、世界前列。野生浆果在黑龙江虽然是丰产资源，但存在技术瓶颈，仍然是利用得少、浪费得多，资源优势还没有形成经济优势。小浆果无论是鲜食加工，还是作为高级化妆品原料，浆果产品一定会受到市场欢迎，市场前景被看好。

1.4　国外现状

小浆果在全球范围内越来越受到重视，浆果的开发利用水平较高，主要集中在欧美一些国家和地区。这些地区着重于小浆果的营养价值开发，相关政府和研究机构对此高度重视，制定了相应的发展战略。在这些地区，浆果制品是农产品和林产品加工的重要组成部分，也是人们日常生活中必不可少的食品。为了延伸产业链，提高产品的产值，浆果收获后的贮藏、保鲜和加工已成为相关行业关注的焦点。在食品加工领域应用高科技，如生物工程技术、真空冷冻干燥技术、冷冻浓缩技术、微波技术、超临界 CO_2 萃取等先进技术，使农林副产品不受高利润限制。同时，它正朝着更新鲜、更有机、更有营养、保健、方便和休闲的方向发展，并直接进入家庭餐桌。目前，对浆果产品的需求正朝着新鲜、方便、营养、安全和清洁的成品或半成品果蔬混合新鲜果汁饮料的方向发展。历史悠久的浆果产品以地区、年代或品牌命名，产品种类繁多，影响着中国市场。

目前，日本、美国等发达国家开发了精密加工机械和保鲜技术，浆果资源开发利用度高。然而，由于资源、土地和劳动力的制约，发达国家所需浆果原料不能自给自足，主要依靠东欧和中国一些国家和地区的供应。从蓝莓的种植来看，其在世界各地形成了六个主要生产区，包括北美、南美、欧洲、地中海和北非、撒哈拉以南非洲以及亚洲和太平洋（亚太地区）。2008～2016 年，全球高灌木蓝莓种植面积几乎翻了一番，从约 65696 hm² 增至约 135338 hm²。2016 年，蓝莓产量达到 65.5 万 t。其中，北美、南美和亚太地区是全球蓝莓种植的三大产区。美国、智利、加拿大、西班牙、中国、阿根廷、波兰、秘鲁、墨西哥、摩洛哥是北美、南美、欧洲、亚太及地中海和北非五个主要产区的前十大蓝莓生产国。欧洲北部的 19 个国家发展了蓝莓产业，种植面积 65720 hm²，产量 348400 t，分别占世界的 48.56% 和 53.19%。与 2008 年相比，蓝莓的种植面积和产量占比大幅下降。西部、南部和中西部是北美地区蓝莓种植的前三大生产区。这三个产区的总种植面积和产量占北美地区的 87.1% 和 89.7%，种植面积依次占北美地区的 41.9%（27506 hm²）、30.2%（19868 hm²）和 15.0%（9846 hm²），产量依次占北美地区的 58.7%（204400 t）、17.7%（61700 t）和 13.3%（46500 t）（李亚东，2018）。目前，世界树莓种植面积约 20000 hm²，总产量约 62 万 t。世界树莓产业的发展可以概括为：新生产区的兴起，南美正在取代北美、东欧成为树莓原料产地。

1.5 发展遇到的问题

我国小浆果产业正处于蓬勃发展的时期，但也存在一些问题。

（1）野生资源不足。我国野生蓝莓和树莓资源种类多、数量多，是具有抗寒性和抗病性、抗虫等优良性状的资源，但我国对蓝莓和树莓资源的研究大多停留在资源的调查、收集和保存上，人工驯化育种工作还没有广泛开展。这是我国杂交育种进展缓慢的原因之一。因此，需要加快野生资源利用的进程。

（2）科技支撑不足，栽培技术相对落后。虽然一些地区的研究机构有完善的栽培技术体系，但由于缺乏人力、资金等，示范推广力度不够，生产模式混乱，不符合要求；适宜种植园区选择不当、树木过度生长及土壤改良不到位；缺乏防雨、浇水、排水、防寒措施；缺乏配套栽培技术支持；缺乏蓝莓、树莓专用肥。由于国内蓝莓和树莓品种主要来自欧洲和美国，缺乏适应性，对我国的环境和气候条件适应性差。南部地区常出现低温、寒冷需求问题，北部地区常出现生长季节短、越冬破坏等问题。同时，我国部分蓝莓种植区为中性或碱性，有机质含量低，不适宜蓝莓生长。这些问题导致了我国种植的蓝莓和树莓质量差、产量低，直接影响经济效益。

（3）盲目发展，缺乏产业导向。蓝莓和树莓的保健和经济价值逐渐被人们所接受。但是，国内一些企业和农民缺乏严谨的科学论证，许多地区违反了适当的条件、适当的种植和发展原则，导致蓝莓和树莓减产甚至没有收获。

（4）生产经营者缺乏组织协调机制和实用的交易信息平台，导致销售市场不稳定，不利于蓝莓、树莓产业的发展及增强市场竞争力。近年来产业链不完善，蓝莓、树莓种植面积呈快速上升趋势，但收获后包装、仓储、冷链运输、深加工、销售企业发展缓慢，特别是缺乏具有国际竞争力的龙头企业。果实收获后阶段已成为制约蓝莓和树莓产业健康快速发展的瓶颈（刘成等，2016）。

1.6 发 展 前 景

饮料一般分为四个层次：豪华饮料、宴会饮料、清凉饮料和家庭饮料。世界人均饮料消费量为 40 kg，发达国家为 150 kg，而中国的人均消费量只有 14 kg，所以中国饮料市场方兴未艾。实施浆果饮料项目有助于创造新的经济增长点。此外，浆果观光业、采摘业也具有极大的潜能（王柏林，2009）。树莓、红豆越橘、蓝莓、黑果芽、五味子具有良好的抗紫外线和微波辐射作用，尤其是红豆越橘和蓝莓，可作为开发抗辐射食品的资源。

参 考 文 献

范逢吉, 白赫南, 赵云志. 2018. 人视网膜色素上皮细胞氧化应激损伤模型的建立以及维生素 C 保护作用的观察研究. 临床和实验医学杂志, 17(19): 2056-2060.

弓自玉, 向焰, 张克波, 等. 2018. 叶酸、维生素 B_{12} 及血常规联合检测在精神分裂症患者预防巨幼细胞性贫血中的作用. 检验医学与临床, 15(15): 2315-2317.

郝瑞. 1985. 论长白山区的小浆果开发. 中国农业科学, (5): 86-89.

康芦兵. 2018. 维生素 D 对慢性阻塞性肺疾病中糖皮质激素抗炎作用的影响研究进展. 中国实用医药, 13(27): 194-195.

李亚东, 唐雪东, 袁菲, 等. 2011. 我国小浆果生产现状、问题和发展趋势. 东北农业大学学报, 42(1): 1-10.

刘成, 杨玉春, 魏鑫, 等. 2016. 2016 年小浆果部分产区科研与产业现状调研分析. 园艺与种苗, (10): 45-48.

刘礼泉, 胡余明, 尹进. 2010. 葡萄籽提取物对人体抗氧化作用的实验研究. 实用预防医学, 17(4): 757-759.

宋洪伟, 张冰冰, 梁英海, 等. 2011. 我国穗醋栗、树莓等小浆果资源研究与利用现状. 吉林农业科学, 36(5): 56-58.

宋钟伍, 景新华. 2002. 浅谈我国发展黑加仑生产的机遇和挑战. 北方园艺, (4): 8-9.

王柏林. 2009. 黑龙江省小浆果资源种类、生产及开发现状. 农村实用科技信息, (10): 14-15.

王芳. 2015. 蓝莓果酒酿造工艺及对其品质影响的研究. 哈尔滨: 东北林业大学.

王华, 徐榕, 李娜, 等. 2011. 几种小浆果生物活性物质研究进展. 北方园艺, (8): 198-203.

吴涛, 黄云霞, 张民. 2016. 葡萄籽原花青素的体内降血糖作用研究. 现代食品科技, 32(8): 42-47.

吴正超, 刘小虎, 韩晓日, 等. 2010. 不同施肥处理对树莓果实产量和品质的影响. 北方园艺, (12): 9-12.

张玉兰. 2007. 论纤维素对人体的功能. 安徽农业科学, (11): 3351.

Évora A, de Freitas V, Mateus N, et al. 2017. The effect of anthocyanins from red wine and blackberry on the integrity of a keratinocyte model using ECIS. Food & Function, 8(11): 3989-3998.

第 2 章 功 能 成 分

2.1 多 酚

2.1.1 黄酮类化合物

黄酮类化合物，一般而言，它指两个苯环通过中间三碳链相互连接的一类化合物。按照三种碳的氧化程度和附着位置，贾旭东（2001）将黄酮类化合物细分为十一类。这些物质是广泛分布在植物界的颜料，在植物的根、叶、花中广泛存在。天然产物以游离或苷的形式存在于在植物体的各个部位中，并且通常呈现黄色。

2.1.1.1 黄酮类化合物的化学结构与理化性质

黄酮类化合物的基本骨架是 C_6—C_3—C_6 的形式。也就是说，A、B 的两个环通过中间互连三个碳而形成，其基本母核为 2-苯基色酮。据统计，截至 1993 年，植物中共发现了 4000 多种黄酮类化合物（Feng et al.，2016）。自然界中最常见的是黄酮醇（flavonol）（龚盛昭，2002）。

黄酮类化合物的颜色与共轭发色团（给电子基团，如羟基）的存在直接相关，主要取决于发色团的数量、位置及取代类型。常见的黄酮醇颜色为灰黄色至黄色；查耳酮的颜色基本是橙色到黄色；如果是不具有交叉共轭体系的黄酮类化合物，则颜色较浅，常显示为淡黄色或无色。游离糖苷配基通常难溶于水，易溶于有机溶剂，将羟基引入类黄酮糖苷配基分子中增加了其水溶性。溶解度的差异也使得不同黄酮类化合物的某些提取方法不同（Gris et al.，2007）。

2.1.1.2 黄酮类化合物的种类与分布

浆果中的黄酮类化合物存在于叶子和果实中。它们中的大多数与糖结合形成配体形式的糖苷，一小部分为游离形式。黄酮类化合物按照化学结构分为八大类，其中黄酮醇含量相对较高。黄酮类化合物分布于沙棘各个部位，叶中含量最高，可达到 876 mg/100 g，其余部位的含量显著低于叶：果皮中含量为 502 mg/100 g，果汁中含量为 365 mg/100 g，果肉中含量为 354 mg/100 g，种子中含量为 137.6 mg/100 g（高锦明等，1998）。另外，在树莓中，花青素含量为 57.6 mg/100 g，黄酮类化合物含量为（103.4±2.0）mg/100 g（Liu et al.，2002）；黑穗醋栗含有花青素化合物，例如，花青素含量为 955 mg/100 g（Miller et al.，1997），黄酮类化合物含量为 72 mg/100 g（Kitada et al.，2001）。除此之外，每 100 g 蓝果忍冬中的花青素含量可达几百毫克（Kähkönen et al.，2001），而越橘叶中的花青素含量达到 70 mg/100 g（李永梅，2002）。由此得出，浆果中黄酮类化合物的含量非常丰富。

近年来，国内外积极探讨浆果中黄酮类化合物的药理和营养特性，研究已经证实黄酮类化合物是重要的营养因子和药理因子。浆果中含有的各种黄酮类化合物对人体具有积极健康的作用（Wang et al.，1996），它不仅可清除人体内超氧离子自由基和抑制癌细胞增殖，还可加强免疫系统（Hertog et al.，1993）、改善血液循环（彭芳，1998）、调节内分泌（Hertog et al.，1992）、促进组织再生（Kähkönen et al.，1999）和抗病原微生物（刘朵花等，1999）。在北美和日本，浆果的健康益处已被广泛接受。美国塔夫茨大学营养研究中心发现，浆果中的蓝果忍冬抗氧化性最强。浆果中所含的花青素能够促进类维生素 A 的再合成及有益循环，进而具有抗溃疡、抗炎等药理活性（於红等，2001）。槲皮素、杨梅素、苯酚和表儿茶素等黄酮类化合物（Subramani，2002）已显示出强大的生物活性，如降低癌症的发病率和死亡率以及降低血压（Bagchi et al.，2000）。

2.1.1.3 黄酮类化合物的功能成分及作用机理

黄酮类化合物已广泛用于现代医学和保健中。已经发现黄酮类化合物具有一系列作用，如降低血脂、抑制血液凝块、降低血压、抵抗病毒、抑制细菌、减少炎症和保护肝脏等（杨楠等，2015）。

（1）抗癌抗肿瘤作用研究进展

近年来，越来越多的研究显示黄酮类化合物是潜在的抗癌药物（Jeong et al.，2012）。其机制是黄酮类化合物能够调节与相应疾病发生密切相关的蛋白质的生化反应，进而调节细胞分裂周期进程和死亡时间；黄酮类化合物也能够调节生物信号通路。蔓越莓等浆果提取物中含有槲皮素等黄酮类化合物活性成分，它们可有效抑制人体结肠、口腔（Seeram et al.，2006）、前列腺（Zhang et al.，2008）和乳腺肿瘤细胞生长。红葡萄酒中的儿茶素（Damianaki et al.，2000）、槲皮素、表没食子儿茶素（Weisburg et al.，2004）、表儿茶素（Kampa et al.，2000）等黄酮类化合物和茶叶中提取的黄酮类化合物（Zhang et al.，1999）也有同样的抗癌作用。

（2）抗菌抗病毒作用研究进展

当今，过多抗生素应用导致了细菌的耐药性，因此必须开发能够对抗这些病原体的新型抗生素。研究证明，黄酮类化合物具有抗菌活性，可直接抑制某些传染性微生物与抗生素的协同抗菌作用，或杀死针对细菌毒力因子的病原体（Bahrin et al.，2014）。研究发现，许多黄酮类化合物都具有抗病毒活性。例如，异槲皮素能够抗流感病毒并抑制流感病毒的复制（Schnitzler et al.，2010）。Ghiselli 等（1998）发现黄芩素能够抑制小鼠白血病病毒和人类免疫缺陷病毒的逆转录酶活性。

（3）抗氧化及清除自由基作用研究进展

自由基是生物体中各种复杂代谢过程中形成的产物之一，有助于机体杀死寄生虫，也参与体内有害毒素的清除。受控自由基对人体有益。然而当人体含有的自由基超过一定量时，就会给人体带来一定程度的损害，如加速细胞凋亡和衰老。大多数自由基具有强氧化性，通过一系列复杂的氧化反应对人体造成极大的危害，进一步诱发各种疾病（Kiharu et al.，2000）。通过广泛的实验，已经发现大部分药用植物通过去除体内多余的自由基并使其正常发挥作用来调节身体的各种功能。体外研究表明，黄酮类化合物能够作为氧化剂防止低密度脂蛋白氧化（Hassan，2012）。同时，体内研究还证明，黄酮类化合物能够间接作为抗氧化剂来调节人体的氧化过程，不仅起到调节抗氧化防御系统的作用，还能增加血液中抗氧化物质的含量。尿酸浓缩的主要原因是黄酮类化合物在体内新陈代谢中产生大量的单纯酚酸，进而清除自由基，增强氧化活性。

2.1.1.4 黄酮类化合物的开发利用前景

近年来，研究发现黄酮类化合物具有多种作用，如医疗、防腐、保存及抗氧化等。这对植物中黄酮类化合物的深入研究有巨大理论意义和实用价值。浆果中的黄酮类化合物正在被越来越广泛地应用。目前，大部分优良的自由基清除剂和抗氧化剂都是黄酮类化合物。例如，从葡萄籽中提取的黄酮类化合物"碧萝藏"已经在欧洲市场上应用了 25 年，它已被美国食品药品监督管理局（Food and Drug Administration，FDA）批准为食用黄酮类化合物。除此之外，黑莓越橘已经被日本研究人员证实，果实内的花青素对眼睛毛细血管有非常大的帮助，能够减少斑点的退化，具有保护视力的效果。基于此，蓝莓的总花色苷制剂已在欧洲和美国销售。同时，沙棘资源的开发取得了重要进展。科学家已经从食品转向基于生化研究的医学研究，沙棘及其产品已作为特殊的食品添加剂用于航空航天食品中。目前，沙棘产品包括果酒、饮料、罐头食品、果酱、沙棘汁冷冻食品、沙棘油，以及由沙棘中提取的黄酮类化合物做成的药品和一系列护肤品等。

除此之外，浆果能够鲜食，也可在冷冻条件下保存一段时间。冷藏克服了果实季节性处理的不利因素，保持了浆果鲜味和生物活性，使浆果完全能够成为一种进入千家万户饮食和医药的产品（吕云波，1994）。

2.1.2 花青素

花青素是黄酮类化合物的一种，是植物花瓣的主要着色物质，为水溶性天然色素，普遍存在于各种天然植物中，决定了大部分被子植物的花色，能够使花朵呈现出粉、红、紫和蓝等系列颜色（Tanaka et al.，2008），在水果、蔬菜和花卉中最为丰富。绿色是植物最主要的颜色，是由叶绿素产生的（Miller et al.，2011）。

花青素是一组水溶性多酚化合物，是维管植物中最普遍的天然色素。事实上，它同时也是许多植物呈现充满活力的橙色、粉红色、红色、紫色和蓝色特征的原因。在自然界中，花色苷通常以糖苷形式存在（即与糖部分键合），在结构上，花色苷由与杂环结合的芳环组成，杂环是与第三芳环连接的结构（Konczak and Zhang，2004）。在水溶液中，花青素根据 pH 不同而以多种化学形式存在（Kennedy and Waterhouse，2000）。花青素是一种可再生和可持续的植物颜料，适合作为环保友好的天然着色剂使用。此外，研究表明花青素还可以通过预防氧化应激、炎症、肥胖、糖尿病和癌症来产生一些健康益处（Li et al.，2016）。尽管如此，花青素在食品中的应用往往因其化学稳定性差而受到限制。特别地，当暴露于某些 pH、光、温度、氧气、溶剂、成分和酶条件时，它们易发生化学降解（Eiro and Heinonen，2002）。因此，需要开发有效的方法来改善它们在食品中的稳定性。

花青素对人类身体健康有非常重要的作用。例如，蓝莓康粳颗粒大部分由蓝莓花青素制成，能够缓解长期使用计算机引起的视力疲劳和视力衰退的问题；由蓝莓汁制成的低血压保健软糖能够辅助降低血压，预防心脑血管疾病；以蓝莓为主要原料的复合抗氧化胶囊服用方便，保健效果显著。与蓝莓相关的美容产品有皮肤蓝莓糖锭、护肤蓝莓口香糖等。蓝莓中的鞣花酸可用作药物、保健食品和化妆品中的添加剂，还可作抗氧化、抑制人体免疫缺陷病毒和美白产品的功能因子。例如，鞣花酸可用于医治和预防人类的真菌感染。所以，蓝莓作为保健产品、美容产品和药品，其开发和利用具有巨大的潜力和广阔的市场发展前景。

2.1.2.1　花青素的化学结构与理化性质

（1）花青素的化学结构

相同的结构母核和不同的取代基组成了各样的花青素种类。根据结构环上取代基位置的不同，目前已确定的花青素种类有近 20 种，已知天然存在的花色苷约有 500 多种。

（2）花青素的理化性质

花青素对于植物的显色起着十分重要的作用，使植物界呈现五彩缤纷的颜色。花青素是天然的食品添加剂，具有抗氧化、抗肿瘤等多种生物活性和药理作用，同时，花青素现在也作为一种营养物质应用到食物中，可阻止细胞衰老、预防癌症、预防动脉粥样硬化，并且对预防脂肪肝也有一定作用。蓝莓含有丰富的花青素，具有抗氧化、抗肿瘤、抗 DNA 损伤等作用。对于植物体而言，花青素具有广泛的生物学功能，它能够在花和果实中积累并呈现丰富的颜色，吸引传粉者的注意，协助植物完成授粉工作（Miller et al.，2011）。花青素为应对自然界中生物和非生物胁迫，能在植物的营养器官中不断累积来保护植物免受紫外线、害虫的危害以及食草动物的摄食（Dixon et al.，2002）。它还能在种子休眠过程中累积来保护种子内的化学成分，以内源性抗氧化剂的作用促成加快种子休眠（Lepiniec et al.，2006）。对于人类而言，花青素具有天然且强大的抗氧化特性，能够清除人体内的自由基，带来很多健康益处，如抗氧化、抗突变、预防心脑血管疾病、保护肝脏和抑制肿瘤细胞（Jain et al.，2008）。

现已经证明花青素具有巨大的药物应用潜力，如心血管保护（Wallace，2011）、视力改善（Yoshimoto et al.，1999）、抗氧化功能（Prior，2003）、抗增殖能力（Aqil et al.，2012）。蓝莓中的花青素在四氯化碳诱导的慢性肝纤维化中起保护作用（Lee et al.，2018）。在当今社会，花青素因其强大的保健作用而受到重视，尤其是在防治心脑血管疾病和癌症等方面，种种富含花青素的食品更能受到人们的青睐。

2.1.2.2 花青素的种类

花青素是一类以离子形式存在的色原烯的衍生物，广泛存在于植物的花、果、叶、茎等部位，是形成植物蓝色、红色、紫色的色素。植物中存在最广泛的有六种花青素，分别是以天竺葵素、矢车菊素（又称矢车菊色素）、花翠素（又称飞燕草素、飞燕草色素、翠雀素）、芍药花苷配基（又称芍药素、芍药色素）、矮牵牛苷配基（又称矮牵牛素、牵牛花素、牵牛花色素）及锦葵色素（又称锦葵素）六种非配醣体为主的花青素。

2.1.2.3 花青素的生物功能

（1）抗氧化

花青素的酚结构有利于其抗氧化活性、清除活性氧的能力，如超氧化物、单线态氧、过氧化物、过氧化氢和羟基。使用包括结肠细胞、内皮细胞、肝细胞、乳腺细胞和白血病细胞在内的多种细胞培养系统证明了花青素在体外的抗氧化作用，其在细胞信号传导过程和生理稳态中是必不可少的。

Prior（2003）用亚油酸自动氧化系统、脂质体系统、兔血红细胞膜系统和鼠肝粗粒体系统对矢车菊素-3-葡萄糖和矢车菊素的抗氧化活性进行了比较。实验数据表明，矢车菊素-3-葡萄糖和矢车菊素都具有比生育酚相同或更强的抗氧化活性。而且花青素在 pH 发生变化后形成的假碱和查耳酮也比儿茶素的抗氧化活性更强。

（2）减轻肝机能障碍

日本在研究含有大量花青素饮料的生理功效实验过程中发现，将四氯化碳注入小鼠体内后血清反应物、肝反应物和氧化型脂蛋白含量增加，同时抑制自由基产生的能力也有显著提高。使用百草枯（一种除草剂）对鼠的肝脏产生不同程度的伤害，研究证明花青素对肝脏具有一定的保护作用（Damianak et al., 2000）。

（3）预防心脑血管疾病

从红酒中提取的花青素对超氧自由基和羟基自由基的清除能力很强。在人体外部，花青素可以防止低密度脂蛋白的氧化和组织血小板的聚集，低密度脂蛋白和血小板都是引起动脉粥样硬化的主要因素（Martens et al., 1998）。Wallace（2011）通过给大鼠饲喂从茄子中提取的花青素和含大量胆固醇的食物，结果显示，大鼠排泄物中胆固醇和胆汁酸含量增加，总胆固醇下降，可能是由于摄取的花青素阻碍了大鼠体内对胆固醇和胆汁酸的吸收。

（4）抗坏血酸

虽然抗坏血酸因氧化产生的过氧化氢可引起花青素的降解，一些实验却发现花青素可促进动物体对它的吸收。在对几内亚猪的实验中，用黑穗醋栗果汁（一种含大量黄酮类化合物的果汁饮料，同时用水与另一种不含黄酮类化合物的饮料做对照）作为维生素 C 载体，可增加猪的肾上腺和脾中的维生素 C 浓度（提高42%~47%），而且猪的生长速度也比对照组要快。但在一次缺乏重复的人体实验中，以水、橘汁和黑穗醋栗果汁作载体，没有发现对维生素 C 吸收有明显差异的结果（Clifford, 2000）。

花青素及其降解产物具有一定的镇痛、抗癌作用。食品添加剂联合专家委员会考察了花色苷的毒理学资料，结论是其毒性很低，唯一的负面作用是使一些动物器官（肝、肾上腺、甲状腺）的质量和体重下降。1982 年，确定花青素的人体ADI 值（每日允许摄入剂量）为 0~2.5 mg/kg 体重。已有证据表明花青素能在动物和人体内被吸收而进入血液循环，而其药物代谢动力学特征和在组织内的分布，肠道微生物代谢产物，以及对人体健康方面的影响等问题需要更多资料以进一步确认（Garca-Viguera et al., 1998）。

2.1.2.4　花青素的开发利用前景

花青素的研究涉及植物方面花卉和果实着色和对人体较强抗氧化功效（包括食品添加剂的开发及胶囊的应用等），但花青素的不稳定特性亟待解决。现研究表明，花青素的热降解可通过添加玫瑰花瓣内提取的酚类辅色素得到缓解（Bowen-Forbes et al., 2010）。另外，在许多特定情况下如夏秋茶因花青素含量过高造成的口感不佳等难题的解决，对促进茶产业的发展和增加茶农收入将产生深远影响（Cassidy et al., 2011）。

需要注意的是，处理方式对不同的产品而言会表现出截然不同的效果。例如，80 mg/L 的维生素 C 对酸樱桃中花青素的分解会产生协同增效作用，但 60 mg/L 的维生素 C 却能抑制石榴汁花青素的降解，但具体原因有待深入探讨；Wang 等

（2017）发现十二烷基苯磺酸钠可加速花青素降解，但可作为胶囊添加剂造成花青素分子内自结合，增强其化学稳定性。

目前，世界各国都提倡使用天然、可食用色素，而花青素因具有营养、保健和药用等价值受到各界的广泛关注，这对促进花青素的发展，以及功能性的研究起到重要的推动作用。

2.1.3　原花青素

原花青素（proanthocyanidin）是一种复杂的类黄酮聚合物，也被称为缩合单宁，在豆类种子、蔬菜、水果和谷物中广泛存在。鲜榨草莓汁和红葡萄酒中含有大量来自水果和种子的原花青素（Kampa et al.，2000）。原花青素的化学性质已经被研究了数十年，在其分子量、结构和生物转化研究方面多有突破（Rein et al.，2005）。作为有效的天然抗氧化剂之一，原花青素在清除人体自由基方面的作用已经众所周知（Bagchi et al.，2000），成为国内外的热门话题之一。它还经常用于食品、制药和化妆品等行业，如葡萄籽中的原花青素常用于保健品和化妆品中。不同植物品种中原花青素的含量差异很大（陈晨等，2011）。例如，黑枸杞是迄今发现的原花青素含量最高的野生植物，它还含有非常多的糖、维生素等有机酸，有不可估量的利用价值。

2.1.3.1　原花青素的由来及化学结构

原花青素，也称为缩合单宁，是植物中常见的一类多酚化合物。原花青素是由黄烷-3-醇组成的聚合物，具体是由不同数量的（表）儿茶素或（表）没食子儿茶素等黄烷-3-醇单元结合而成。原花青素具有多种复杂的结构，因此呈现出多样的生物活性（Gu et al.，2003）。植物的不同状态、不同环境因素，如温度和降雨量都会对原花青素含量（Fine，2000）和结构（Liu，2010）造成影响。不同植物原花青素的含量有很大差异。了解影响植物原花青素含量的因素将有助于更好地开发和利用植物。已有研究证明，原花青素的分子聚合度及结构对于其理化特性具有一定的影响（Huang et al.，2011）。

2.1.3.2　原花青素的生物功能

（1）抗氧化

如果自由基的产生和消除处于动态平衡，则身体不会受到损害。当两者不平衡时，身体受到刺激并产生过多的自由基，若不能及时清除，将对人体造成更大的伤害。原花青素能够有效清除自由基。它可用于多种疾病的保健和医治（Bagchi et al.，2000）。

（2）抗炎

炎症通常以发红、发热和功能障碍为特征，众多研究证明原花青素具有优良的抗炎作用。国外开展的研究中发现，原花青素可有效抑制炎症因子的表达，达到抗炎的效果。蔓越莓中所含的丰富的原花青素能够通过抑制白色念珠菌起到预防口腔炎症的发生。

（3）抗肿瘤

从植物叶中提取的原花青素，担当酪氨酸激酶的抑制剂的角色，通过抑制酪氨酸激酶的活性，进而抑制细胞增殖，达到抗肿瘤效果。近年来，随着环境污染加剧，我国恶性肿瘤的发病率和死亡率显著增加。恶性肿瘤等逐渐成为死亡的主要原因（李连弟等，1997）。顺铂是临床上医治宫颈癌的常用药物，但由于灵敏度逐渐降低、耐药性增强，在应用过程中必须增加剂量，且有一定的毒副作用。为了寻找一种医治宫颈癌的新型有效药物，王静和于红（2016）在显微镜下发现原花青素可显著抑制宫颈癌细胞增殖，而且伴随原花青素浓度增大或作用时间延长，其抑制率也显著增加，证明了原花青素对宫颈癌有抑制作用。Peng等（2015）证明了原花青素可预防直肠癌。

2.1.3.3　原花青素的应用

（1）抗菌作用

研究实验证明，板栗壳原花青素具有抗菌作用，随着其浓度的增加，抑菌效果明显增强，即抗菌作用与原花青素浓度呈正相关。龋齿通常由变形链球菌感染和不完全清洁引起。人们时常对蛀牙的问题感到棘手，牙齿方面的问题也会给日常的生活带来很多不便。抗生素能够较好地抑制细菌的生长，但负面影响颇多。为了更全面地解决这个问题，朱彩莲和李鸣宇（2016）分析了原花青素对变形链球菌生物膜的影响，发现原花青素主要是通过影响生物膜的蛋白质来达到抑制变形链球菌增殖的目的。牙周组织损伤和牙周炎症的主要原因是基质金属蛋白酶（MMPs），研究发现蔓越莓中的原花青素能够在一定程度上抑制MMPs的产生，达到抗菌和抗炎作用。

（2）降低血脂

La等（2009）应用成年雄性高脂血症大鼠作为观察对象，证明了原花青素能在某种程度上降低血脂，预防心脑血管疾病。

（3）改善睡眠

研究发现原花青素可以提高睡眠效率（孙静等，2009）。随着年龄的增长，中老年人患有失眠和记忆障碍的相关疾病发病率增加。经过对108例阻塞性睡眠呼吸暂停低通气综合征患者的研究，以持续正压通气为对照，发现原花青素可以提高患者的睡眠质量。

（4）在食品中的应用

众多果蔬及其种子（如葡萄籽）富含自由基清除剂，适量食用果蔬产品可抑制细菌感染，预防慢性疾病的发生。目前，国内外市场上众多健康食品，主要应用原花青素清除体内自由基，预防心脑血管疾病。除此之外，从植物中提取的原花青素因安全且来源广泛同时具有营养价值，已被广泛地添加到酸奶、蛋糕及其他食物中，也可用作天然染料，在人群中广泛流行。

（5）在药品中的应用

随着生活质量的提高，人们越来越关注健康问题。各种新药的开发和发展为疾病的医治带来了众多希望。植物原花青素相关药物的研究和开发是研究的热点之一。孙静等（2009）应用含有原花青素的滴眼液检查干眼中的泪液分泌和泪膜破裂时间，证实了原花青素能够增加泪液的渗出，从而防治干眼症。除此之外，原花青素具有抗炎和抗疲劳的生物效应。

（6）在化妆品中的应用

天然抗氧化剂原花青素具有比维生素 C 更有效的清除自由基的能力，其在皮肤老化和皮肤美白方面的作用已成为研究的重要方向。国内外众多化妆品含有原花青素。例如，美国含有原花青素提取物的防晒剂受到知识产权保护，法国的部分洗发水、面霜和漱口水也含有原花青素。据报道，我国也将原花青素作为原料研制出适合老年人皮肤特征的专用霜，测试显示其有一定的稳定性。

2.1.4　酚酸

本小节主要介绍酚酸中的绿原酸。绿原酸（chlorogenic acid）是植物体在有氧呼吸过程中经莽草酸途径产生的一种苯丙素类化合物，是咖啡酸与奎尼酸生成的一种缩酚酸，具有较广泛的抗菌作用。绿原酸与咖啡酸的作用相似，在对大鼠的临床研究中表明，它能够提高中枢神经的兴奋性，增加小肠蠕动和子宫的张力，并能增进胆汁分泌，保肝利胆。但对人有致敏作用，吸入含有绿原酸的植物尘埃后，可发生气喘、皮炎等。

2.1.4.1　绿原酸的生物功能

（1）抗氧化

有害刺激导致抗氧化系统和氧化系统之间的不平衡，这种负面反应是导致疾病和衰弱的重要因素。Bagdas 等（2015）的研究发现，绿原酸能够加速糖尿病大鼠的伤口修复，并具有很强的抗氧化作用，与此同时还不影响伤口过氧化氢酶和超氧化物歧化酶水平。绿原酸对线粒体有保护作用，可使肠线粒体增加呼吸链复合物 I、IV 的活性。三硝基苯磺酸可诱导大鼠线粒体超微结构损伤，绿原酸可用于医治和改善线粒体氧化损伤。当应用多酚在体外诱导白内障形成时，发现绿原酸能够直接或间接抑制蛋白酶的活性，进而预防白内障。

（2）消炎和抗菌

炎症反应是引起内源或外源性因子的组织损伤的生理反应。肠道炎症能够破坏肠上皮细胞。Feng 等（2016）检测了体内外绿原酸的抗氧化作用。结果证明绿原酸可保护由 D-半乳糖诱导的慢性肝肾损伤，这种保护是由于其抗氧化和抗炎活性。Kim 等（2016）发现绿原酸抑制转录因子蛋白家族（NF-κB）和一种细胞因子刺激的信号转导中关键分子的表达，并抑制激活炎症反应中信号通路，进而抑制滑膜细胞的增殖。在类风湿性关节炎的医治中，绿原酸显示出优良的医治潜力。绿原酸类化合物对各种病毒具有很强的杀灭和抑制作用，能够医治逆转录病毒相关和乙型肝炎的疾病，还可抑制植物病害。玉米穗腐病抗性是由众多致病菌引起的，如镰刀菌（*Fusarium graminearum*）和粉末真菌（powdery fungus）。Atanasova-Penichon 等（2012）发现绿原酸含量高的玉米栽培品种发病率很低，推测绿原酸可抑制单端孢积累。

（3）保肝作用

革兰氏阴性菌的细胞壁诱导代谢异常会产生内毒素，继而诱发血脂异常和高脂血症。而绿原酸可有效改善脂质紊乱，它主要通过调节脂肪酸代谢酶，刺激大鼠肝脏中的腺苷酸，促进蛋白激酶的活化进而调节肝脏脂肪酸水平。Wu 等（2015）观察到口服绿原酸 3 周可显著降低肝肿胀和纤维化。

（4）其他生物功能

绿原酸是中国著名的滋补药杜仲的重要功能成分。它在提高认知能力方面具有很强的药理作用。众多植物的天然产物可发挥保护神经细胞损伤的重要作用：绿原酸不仅能够保护氧化应激神经，还能够增强细胞活力，促进细胞分化，防止乙醇诱导细胞凋亡的机理可能与抑制线粒体凋亡途径类似。绿原酸也可用于医治类风湿性关节炎。高脂肪饮食破坏了血糖平衡，绿原酸能够通过调节肠道中胰高血糖素原和葡萄糖转运蛋白的表达来调节葡萄糖代谢，进而控制胰岛素和血糖以维持血糖平衡。因此，绿原酸可维持血糖浓度。Peng 等（2015）研究发现，绿原酸可通过血脑脊液屏障保护神经元的同时促进血清素释放，增加间质的神经元细胞中的表达，达到抗抑郁的作用。

2.1.4.2 绿原酸的开发利用前景

绿原酸是众多中药材、蔬菜和水果的活性成分。它具有多种生理活动，还能够防止或医治 2 型糖尿病。德国的艾希教授认为绿原酸是抗人类免疫缺陷病毒（HIV）的首要化合物（Lan et al.，2009）。在挪威和英国，绿原酸作为食物添加剂使用。总之，绿原酸在众多领域应用前景优良。国家卫生健康委员会的药物标准纳入了 170 种中药。其中，绿原酸作为主要成分参与解毒消炎药物。绿原酸保健药具有清热解毒、滋养、保湿的功效。在食品工业中，绿原酸具有香气和颜色的保护作用，并广泛应用于食品、水果的保鲜。绿原酸在护肤方面也有卓越品质：

它能够防止紫外线对人体皮肤的有害影响。因此，研究人员加入绿原酸到化妆品中，以开发各种皮肤防晒和防止头发损伤的头发染料。

2.2 脂 肪 酸

2.2.1 脂肪酸的种类与分布

脂肪酸（fatty acid）按照饱和度分为不饱和脂肪酸和饱和脂肪酸两大类。不饱和脂肪酸按照不一致的饱和度，又能够分为多不饱和脂肪酸和单不饱和脂肪酸。饱和脂肪酸常见于动物产品中，如脂肪、奶酪、全脂奶和黄油等。脂肪酸不仅能增强人体防御系统功能，还能够消除人体因摄入过量饱和脂肪酸而形成的多余脂肪，进而有减肥效果。脂肪酸按照营养学的观点可分为必需脂肪酸和非必需脂肪酸。非必需脂肪酸均为由自身合成的不饱和脂肪酸，不仅能够增强细胞膜的功能，降低血清胆固醇，还能够作为某些生理调节剂的前体，保护皮肤免受射线伤害（Wu et al.，2015）。

2.2.2 脂肪酸的生物功能

柠檬酸、己酸和辛酸在体内发挥作用。饱和脂肪酸是心脏应用的第一种脂肪酸。当心脏跳动时，脂肪酸充当能量供体，因此心脏运动能够平衡血浆中游离脂肪酸的浓度。如果身体缺乏某些脂肪酸，则能够通过碳水化合物进行合成（Lan et al.，2009）。通常经过内源途径合成的第一种是棕榈酸，然后在碳链延伸酶和去饱和酶的作用下产生长链脂肪酸和不饱和脂肪酸。当身体摄取非常低水平的脂肪食物时，通过糖合成棕榈酸的途径大大增强。

如果饮食中没有足够的脂肪，身体会调动碳水化合物来合成饱和脂肪酸。新合成的脂肪酸大都是饱和脂肪酸。不同来源的细胞要求的饱和脂肪酸的组成和形式有显著差异。每种脂肪的生物合成途径不一致并且用于脂肪合成的酶系统也不同，因此难以确定脂肪酸的特定功能的确切定义。目前已经确定饱和脂肪酸能够改变脂蛋白的代谢，影响脂蛋白的含量和脂蛋白在血浆中携带胆固醇的能力。血脂是人体中一种重要的物质，有很多非常重要的功能，但其含量不能超过一定的范围。如果血脂过多，则容易引起"血液增厚"，沉积在血管壁上，逐渐形成动脉硬化（朱彩莲和李鸣宇，2016）。这些"斑块"增加可逐渐堵塞血管，减缓血液流动，严重的会导致血流中断。这种情况如果发生在心脏，将导致冠心病；如果发生在肾脏，会引起肾动脉硬化和肾功能损伤；如果发生在大脑，则会导致血栓性中风；如果眼底血管受阻，则将引起视力下降，严重的可导致失明。

一般认为食物中饱和脂肪酸和胆固醇是比较容易沉积在动脉管壁的脂类，这就是为什么人们必须限制饮食中饱和脂肪酸的含量。过量摄入精制植物油中 n-6 多不饱和脂肪酸也可能导致癌症和心脑血管疾病。动脉斑块的主要成分是不饱和脂肪酸而不是饱和脂肪酸。以前关于饱和脂肪酸对人体生理功能影响的假设是饱和脂肪酸会导致冠心病，而基于这一假设的后续研究实际上并不支持这一假设，减少饱和脂肪酸的摄入量和疾病的发生没有明显关系。此外，研究集中在饱和脂肪酸对冠心病发病率的影响。由于乳腺产生一系列饱和脂肪酸，如肉豆蔻酸、棕榈酸等，足以证明这些脂肪酸是哺乳动物生存、生长和发育的关键。血液中的总胆固醇（TC）和低密度脂蛋白胆固醇（LDL-C）与冠心病的发病存在相关性，而 LDL-C 与心脏疾病也存在相关性，但不应简单认为饱和脂肪酸的摄取与心脏疾病也存在同样程度的相关性。为了防止冠心病的发生，很多专家和机构都建议降低饱和脂肪酸、反式脂肪酸及胆固醇的摄入量。医学上广泛应用 TC 含量与高密度脂蛋白胆固醇（HDL-C）的含量比值（TC/HDL-C）或者 LDL-C 来预测心脑血管疾病的发病率。人体内 LDL-C 浓度高于 4.1 mmol/L、HDL-C 浓度在 1.0 mmol/L 以下、甘油三酯浓度大于 1.7 mmol/L 被认为是异常的脂质代谢，可能是某些疾病的症状。因此，评估饮食中的脂质和脂蛋白，需要考虑 HDL 和甘油三酯水平。相比于硬脂酸，肉豆蔻酸更容易引起 HDL-C 和 LDL-C 的增加，且 LDL-C 的增加量更大（Cavalcanti et al., 2011）。研究证明，改变 LDL-C 与 HDL-C 的比值必须改变膳食脂肪酸的组成，而不是简单地降低总脂或饱和脂肪酸含量。

2.2.3　脂肪酸的开发利用前景

2.2.3.1　在食品方面的应用

多不饱和脂肪酸在人体中起着至关重要的作用。它是人体必备营养素，一旦缺乏就会引发各种疾病。它有许多功能，例如，ω-3 脂肪酸对脑和肾脏、视网膜、皮肤的健康具有重要意义；二十二碳六烯酸和二十碳五烯酸在神经系统中发挥重要作用，具有提高视力和记忆力的功能，尤其对于促进胎儿和婴幼儿脑细胞生长发育（张洪涛等，2006）、预防医治阿尔茨海默病等具有优良的效果。

基于以上多种功能，多不饱和脂肪酸在青少年的智力发育、身体发育阶段可作为各种食品和饮料中的必需脂肪酸（吴丽红和涂增，2006），如饮料、婴儿奶粉、鲜牛奶等营养补充剂。2000 年，美国惠氏公司就在中国推出了添加花生四烯酸的新型婴幼儿配方奶粉，成为中国市场上第一种添加花生四烯酸的婴幼儿奶粉。实验已经证明，婴儿被喂养多不饱和脂肪酸奶粉可比同龄婴儿更快更健康地生长。除此之外，一系列的保健品能够促进胎儿发育，促进儿童和青少年智力的开发，降低中老年人血脂胆固醇，预防心脑血管疾病。

2.2.3.2 在医药方面的应用

临床实验证明，多不饱和脂肪酸具有许多生理功能，如增强免疫力、抗炎、抗肿瘤、调节血脂（Erkkilaa et al.，2008）、医治精神分裂症和预防心脑血管疾病，且多不饱和脂肪酸对类风湿关节炎、胃炎（特别是萎缩性胃炎）、肾炎、支气管炎等其他疾病具有恢复作用，能够降低干细胞和内皮细胞的损伤。动物模型实验还证明，二十碳五烯酸不仅能够防止血管壁中血小板沉积，还能够阻断动脉粥样硬化的病理过程，如内皮细胞损伤和脂质浸润引起的壁增厚。另外，α-亚麻酸、γ-亚麻酸、二十二碳六烯酸和二十碳五烯酸能促进吸收抗癌药物并提高肿瘤细胞中抗癌药物的浓度，使疗效更加显著。基于上述各种生理功能，进一步研究和开发多不饱和脂肪酸作为特异性药物，对人体医学发展的研究和应用具有重大价值。目前，前列腺素广泛应用于医学领域，对医治消化系统溃疡、高血压，预防流产、鼻塞和缓解支气管哮喘的疗效非常显著。

2.2.3.3 在日用品方面的应用

供给足量不饱和脂肪酸可以使人的皮肤更加细腻柔和，头发黑而有光泽；否则皮肤粗糙，头发脱落，因此不饱和脂肪酸被称为"化妆品酸"。鉴于不饱和脂肪酸具有护肤作用，促进头发生长和改善头发质量的事实，它们能够作为护肤的功能因素添加到护肤产品和美发产品中。一些护肤品中会应用天然植物油，如月见草油，主要是利用花生四烯酸和 γ-亚麻酸的营养保护功能。除此之外，还有数据显示不饱和脂肪酸具有减肥效果，可制成各种减肥产品（蔡双莲和李敏，2003）。

2.2.4 饱和脂肪酸的膳食推荐

血清中的 HDL-C 浓度与饮食中的饱和脂肪酸含量呈正相关，饮食中的饱和脂肪酸含量减小则血清中的 HDL-C 浓度也会相应降低。总脂肪酸和饱和脂肪酸含量增加不仅会增大 LDL-C 浓度，还会增大 HDL-C 浓度。因此唯有全面科学系统地理解这些规律，才能为各生理状态和各年龄段的人提供饮食建议。单方面强调减少饱和脂肪酸是不科学的：对于低 HDL-C 和 LDL-C 的人，不应建议他们采取低饱和脂肪酸饮食。

对于我国居民来讲，东南沿海居民摄入鱼类丰富，又有传统蔬菜消费习惯，肉类和牛奶的消费量很低，没有必要刻意限制饱和脂肪酸的摄入量；北方居民冬季摄入的蔬菜较少，牛肉和羊肉吃得偏多，因此，北方居民需要注意饮食中脂肪酸的平衡，并摄取更多的不饱和脂肪酸。饮食中脂肪酸组成的平衡比单独补充或限制某种脂肪酸更重要。棕榈酸能够降低血清胆固醇水平。单不饱和脂肪酸如油酸和棕榈酸对治疗血栓效果较好（Ng et al.，1992）。因此，需要重新评估膳食中脂肪酸含量和成分，以满足身体的日常营养需求，同时降低临床疾病的发生率。

2.3　树　莓　酮

树莓酮（raspberry ketone）的化学名称是 4-（4-羟基苯基）-2-丁酮，是在多种植物（如浆果、桃、葡萄、苹果等）中发现的芳香化合物。该化合物具有树莓独有的香气，因此被称为树莓酮。树莓酮是化妆品中的一种药用物质（Di Meo et al.，2012），且近年来也受到了制药行业的关注。

2.3.1　树莓酮的营养成分

每 100 g 树莓中含有 0.81～1.74 g 蛋白质、4.52～7.12 g 总还原糖和 1.02～2.24 g 总酸，0.085～0.100 mg 维生素 B_2，15.2～40.0 mg 维生素 C，0.107～2.290 mg 维生素 E。这些氨基酸能够增加并改善水果的风味。此外，在临床中，天冬氨酸和谷氨酸具有改善智力水平和保护大脑的作用。树莓的总酸和蛋白质含量高于黑莓，黑莓的总糖含量高于红树莓。

不同种植区域、不同气候、不同品种的树莓营养成分不同。有机酸、可溶性固形物、还原糖和总糖等养分含量随着海拔的降低而逐渐增加，维生素 C 含量逐渐下降；温度越高，总糖含量越高。在相同的海拔高度，可溶性固体越高，还原糖含量越高，味道越好。物候观察和营养分析证明，树莓适合在高海拔地区种植，具有抗寒、抗病、口感好的特点（杨正松等，2013）。

2.3.2　树莓酮的研究进展

实验证明，树莓酮葡萄糖苷对氧化脂质的形成，去除 N_2O 和预防紫外线引起的皮肤红斑有特殊作用。树莓酮具有预防肥胖和激活脂质代谢的作用。Leonard 等（2006）的研究表明树莓酮可促进成熟脂肪细胞基因的转录。树莓酮能够抑制脂肪肝的发生和降低血脂，促进干细胞分化为骨细胞，抑制细菌生长，预防癌症，积聚血小板，调节体外雄激素的生理活性，促进毛发生长，增加皮肤弹性。但目前国外报道树莓酮作为食物补充剂或食品添加剂摄入可能存在安全风险，如影响细胞正常黑色素生成（Macauley and Fox，1980）。

2.4　多　　糖

多糖（polysaccharide）是生命物质组成的一部分。它作为天然的大分子物质广泛地参与人体细胞的各种生命过程。植物多糖的结构单元是单糖，其通过糖苷键连接。多糖的生物活性与各级结构密切相关。近年来大量研究证实，多糖的免疫功能强大，对正常细胞无毒副作用，能够平衡人体的生理功能，是一种优良的保健品（Lan et al.，2009）。

2.4.1 多糖的生物活性

2.4.1.1 免疫调节活性

植物多糖对巨噬细胞的活化是由特异性受体介导的（尚庆辉等，2015）。它还能够通过内吞作用激活转录因子蛋白家族 NF-κB，调节巨噬细胞发挥免疫调节作用。

2.4.1.2 抗肿瘤活性

初步检测多糖的结构，发现其可以阻断 HepG-2S 期人肝细胞癌细胞的生长，从而证明其抗肿瘤活性。这项研究提供了抗肿瘤功能性食品的理论基础。

2.4.1.3 降血糖活性

糖尿病是一种代谢异常和血糖水平升高的慢性疾病，直接原因是胰岛素分泌不足或作用效果不再显著（朱宇旌等，2015）。研究人员指出，植物多糖可通过增加肝糖降低血糖，促进外周组织和器官中多糖的利用，促进血糖激素下降，抑制糖胺聚糖的作用。

2.4.1.4 降血脂活性

张进松等（2014）将模拟小鼠随机分为高脂模型组和海带多糖实验组，实验证明海带多糖能够经由增加下丘脑瘦素受体水平来改善瘦素抵抗，进而起到降脂作用。

2.4.1.5 抗衰老

黄赛金等（2015）利用多糖测试小鼠的学习和记忆能力，证明老化小鼠的学习记忆能力增强，说明多糖具有显著的抗衰老作用。除此之外，当归和山楂多糖具有优良的抗衰老生物活性。

2.4.1.6 抗凝血

李德海等（2015）的研究证明，蛋白质处理的碱溶性黑木耳多糖可作为天然抗凝血活性成分。对大枣、大蒜和龙胆的研究证明了多糖的抗凝血作用。

2.4.1.7 其他生物活性

多糖还具有抗疲劳、抗胃溃疡、抗血管生成、抗病毒、抗辐射、抗突变、抑菌的作用（聂少平和黄晓君，2015）。随着研究的继续，越来越多的多糖及其药理活性会显露出来。

2.4.2 多糖的开发利用前景

植物多糖的原料成本相对较低，非常具有研发前景。植物多糖能够加工成饮料、口服液体，或作为营养补充剂直接添加到食品中作为特殊人群的健康食品；植物多糖可用作药物稳定剂；植物多糖可用于食品储存；植物多糖由于无毒、无害、无残留等优点，可用作生物杀虫剂以控制果蔬病虫害，因而在农业生产中具有良好的应用前景（杨正松等，2013）。

目前，针对天然多糖的提取、纯化、结构分析和生物活性的研究取得了很大成就。然而就天然多糖的研究水平而言，其在结构-活性关系、功能机理、结构分析和测定、多糖合成和工业生产方面仍存在一些问题，因此研究空间非常大，应用前景广阔。随着科研人员的不懈追求和科学技术的逐步提高，多糖作为一种新的高分子物质将在人类的生命和健康中发挥更大的作用。

2.5 蒽　醌

蒽醌（anthraquinone）类化合物的基本母核为蒽醌，母核上常有羟基、羟甲基、甲基、甲氧基和羧基等取代基。蒽醌是各种天然萜类化合物中最丰富的一类化合物。

2.5.1 抗菌消炎作用

大黄中的蒽醌类化合物对各种细菌有不同的抑制作用。大黄可抑制幽门螺杆菌的活性（苟奎斌等，1997）。蒽醌能够防止肝细胞死亡及脂质过氧化的炎症反应。蒽醌还能够激活乳酸脱氢酶活性，促进无氧糖酵解，有利于水肿吸收。

2.5.2 抗病毒作用

单纯疱疹病毒（HSV）在大黄作用下，通过电子显微镜观察到 HSV 膜部分损伤，表明大黄中的蒽醌类化合物对 HSV 具有直接杀伤作用。此外，大黄素在光的影响下可令单纯疱疹 1 型病毒（HSV-1）失活。还有研究（梁荣感等，2006）表明大黄类固醇抗流感病毒作用很强。

2.5.3 抗癌作用

蒽醌具有抗癌作用。实验证明，大黄素是一种理想的抗癌症生物化学调制器，与顺铂、氨甲蝶呤、阿霉素等组合，可改善细胞分裂和黑色素瘤移植，增强人肝细胞癌（HCC）的细胞毒性。通过实验发现芦荟化合物具有抗肿瘤作用（郭兰和邓怀慈，2006）。

2.5.4 明目作用

蒽醌具有明目作用，能激活眼中血清乳酸脱氢酶活性，促进无氧糖酵解。除此之外，它还具有止血、促进血液循环、促进睡眠、降低血脂、提高身体免疫力的功能（郭兰和邓怀慈，2006）。

2.6 萜 类

萜是一大类碳氢化合物，多为有香味的液体，主要是由植物产生的，尤其是裸子植物；但有些昆虫也可以产生萜类，如燕尾蝶。萜类往往具有挥发性，可用水蒸气蒸馏或用乙醚提取。萜类种类繁多，有链形的、环状的，也有饱和程度不同的烯键。烯类经过化学修饰，如氧化、碳链重排，可以形成大量的萜（尚庆辉等，2015）。

随着人们对萜类化合物研究的不断深入，已经发现其在生态系统中发挥着重要作用。通过菌丝生长速率分析引起植物病害的真菌炭疽和链格孢菌的抗菌活性表明，香芹酚、丁香酚、异丁香酚、孜然醛和百里酚对两种真菌具有良好的抑制作用，其中香芹酚具有最佳的抑菌效果。有研究者测试了 11 种癌细胞中的总二萜类化合物，结果证明灵芝三萜类化合物可抑制肿瘤细胞和 H460 细胞的生长。萜类化合物有助于植物抵抗天敌。棉酚和半胱氨酸酮等萜类化合物能够抵抗甜菜夜蛾的活性，保护柑橘免受虫蚁的侵袭。萜类化合物在中药临床医学中占有一席之地。例如，中药地黄的降血糖活性成分是甾醇。海里康属植物属富含二萜类化合物，具有抗 HIV、抗肿瘤和其他生理活性。二萜类化合物对 HepG-2S 期人肝细胞癌细胞的增殖具有显著的抑制作用，这可经由引诱细胞周期停滞来达成。来自珊瑚树的 Vibsane II 萜类化合物的抗肿瘤作用和机制仍有待进一步研究（李德海等，2015）。

参 考 文 献

蔡双莲，李敏. 2003. 多不饱和脂肪酸的研究进展. 生命科学研究, 7(4): 289-304.

陈晨, 文怀秀, 赵晓辉, 等. 2011. 黑果枸杞色素中原花青素含量测定. 光谱实验室, 28(4): 1767-1769.

高锦明, 张鞍灵, 李芸生, 等. 1998. 沙棘黄酮化学研究的进展. 沙棘, (2): 34-40.

龚盛昭. 2002. 黄酮化合物保健食品大有开发价值. 广州食品工业科技, (1): 63-64.

苟奎斌, 孙丽华, 娄卫宁, 等. 1997. 大黄 4 种蒽醌类化合物抑制幽门螺杆菌结果比较. 中国药学杂志, 32(5): 278.

郭兰, 邓怀慈. 2006. 芦荟中的活性成分蒽醌化合物抗肿瘤的研究. 现代肿瘤医学, (6): 757-759.

黄赛金, 尹爱武, 龚灯, 等. 2015. 淡竹叶多糖的抗衰老作用研究. 现代食品科技, 31(11): 51-55.

贾旭东. 2001. 茶类黄酮类功能及其应用. 国外医学(卫生学分册), 28: 369-371.

李德海, 史锦硕, 周聪, 等. 2015. 黑木耳多糖的制备及其抗凝血功能的研究. 安徽农业科学, 43(2): 283-285.

李连弟, 鲁凤珠, 张思维, 等. 1997. 中国恶性肿瘤死亡率 20 年变化趋势和近期预测分析. 中华肿瘤杂志, 19(1): 3-9.

李永梅. 2002. 越橘的开发利用价值. 特种经济动植物, 5(6): 23.

梁荣感, 罗伟生, 李利亚, 等. 2006. 大黄蒽醌类化合物体外抗流感病毒作用的研究. 华夏医学, 19(3): 396-398.

刘朵花, 李建辉, 吴伸. 1999. 沙棘果肉和叶中黄酮类化合物组分的比较研究. 沙棘, (3): 28-30.

吕云波. 1994. 浆果的营养与人类健康. 北方园艺, (2): 35.

聂少平, 黄晓君. 2015. 天然产物多糖对胃肠道功能的影响. 中国食品学报, 15(5): 11-19.

彭芳, 陈植和. 1998. 黄酮类化合物的生物学作用. 大理医学院学报, (4): 52-54.

尚庆辉, 解玉怀, 张桂国, 等. 2015. 植物多糖的免疫调节作用及其机制研究进展. 动物营养学报, 27(1): 49-58.

孙静, 李伟, 詹纯烈. 2009. 葡萄籽原花青素改善睡眠功能试验研究. 广东医学, 30(3): 341-343.

王静, 于红. 2016. 顺铂联合原花青素对宫颈癌 Hela 细胞生长抑制作用. 社区医学杂志, (7): 26-29.

吴丽红, 涂增. 2006. 多不饱和脂肪酸在食品中的应用及其发酵法生产概况. 中国食品添加剂, (3): 113-115, 135.

杨楠, 贾晓斌, 张振海, 等. 2015. 黄酮类化合物抗肿瘤活性及机制研究进展. 中国中药杂志, (3): 373-381.

杨正松, 和加卫, 和志娇, 等. 2013. 高海拔地区树莓品种筛选及营养成分研究. 中国农学通报, 29(10): 188-191.

於红, 贺善安, 顾姻. 2001. 我国和世界蓝浆果的发展前景. 植物资源与环境学报, (2): 52-55.

张洪涛, 单雷, 毕玉平. 2006. n-6 和 n-3 多不饱和脂肪酸在人和动物体内的功能关系. 山东农业科学, (2): 115-120.

张进松, 辛辉, 李晓丹, 等. 2014. 海带多糖对高脂血症小鼠血清瘦素水平及瘦素受体表达的影响. 天然产物研究与开发, 26(5): 778-781.

朱彩莲, 李鸣宇. 2016. 原花青素对变形链球菌生物膜的体外抑制作用. 中国微生态学杂志, 28(2): 163-168.

朱宇旌, 李艳, 于治姣. 2015. 酸模叶蓼类黄酮对小鼠生长、免疫和抗氧化性能的影响. 现代畜牧兽医, (2): 1-7.

Aqil F, Gupta A, Munagala R, et al. 2012. Antioxidant and antiproliferative activities of anthocyanin/ellagitannin-enriched extracts from *Syzygium cumini* L. ('Jamun', the Indian blackberry). Nutrition and Cancer, 64(3): 428-438.

Atanasova-Penichon V, Pons S, Pinson-gadais L, et al. 2012. Chlorogenic acid and maize ear rot resistance: a dynamic study investigating *Fusarium graminearum* development, deoxynivalenol production and phenolic acid accumulation. Molecular Plant-microbe Interactions, 25(12): 1605-1616.

Bagchi D, Bagchi M, Stohs S J, et al. 2000. Free radicals and grape seed proanthocyanidin extract: importance in human health and disease prevention. Toxicology, 148(2-3): 187-197.

Bagdas D, Etoz B C, Zulfiye G Z, et al. 2015. *In vivo* systemic chlorogenic acid therapy under diabetic conditions: wound healing effects and cytotoxicity/genotoxicity profile. Food and Chemical Toxicology, 81: 54-61.

Bahrin L G, Apostu M O, Birsa L M, et al. 2014. The antibacterial properties of sulfur containing flavonoids. Bioorganic & Medicinal Chemistry Letters, 24(10): 2315-2318.

Bowen-Forbes C S, Zhang Y, Nair M G. 2010. Anthocyanin content, antioxidant, anti-inflammatory and anticancer properties of blackberry and raspberry fruits. Journal of Food Composition and Analysis, 23(6): 554-560.

Cassidy A, Kay C, Sampson L, et al. 2011. Habitual intake of flavonoid subclasses and incident hypertension in adults. American Journal of Clinical Nutrition, 93(2): 338-347.

Cavalcanti R N, Santos D T, Meireles M A, et al. 2011. Non-thermal stabilization mechanisms of anthocyanins in model and food systems: an overview. Food Research International, 44(2): 499-509.

Clifford M N. 2000. Anthocyanins-nature, occurrence and dietary burden. Journal of the Science of Food and Agriculture, 80(7): 1063-1072.

Damianaki A, Bakogeorgou E, Kampa M, et al. 2000. Potent inhibitory action of red wine polyphenols on human breast cancer cells. Journal of Cellular Biochemistry, 78(3): 429-441.

Di Meo F, Sancho Garcia J C, Dangles O, et al. 2012. Highlights on anthocyanin pigmentation and copigmentation: a matter of flavonoid π-stacking complexation to be described by DFT-D. Journal of Chemical Theory and Computation, 8(6): 2034-2043.

Dixon R A, Achnine L, Kota P, et al. 2002. The phenylpropanoid pathway and plant defence: a genomics perspective. Molecular Plant Pathology, (3): 371-390.

Eiro M J, Heinonen M. 2002. Anthocyanin color behavior and stability during storage: effect of intermolecular copigmentation. Journal of Agricultural and Food Chemistry, 50(25): 7461-7466.

Erkkilä A, de Mello V D F, Risérus U, et al. 2008. Dietary fatty acids and cardiovascular disease: an epidemiological approach. Progress in Lipid Research, 47(3): 172-187.

Feng Y, Yu Y H, Wang S T, et al. 2016. Chlorogenic acid protects D-galactose-induced liver and kidney injury via antioxidation and anti-inflammation effects in mice. Pharmaceutical Biology, 54(6): 1027-1034.

Fine A M. 2000. Oligomeric proanthocyanidin complexes: history, structure, and phytopharmaceutical applications. Alternative Medicine Review: a Journal of Clinical Therapeutic, 5(2): 144-151.

Garca-Viguera C, Zafrilla P, Artés F, et al. 1998. Colour and anthocyanin stability of red raspberry jam. Journal of the Science of Food and Agriculture, 78(4): 565-573.

Ghiselli A, Nardini M, Baldi A, et al. 1998. Antioxidant activity of different phenolic fractions separated from an Italian red wine. Journal of Agricultural and Food Chemistry, 46(2): 361-367.

Gris E F, Ferreira E A, Falcão L D, et al. 2007. Caffeic acid copigmentation of anthocyanins from Cabernet Sauvignon grape extracts in model systems. Food Chemistry, 100(3): 1289-1296.

Gu L W, Kelm M A, Hammerstone J F, et al. 2003. Screening of foods containing proanthocyanidins and their structural characterization using LC-MS/MS and thiolytic degradation. Journal of Agricultural and Food Chemistry, 51(25): 7513-7521.

Hassan H M M. 2012. Hepatoprotective effect of red grape seed extracts against ethanol-induced cytotoxicity. Global Journal of Biotechnology & Biochemistry, 7(2): 30-37.

Hertog M G L, Feskens E J M, Kromhout D, et al. 1993. Dietary antioxidant flavonoids and risk of coronary heart disease: the Zutphen Elderly Study. Lancet, 342(8878): 1007-1011.

Hertog M G L, Hollman P C H, Venema D P. 1992. Optimization of a quantitative HPLC determination of potentially anticarcinogenic flavonoids in vegetables and fruits. Journal of Agricultural and Food Chemistry, 40(9): 1591-1598.

Huang X D, Liang J B, Tan H Y, et al. 2011. Protein-binding affinity of Leucaena, condensed tannins of differing molecular weights. Journal of Agricultural and Food Chemistry, 59(19): 10677-10682.

Jain P K, Kharya M D, Gajbhiye A, et al. 2008. Flavonoids as nutraceuticals: a review. Herba Polonica, 7(3): 1089-1099.

Jeong Y S, Hong J H, Cho K H, et al. 2012. Grape skin extract reduces adipogenesis-and lipogenesis-related gene expression in 3T3-L1 adipocytes through the peroxisome proliferator-activated receptor-γ signaling pathway. Nutrition Research, 32 (7): 514-521.

Kähkönen M P, Hopia A I, Heinonen M. 2001. Berry phenolics and their antioxidant activity. Journal of Agricultural and Food Chemistry, 49(8): 4076-4082.

Kähkönen M P, Hopia A I, Vuorela H J, et al. 1999. Antioxidant activity of plant extracts containing phenolic compounds. Journal of Agricultural and Food Chemistry, 47(10): 3954-3962.

Kampa M, Hatzoglou A, Notas G, et al. 2000. Wine antioxidant polyphenols inhibit the proliferation of human prostate cancer cell lines. Nutrition and Cancer, 37(2): 223-233.

Kennedy J A, Waterhouse A L. 2000. Analysis of pigmented high-molecular-mass grape phenolics using ion-pair, normal-phase high-performance liquid chromatography. Journal of Chromatography A, 866(1): 25-34.

Kiharu I, Yuriko K, Asako T. 2000. Preventive effects of dietary cabbage acylated anthocyanins on paraquat-induced oxidative stress in rats. Bioscience Biotechnology and Biochemistry, 64(8): 1600-1607.

Kim M, Baek H S, Lee M, et al. 2016. Rhododenol and raspberry ketone impair the normal proliferation of melanocytes through reactive oxygen species-dependent activation of GADD45. Toxicology in Vitro, 32: 339-346.

Kitada C, Gong Z, Tanaka Y, et al. 2001. Differential expression of two cytochrome P450s involved in the biosynthesis of flavones and anthocyanins in chemo-varietal forms of *Perilla frutescens*. Plant and Cell Physiology, 42(12): 1338-1344.

Konczak I, Zhang W. 2004. Anthocyanins—more than nature's colours. Journal of Biomedicine & Biotechnology, 2004(5): 239-240.

La V D, Howell A B, Grenier D. 2009. Cranberry proanthocyanidins inhibit MMP production and activity. Journal of Dental Research, 88(7): 627-632.

Lan X, Zhang X, Gong G, et al. 2009. The progress of chlorogenic acid in *Eucommia* leaf. Chinese Agricultural Science Bulletin, 25(21): 86-89.

Lee C S, Joo Y H, Baek H S, et al. 2016. Different effects of five depigmentary compounds, rhododendrol, raspberry ketone, monobenzone, rucinoland AP736 on melanogenesis and viability of human epidermal melanocytes. Experimental Dermatology, 25(1): 44-49.

Leonard E, Chemler J, Lim K H, et al. 2006. Expression of asoluble flavone synthase allows the biosynthesis of phytoestrogen derivatives in *Escherichia coli*. Applied Microbiology and Biotechnology, 70 (1): 85-91.

Lepiniec L, Debeaujon I, Routaboul J M, et al. 2006. Genetics and biochemistry of seed flavonoids. Annual Review of Plant Biology, 57(1): 405-430.

Li X, Xu J, Tang X, et al. 2016. Anthocyanins inhibit trastuzumab-resistant breast cancer *in vitro* and *in vivo*. Molecular Medicine Reports, 13(5): 4007-4013.

Liu J, Zhang W, Jing H, et al. 2010. Bog bilberry (*Vaccinium uliginosum* L.) extract reduces cultured Hep-G2, Caco-2, and 3T3-L1 cell viability, affects cell cycle progression, and has variable effects on membrane permeability. Journal of Food Science, 75(3): H103-H107.

Liu M, Li X Q, Weber C, et al. 2002. Antioxidant and antiproliferative activities of raspberries. Journal of Agricultural and Food Chemistry, 50(10): 2926-2930.

Macauley B J, Fox L R. 1980. Variation in total phenols and condensed tannins in Eucalyptus: leaf phenology and insect grazing. Australian Journal of Ecology, 5(1): 31-35.

Martens S, Forkmann G. 1998. Genetic control of flavone synthase II activity in flowers of Gerbera hybrids. Phytochemistry, 49(7): 1953-1958.

Martens S, Forkmann G. 1999. Cloning and expression of flavone synthase II from Gerbera hybrids. Plant Journal for Cell & Molecular Biology, 20(5): 611-618.

Miller N J, Rice-Evans C A. 1997. The relative contributions of asorbic acid and phenolic antioxidants to the total antioxidant activity of orange and apple fruit juices and blackcurrant drink. Food Chemistry, 60(3): 331-337.

Miller R, Owens S J, Rorslett B. 2011. Plants and colour: flowers and pollination. Optics and Laser Technology, 43(2): 282-294.

Ng T K, Hayes K C, Dewitt G F, et al. 1992. Dietary palmitic and oleic acids exert similar effects on serum cholesterol and lipoprotein profiles in normocholesterolemic men and women. Journal of the American College of Nutrition, 11(4): 383-390.

Peng B, Qi Z, Zhong Y, et al. 2015. Chlorogenic acid maintains glucose homeostasis through modulating the expression of SGLT-1, GLUT-2, and PLG in different intestinal segments of Sprague-Dawley rats fed a high-fat diet. Biomedical and Environmental Sciences, 28(12): 894-903.

Prior R L. 2003. Fruits and vegetables in the prevention of cellular oxidative damage. The American Journal of Clinical Nutrition, 2003, 78(3): 570S-578S.

Rein M J, Ollilainen V, Vahermo M, et al. 2005. Identification of novel pyranoanthocyanins in berry juices. European Food Research and Technology, 220(3-4): 239-244.

Renaud S, de Lorgeril M. 1992. Wine, alcohol, platelets, and the French paradox for coronary heart disease. Lancet, 339(8808): 1523-1526.

Schnitzler P, Neuner A, Nolkemper S, et al. 2010. Antiviral activity and mode of action of propolis extracts and selected compounds. Phytotherapy Research, 24(S1): S20-S28.

Seeram N P, Adams L S, Zhang Y, et al. 2006. Blackberry, black raspberry, blueberry, cranberry, red raspberry, and strawberry extracts inhibit growth and stimulate apoptosis of human cancer cells *in vitro*. Journal of Agricultural and Food Chemistry, 54(25): 9329-9339.

Subramani S, Vijayanand C, Tharion E. 2002. Differential effects of organic calcium-channel blockers on diastolic SR calcium-handling in the frog heart. British Journal of Pharmacology, 137(6): 756-760.

Tanaka Y, Sasaki N, Ohmiya A. 2008. Biosynthesis of plant pigments: anthocyanins, betalains and carotenoids. Plant Journal, 54(4): 733-749.

Wallace T C. 2011. Anthocyanins in cardiovascular disease. Advances in Nutrition, 2(1): 1-7.

Wang E, Liu Y, Xu C, et al. 2017. Antiproliferative and proapoptotic activities of anthocyanin and anthocyanidin extracts from blueberry fruits on B16-F10 melanoma cells. Food & Nutrition Research, 61(1): 1325308.

Wang H E, Cao G, Prior R L. 1996. Total antioxidant capacity of fruits. Journal of Agricultural and Food Chemistry, 44 (3): 701-705.

Weisburg J H, Weissman D B, Sedaghat T, et al. 2004. *In vitro* cytotoxicity of epigallocatechin gallate and tea extracts to cancerous and normal cells from the human oral cavity. Basic and Clinical Pharmacology and Toxicology, 95 (4): 191-200.

Wu D H, Bao C Y, Li L H. 2015. Chlorogenic acid protects against cholestatic liver injury in rats. Journal of Pharmacological Sciences, 129(3): 177-182.

Yoshimoto M, Okuno S, Yoshinaga M, et al. 1999. Antimutagenicity of sweetpotato (*Ipomoea batatas*) roots. Bioscience Biotechnology and Biochemistry, 63(3): 537-541.

Zhang G, Miura Y, Yagasaki K. 1999. Effects of green, oolong and black teas and related components on the proliferation and invasion of hepatoma cells in culture. Cytotechnology, 31(1-2): 37-44.

Zhang Y, Seeram N P, Lee R, et al. 2008. Isolation and identification of strawberry phenolics with antioxidant and human cancer cell antiproliferative properties. Journal of Agricultural and Food Chemistry, 56(3): 670-675.

第 3 章　蓝　　莓

　　蓝莓（*Vaccinium* Spp.）是杜鹃花科（Ericaceae）越橘属（*Vaccinium*）的一种落叶或常绿灌木，又称越橘，可以在−50℃的环境中生长。蓝莓一年四季都能生长，是一种经济价值很高的新兴小浆果。新鲜蓝莓含有众多的生物活性物质，如花青素、鞣花酸和紫檀芪，它们具有很强的营养和保健作用。蓝莓被世界卫生组织（World Health Organization，WHO）划分为抗氧活性能力最强的新型水果。蓝莓的果实、叶片等部位具有很多种生物活性物质，如原花青素及儿茶素等酚类。蓝莓花青素具有很强的抗氧化活性，对于治疗眼科和心脑血管疾病的疗效好，此外还有美容护理作用。蓝莓的果实部位所包含的生物活性组分也具有提高人体机能免疫力、减缓脑部神经老化、预防癌症、防治炎症、防治心脏类疾病、软化血管等功能，同时对一些疾病具有辅助治疗的效果，如帕金森病（Parkinson disease，PD）和阿尔茨海默病。

　　蓝莓的叶子经过加工能够作为保健茶使用。研究发现，蓝莓中含有激活和促进加快类视黄醇再合成的花青素，所以有助于提高视力；蓝莓的甲基化代谢产物抵挡氧化的能力十分强，同时具有阻止恶性细胞增殖的功能。叶酸、熊果酸以及野生蓝莓中的相关物质等对软化血管和降低高血压有良好的效果（Shaughnessy et al.，2009），生物活性物质中的花青素能够抵抗炎症，具有很好的消炎作用。之前的研究显示，花青素、鞣花酸（陆晶晶等，2010）等活性成分能够抑制身体内癌细胞的生长，加快癌细胞的凋亡进程。由此可见，它是一种优秀的天然抗癌小浆果。身体状况良好的成年人应该每日饮用适量的蓝莓汁，进一步完善自身免疫系统，提高抗氧化能力，降低淋巴细胞 DNA 的复制能力，维持健康生活。

　　蓝莓产业近年来在国内发展迅速，中国作为亚洲蓝莓的主要产地，加强对蓝莓果品营养和生物活性物质的研究，不仅有利于充分开发和利用我国丰富的蓝莓种质资源，而且有利于人类的健康。本章将对蓝莓的营养成分、重要生物活性物质、生物活性物质与人类重大疾病的防治及科学利用做介绍。

3.1　蓝莓的营养成分

　　蓝莓果肉细致，酸甜适口，具有令人心情愉悦的香气，含有蛋白质、维生素和其他营养素等营养成分且含量十分丰富，矿质元素和微量元素含量也相当可观，因此具有极高的营养价值和食用价值。蓝莓中独特而珍贵的花青素含量很高。与其他浆果相比，蓝莓全果、果皮和果肉中含有的蛋白质等营养成分较高。蓝莓不同部位营养成分含量见表 3.1（周笑犁等，2016）。

表 3.1　蓝莓不同部位营养成分含量

营养成分	蓝莓全果	蓝莓果皮	蓝莓果肉
总酸/（g/kg）	1.630±0.016	1.927±0.004	1.260±0.002
总糖/（g/kg）	14.23±0.29	13.96±0.41	14.88±0.43
蛋白质/（g/kg）	0.57±0.04	0.88±0.04	0.54±0.04
脂肪/（g/kg）	3.59±0.40	3.42±0.00	3.54±0.06
灰分/（g/kg）	1.06±0.04	1.22±0.13	0.87±0.05
多酚/（mg/g）	2.21±0.21	3.89±0.52	0.68±0.06
花色苷/（mg/kg）	387.87±27.44	1312.41±175.90	6.40±0.73
黄酮/（mg/g）	1.06±0.12	2.85±0.40	0.46±0.08

3.1.1　糖类

总糖包括果实中全部的还原糖和可水解的非还原糖。成熟果实中的糖大部分是可溶性还原糖，如葡萄糖和果糖，还有少量蔗糖。研究发现，蓝莓果渣除含有果胶、纤维素等多糖外，还含有丰富的单糖。蓝莓果渣中的单糖大部分是由葡萄糖、果糖和半乳糖构成，果汁中含有小部分的鼠李糖、阿拉伯糖和甘露糖。

3.1.1.1　蓝莓中糖的种类及分布

糖是决定水果风味的重要因素，不同种类的糖及其含量影响着蓝莓果实的质量。表 3.2 显示八个不同品种的蓝莓中的可溶性糖的含量，从表中可以发现圆蓝品种的蓝莓可溶性糖含量最高（温靖等，2018）。

表 3.2　八个品种的蓝莓可溶性糖含量　　　　　（单位：%）

品种	灿烂 (Brightwell)	芭尔德温 (Baldwin)	粉蓝 (Powderblue)	杰兔 (Premier)	圆蓝 (Gardenblue)	夏普兰 (Sharpblue)	南高丛 (Vaccinium austrrale)
可溶性糖	9.23	8.63	8.65	8.15	12.32	9.74	11.7

3.1.1.2　蓝莓中糖的含量

蓝莓果实的加工方式对风味物质的含量有重要的影响，但是对首要的风味物质的种类影响不大。张春雨等（2010）用高效毛细管电泳法研究了 38 个蓝莓品种的糖酸类型和含量。蓝莓的平均总糖含量为 62.92 mg/g，总酸含量为 7.92 mg/g。高丛蓝莓比半高丛蓝莓的糖酸比变化大,酸组分的变化大于糖组分。魏鑫等（2013）采用高效液相色谱法检测了温室栽培的 4 个蓝莓品种果实中的 5 种糖和 4 种酸,发现果糖含量为 17.38～31.29 mg/g，葡萄糖含量为 16.94～31.87 mg/g，柠檬酸含量为 4.669～7.446 mg/g。

3.1.1.3　蓝莓中影响糖含量变化的主要因素

蓝莓的糖含量受到场地条件、发育水平和储存条件等的影响。王慧亮（2010）检测到 3 种蓝莓果实的果糖与葡萄糖在总糖中的比例为 95%，并且伴随蓝莓果实的成长, 总糖不断增加。张悦等（2017）连续三年进行施肥实验, 发现施肥处理能够增大蓝莓的糖酸比。Wang 和 Stoner（2008）用异硫氰酸丙酯处理 10℃贮藏的蓝莓果实, 发现果实中有机糖的含量提高了, 有机酸的含量降低了。

3.1.1.4　蓝莓中糖的研究

糖种类和含量的研究大多是通过高效液相色谱的高通量技术实验手段进行的。姚改芳等（2010）实验测出, 果实的甜度、糖的组成比之间符合计算公式：甜度值=蔗糖×1+果糖×1.75+葡萄糖×0.7+山梨糖醇×0.4。此外, 果实的甜度也与其阈值相关。当果实的糖和酸组分与其阈值的比值大于 1 时可产生味道（Du and Rouseff, 2014）。

3.1.2　有机酸

3.1.2.1　蓝莓中酸的种类及分布

酸是水果的重要风味, 是刚采收食品的主要考虑因素。酸的种类和含量影响蓝莓果实的质量。蓝莓鲜果中的有机酸大部分是琥珀酸, 还有一部分柠檬酸和苹果酸等。蓝莓及其加工产品中的酸成分见表 3.3（陈成花等, 2016）。

表 3.3　蓝莓鲜果和果渣中的有机酸含量　（单位：mg/g 干基）

	奎尼酸	酒石酸	草酸	莽草酸	苹果酸	柠檬酸	琥珀酸
鲜果	5.09±0.03	7.98±0.04	9.20±0.05	6.37±0.02	11.24±0.023	11.49±0.06	22.95±0.03
果渣	4.32±0.04	5.84±0.04	7.43±0.01	未检出	3.84±0.04	121.34±0.03	4.01±0.02

3.1.2.2　蓝莓中酸的含量

新鲜的蓝莓果实中, 可滴定酸主要包括柠檬酸和苹果酸（Wilms et al., 2007）。蓝莓总酸含量的一半以上是有机酸, 有机酸中含量最高的是柠檬酸, 还有草酸、奎尼酸和其他类型的酸。其中,熊果酸已受到普遍的关注。熊果酸具有许多的生物功能,如抗氧化、抗糖尿病、抗癌及降低血糖的功效(陈成花等,2016)。通过高效液相色谱法测定在蓝莓果实和果渣中的有机酸,结果显示果渣中含有蓝莓果实中全部的酸。

魏铭等(2014)采用高效液相色谱法测定了蓝莓汁、果酱和果酒中的 8 种有机酸,其中奎尼酸含量最高,其次是苹果酸和柠檬酸,乳酸和乙酸占比很小,在蓝莓果发酵成果酒之后,大部分有机酸含量降低。徐玉涛等(2015)采用高效液相色谱法,在大连地区的 3 个蓝莓品种中共检测到 8 种有机酸,大多数是柠檬酸,占有机酸总量的 80%左右,其次是奎尼酸、苹果酸和草酸。北方高灌木蓝莓的有机酸含量最高,品种之间差异较大。其余的品种,高丛蓝莓和矮丛蓝莓均未检测到乙酸。李彤彤和李亚东(2013)研究了吉林省长春市、辽宁省丹东市和山东省威海市 30 个蓝莓品种的果实品质,发现蓝莓果实的可溶性固形物、有机酸含量和糖酸比分别为 9.26%~16.97%、0.34~1.45 g/100 g、8.74~31.73 g/100 g。

3.1.2.3　蓝莓中影响酸含量变化的主要因素

品种不同,酸含量也不同。胡秋丽等(2017)检测到 3 种蓝莓果实的柠檬酸在总酸中的比例为 75%左右,矮丛蓝莓'梅登'中的柠檬酸占总酸的 75%。酸度与高丛蓝莓和半高丛蓝莓显著不同,伴随蓝莓果实的成长,有机酸含量减小。刘博等(2009)用盆栽实验检测蓝莓品种'黄露'中的 7 种有机酸。不同基质条件下的根系分泌物质对酸含量产生影响。其中,草酸和苹果酸含量占总酸的 70%左右,为含量最高的有机酸,琥珀酸含量最小。秸秆改性土壤中蓝莓有机酸含量最高。贮藏条件也对酸含量产生影响。刘萌等(2013)在一定储存条件下,以普通冷藏为对照,将蓝莓冷藏,采收保存。贮存 49 天后,自制的改良保鲜蓝莓果实具有显著的可滴定酸含量,高于其他两组。

3.1.2.4　蓝莓中酸的研究

现在酸种类和含量的研究大多是通过高效液相色谱的高通量技术实验手段进行的。胡小露等(2012)通过高效液相色谱的高通量技术同时检测了蓝莓汁和葡萄酒中的 9 种重要有机酸,酸组分的平均收回率为 99.52%。

3.1.3　膳食纤维

膳食纤维被誉为"第七类营养素"。生活中根据膳食纤维是否与水相互溶解,将其分为两个类型:水溶性膳食纤维和不溶性膳食纤维。水溶性膳食纤维包括与水相融性较好的果胶和海藻多糖等,可将肠道内部的有益菌群全部吸收,进而促使血脂下降，在降低血糖的浓度等方面具有深远的作用。不溶性膳食纤维常见于植物细胞壁，如纤维素、半纤维素、木质素，对预防便秘和结肠癌方面的疾病具有一定的作用。

蓝莓果实细胞中含有大量的水溶性膳食纤维，如纤维素和半纤维素等。在蓝莓采收后，蓝莓果实细胞中的水溶性膳食纤维，如果胶、纤维素和半纤维素将会被分解，含量降低，果实的硬度也会一定程度地下降，果实变软（王秀，2014）。纪淑娟等（2014）也通过大量实验表明，蓝莓果实在采收之后变软、硬度下降与纤维素酶有关，大部分的纤维素酶使得蓝莓采收后加速软化。多聚半乳糖醛酸酶在贮运期的早期发挥作用，在贮运中期果胶质发生降解，这两类酶都与蓝莓果实硬度下降有很大的关系。

3.1.3.1　蓝莓中膳食纤维的种类及含量

蓝莓果渣中存在大量的膳食纤维，这当中所占比例最大的就是纤维素，高达13.32%，半纤维素所占比例约为纤维素的一半，为 6.53%，并且在蓝莓果实中皮部的纤维素含量为果肉的 11 倍。传统的烘焙食品中含有大量的糖和油，膳食纤维含量较少，不利于人类健康。

3.1.3.2　蓝莓中膳食纤维的成分

蓝莓果实中富含种类繁多的果胶成分。据统计，每 1 kg 刚采收的蓝莓果实中果胶含量平均为 4 g。果胶能够调节人体内胆固醇的含量，降低人体内食用食物后的血糖浓度，使其维持稳定，并对高脂、便秘和肠癌等疾病也有很好的预防作用（赵丽等，2014）。

蓝莓果实中的果胶含量较高且种类较多，鲜果中果胶含量达到 0.30 g/73 g FW（鲜重），是苹果和香蕉的 1.40～3.00 倍，由此可见蓝莓能够作为一种天然食品添加剂使用。蓝莓果实中具有大量的果胶成分，已经引起全世界的普遍关注。21 世纪以来，伴随相关研究的进一步深入，发现蓝莓中也具有丰富的膳食纤维。根据实验数据可知，新鲜的蓝莓果实中存在大量的纤维素，其纤维素含量占鲜果总重的 4.5%左右，是猕猴桃所含纤维素（2.9%）的 1.5 倍，是苹果所含纤维素（1.3%）的 3.5 倍。一杯新鲜的蓝莓果汁中含有大约 4 g 的膳食纤维，占人体每天必需膳食纤维的 14%。

3.1.4　脂肪

每 100 g 蓝莓果实含有 500～600 mg 脂肪，而蓝莓的果渣中仅包含很少的脂肪和碳水化合物。高丛蓝莓品种中，众多的十八烷基多烯酸和油酸含量颇高，如亚麻酸和亚油酸。在高丛蓝莓中，不饱和脂肪酸的含量大于饱和脂肪酸的含量。蓝莓果渣中粗脂肪的相对百分比（26.01%）接近 33.3%左右，因为果汁提取过程中残留的水溶性营养成分更多，大部分蓝莓种子仍保留在果渣中。蓝莓种子脂肪含量高，果肉仅含有少量脂肪物质，果汁含有微量或不含脂肪物质。蓝莓的脂肪种类及其含量见表3.4（韩鹏祥等，2015）。

表 3.4　蓝莓的脂肪种类及其含量　　（单位：mg/100 g FW）

营养物质	含量
单不饱和脂肪	47
脂肪	500~600
饱和脂肪	28
多不饱和脂肪	146

3.1.5　氨基酸

蓝莓花富含 18 种氨基酸，占氨基酸总量的 1.08%～2.54%。蓝莓果实中约有 18 种氨基酸，并且其中还有人体所必需的 8 种氨基酸，比富含氨基酸的山楂果实中的种类还要多。蓝莓鲜果中的氨基酸分别是天冬氨酸、苏氨酸、丝氨酸、谷氨酸、甘氨酸、缬氨酸、蛋氨酸、异亮氨酸、亮氨酸、酪氨酸、苯丙氨酸、赖氨酸、组氨酸、精氨酸、脯氨酸。

研究数据显示，蓝莓的花朵部分含有 8 种必需氨基酸，含量高达 318.78 mg/100 g。蓝莓叶片中含有 17 种氨基酸，与花朵中的氨基酸相比少了一种，即半胱氨酸。在叶中总氨基酸含量为 339.39 mg/100 g，在花中必需氨基酸含量比叶片高 155.46 mg/100 g。蓝莓花和叶的氨基酸组成见表 3.5（刘冬等，2016）。

表 3.5　蓝莓花和叶的氨基酸组成　　（单位：mg/100 g）

氨基酸	花	叶
天冬氨酸（Asp）	74.01±0.97	31.57±0.28
苏氨酸（Thr）*	31.86±0.86	16.93±0.14
丝氨酸（Ser）	35.26±1.06	16.64±0.36
谷氨酸（Glu）	110.17±2.05	48.64±1.06
甘氨酸（Gly）	37.52±0.19	18.28±0.71
丙氨酸（Ala）	46.59±0.73	22.28±0.51
半胱氨酸（Cys）	3.12±0.20	ND
缬氨酸（Val）*	42.78±0.63	23.57±0.43

续表

氨基酸	花	叶
蛋氨酸（Met）*	8.56±0.99	6.00±0.11
异亮氨酸（Ile）*	34.76±0.51	17.85±0.14
亮氨酸（Leu）*	60.77±0.74	30.28±0.71
酪氨酸（Tyr）	24.47±0.26	8.07±0.29
苯丙氨酸（Phe）*	38.79±1.23	20.64±0.66
赖氨酸（Lys）*	45.00±1.44	16.85±0.14
组氨酸（His）	5.80±0.35	9.78±0.71
精氨酸（Arg）	18.08±0.26	18.35±0.54
脯氨酸（Pro）	68.43±0.27	31.57±0.28
色氨酸（Trp）*	56.23±0.21	31.18±0.17
必需氨基酸	318.78	163.32
总氨基酸	742.28	339.39

注：*表示必需氨基酸；ND 表示未检测到。

3.1.6　蛋白质

蛋白质根据它的功能性质进行分类，可分为活性蛋白和非活性蛋白。活性蛋白是在生命中活跃的蛋白质，主要类型是酶、激素蛋白、运输和储存蛋白、运动蛋白、防御蛋白、膜蛋白、受体蛋白、控制生长的蛋白质和分化的蛋白质。非活性蛋白是一个大类别，它的功能是保护蛋白质或支持生物，类型有胶原蛋白、角蛋白和弹性蛋白。目前，还没有报道系统研究过蓝莓果实中的蛋白质类型。蓝莓花朵中的蛋白质含量为 7.92 g/100 g，比蓝莓叶片中的蛋白质含量略高。

3.1.7　维生素

维生素是一类有机物质，是人类和动物需要从食物中摄取的一种物质，尽管微量但足以维持体内的各项正常生理活动。维生素在体内新陈代谢过程中发挥举足轻重的作用，是一类维持正常生长，保持身体健康的微量物质。体内的维生素不构成身体组织，也不提供能量，而是一种调节物质，在物质的代谢中起重要作用。

维生素的种类繁多，通常根据它们的生物活性和化学活性进行分类，每一类维生素是指与某种特定维生素表现出共同生物活性的几种维生素化合物的总称。这样的一系列维生素通过字母作为描述符进行分类，或者根据水溶性和脂溶性进行分类。

蓝莓果实因其维生素含量高和抗氧化活性物质多而普遍被应用于生产。蓝莓果实中富含维生素 C、维生素 E、维生素 A 和维生素 B。每 100 g 蓝莓果实中，维生素 C 的含量为 11.38 mg，维生素 B_1 的含量为 0.14 mg，维生素 B_2 的含量为 0.15 mg，维生素 B_6 的含量为 0.1 mg，维生素 E 的含量为 2.7～9.5 mg。

蓝莓具有很多的常见的和不常见的维生素，且种类繁多，其中特别是维生素 B 的含量很高。众所周知，维生素 B 不仅对于营养素之间的代谢有一定的推动作用，而且在调节人体酸碱的平衡方面也有重要意义。维生素 C 和维生素 E 均具有一定的还原性，最重要的就是可在自由基破坏的血管内修复皮细胞，产生一氧化氮，确保人体内一氧化氮的充分稳定供应。人体血管平滑肌需要放松时，一氧化氮就起到了功不可没的作用；血压升高时，一氧化氮能够降低血压；血管壁上的沉积物质会对人体造成伤害，一氧化氮能够消除沉积物质，进而预防心脑血管疾病。

蓝莓能够保护视力。维生素 A 是预防眼疾的重要物质。研究显示，维生素 E 和含有—SH 的谷胱甘肽等抗氧化剂有利于提高 β-胡萝卜素双加氧酶的活性，进而加速 β-胡萝卜素转化为维生素 A。它补充了维生素 A 的消耗，可缓解眼睛疲劳，并且能够转化为视网膜中的光感受器（视紫红质）的合成成分，最终产生视紫红质，弥补了荧光素不足的问题。有了足量的视紫红质，就能够从根本上消除眼睛疲劳，达到预防眼疾的功效。

蓝莓果实中含有大量的维生素 C，这是一种水溶性的化合物，可在生命系统中发挥多种作用，如增强免疫力和减少炎症等。维生素 C 普遍分布于蓝莓品种中，平均每 100 g 蓝莓可提供 10 mg 抗坏血酸，相当于每日推荐膳食摄入量的 1/3。但据报道，不同种类的蓝莓中抗坏血酸含量不同。高丛蓝莓（共 8 种）中抗坏血酸的含量范围为 5～15 mg/100 g；新鲜矮丛蓝莓中为 16.4 mg/100 g（Prior et al.，1998），刚采收的果实仅含有少量的抗坏血酸（3 mg/100 g）。由于物种的多样性，兔眼蓝莓含有不同量的抗坏血酸。蓝莓中抗坏血酸的变化主要受种植方式、气候、天气条件和储存时间的影响。当氧气水平和温度在储存期间下降时，抗坏血酸的浓度降低。此外，在室温下储存 8 天后，水果中抗坏血酸的含量降低了 27%（Kalt et al.，1999）。蓝莓的维生素种类及其含量见表 3.6（韩鹏祥等，2015）。

表 3.6　蓝莓的维生素种类及其含量

维生素	含量（每 100 g 鲜果）
维生素 A	9 mg
维生素 C	9.0～9.7 mg
叶黄素与玉米黄素	80 μg
核黄素（维生素 B_2）	41 μg

续表

维生素	含量（每 100 g 鲜果）
泛酸（维生素 B₅）	124 µg
叶酸（维生素 B₉）	6 µg
β-胡萝卜素	32 µg
维生素 E	0.57～1.70 mg
硫胺（维生素 B₁）	37 µg
烟酸（维生素 B₃）	418 µg
吡哆醇（维生素 B₆）	52 µg

3.1.8　矿质元素

3.1.8.1　蓝莓中矿质元素的种类及含量

　　蓝莓中含有种类繁多、含量丰富的矿质元素，且包括多种多样的微量矿质元素，如钙、铁、磷、钾和锌。这些矿质元素也比其他水果更丰富，所以蓝莓是一种高营养的小浆果。蓝莓花和叶中含矿质元素，如铁、锌、钙、镁、铜和锰等，但矿质元素在花和叶中存在分布差异。叶子中钙和铜的含量比花中的略高，分布差异与蓝莓吸收能力的差异和利用矿质元素的能力相关。锌和镁元素均参与植物体中元素代谢循环，而且在蓝莓花朵的开花期，代谢能力较高。钙和铜元素均不参与植物体中元素代谢循环，也不参与老化组织部分的元素代谢循环（马婷婷等，2014）。蓝莓果实中矿质元素的种类及含量见表 3.7（刘欢，2009）。

表 3.7　蓝莓果实中矿质元素的种类及含量　（单位：µg/100 g 鲜果）

成分	含量	成分	含量
磷	98～274	锌	2.1～4.3
钙	220～920	铜	2.0～3.2
镁	114～249	锗	0.8～1.20
铁	7.6～30.0		

　　与新鲜蓝莓相比，蓝莓果渣中矿质元素的残留量占 70% 以上，其中钙元素为 76.90%、镁元素为 78.48%、钠元素为 74.73%、铁元素为 33.16%、钾元素为 32.85%。蓝莓鲜果果实中钾和钙元素的含量均高于其他元素。与新鲜蓝莓相比，蓝莓果渣中钾和钙元素的含量均高于蓝莓鲜果中的其他元素，但是钾和钙元素的相对含量比蓝莓鲜果的高。蓝莓鲜果与果渣中矿质元素成分对比见表 3.8（陈成花等，2016）。

表 3.8　蓝莓鲜果与果渣中矿质元素成分对比

指标	钙	铁	钾	镁	钠	锌
鲜果/（μg/g 干基）	2470.48±0.01	163.42±0.01	1416.32±0.03	670.27±0.01	349.56±0.01	1.54±0.01
果渣/（μg/g 干基）	1899.78±0.02	54.19±0.01	3661.51±0.08	526.03±0.01	261.23±0.03	1.98±0.01

3.1.8.2　矿质元素在蓝莓不同年龄基生枝中的分布特征

蓝莓果实的发育需要吸收大量的氮、钾元素促成加快营养物质向生殖生长中心的分配（Li et al., 2016），植物以这种方式维持营养，可以减少蓝莓的养分循环（Stuart Chapin, 2003）。蓝莓在酸性土壤中生长并具有强钙吸收能力，是典型的钙染色植物。蓝莓中的锰元素含量高达 2000 mg/kg，与苹果（叶片标准值范围 31.3～132.24 mg/kg）、鸭梨（48～68.4 mg/kg）、脐橙（20～150 mg/kg）有明显的差别。蓝莓是否适应高浓度的锰，是植物能否更好生长的一项指标。只有塔头草甸类型的蓝莓，果实中锰元素的含量才会远高于叶和根。高浓度的锰还可以协助茎部的维管组织，方便养分长距离运输和将其分配到叶片（Xu et al., 2011）。但是，针对蓝莓中所含的锰元素作用机制研究较少，需要进一步的研究。

（1）叶片及茎部的氮、磷元素含量

蓝莓基部枝条的氮元素含量塔头草甸类型中最高，山地类型次之，水湿地类型最低。在营养生长期间，蓝莓消耗的磷元素少于氮元素，并且死枝的磷元素含量显著降低。

（2）叶片及茎部的钾、钙元素含量

伴随枝条年龄的增加，蓝莓叶片中的钾元素含量呈先上升后下降的趋势。不同位点类型的钾元素分布略有不同，衰老分支显著减小。蓝莓果实的钙元素含量显著高于茎中的钙元素含量，而叶片中的钙元素含量（0.545%～0.834%）比茎高很多，这证明钙元素很容易在老化区域积累。

（3）叶片及茎部的镁、锰元素含量

蓝莓叶片中的镁元素含量为 0.111%～0.133%，而茎中的镁元素含量为 0.0577%～0.0787%，叶片中镁元素含量略高于茎中的。整个茎中的镁元素含量稳定，大部分集中在代谢枝，但总体差异不显著。蓝莓叶片中的锰元素含量为 952.2～1251.0 mg/kg，茎中的锰含量为 330.9～2022.6 mg/kg，茎中的锰元素含量显著高于叶片中的，且波动很大，每个年龄的基部芽之间的差异显著。在湿地和山地生长的蓝莓的茎中，锰元素含量在养分期间波动较小，但在老化期间显著增加，在死亡期间显著下降。

（4）蓝莓芽生长与叶片、茎中矿质元素含量及其影响因素的关系

蓝莓叶片中矿质元素含量与茎中矿质元素含量高度相关。叶片中氮、磷、钾和锰元素的表达与茎中相应元素含量呈正相关（$P<0.01$）。茎中各元素含量之间

具有显著相关性（$P<0.05$）。同时，幼龄蓝莓枝条的生长与叶片中钾元素含量呈正相关。大量实验均能证明蓝莓叶片中矿质元素含量受茎中相应元素含量的显著影响。因为影响不同年龄蓝莓新梢生长的因素不同，所以矿质元素对新梢生长的影响受基础芽年龄的影响。

蓝莓叶片和茎中矿质元素的含量与其营养枝的年龄相关。氮、磷和钾元素含量伴随苗龄的增加而降低，而钙元素含量则伴随苗龄的增加而增加。芽的生长受镁元素的影响，大部分结果的新芽生长受钾、钙和镁元素的影响。增加的钾元素及减少的钙和镁元素能够促进新芽的生长。蓝莓衰老可能大部分与钙元素的积累相关。

3.1.9　蓝莓中的香气成分

在蓝莓的加工产物，如蓝莓果酒和果汁中，检测出了相同的物质——松油醇。松油醇是一种单环单萜类化合物，具有紫丁香气味，常被用于香精的制作，也是蓝莓果酒中的香气成分（Yang et al.，2011）。但是，蓝莓果酒和果汁中的松油醇含量差异显著，蓝莓果酒中的松油醇含量为 0.55%，蓝莓果汁中的松油醇含量为1.35%，是果酒中的 2 倍多。近年来实验研究发现，蓝莓果酒在制作过程中由发酵产生的萜类化合物，使得蓝莓果酒中的香气成分更加稳定。并且根据分析数据发现蓝莓香气是不同的，这主要是由制备蓝莓果酒所使用的蓝莓品种不同造成的。在蓝莓果汁中检测到的醇类物质的种类与含量均高于在蓝莓果酒中的。蓝莓果汁中检测到的醇类物质主要包含叔丁基二甲基硅烷醇、4-甲基-1-（1-甲基乙基）-3-环己烯-1-醇和柏木醇，含量分别为 1.70%、2.23%和 1.00%。蓝莓果汁的药理作用，如消炎和抗细菌作用（詹玮等，2018）；功能性的作用，如抗心脑血管疾病、抗衰老和抗肿瘤，这都表现出了野生蓝莓的医疗价值。

3.2　蓝莓的重要生物活性物质

蓝莓果实中含许多的生物活性物质，如多酚、黄酮类、熊果酸类、花青素、原花青素等稀有生物活性物质，因此蓝莓在水果中被称为"1 号抗氧化剂"。它能够保护细胞免受过氧化物的损害，阻止功能障碍，提高短期记忆，改善和协调老年人的平衡性。对于蓝莓功能的研究显示（姜爱丽等，2011）：蓝莓在加快类视黄醇的再合成、提高抗炎能力、增强免疫力、延缓衰老、增强记忆力、预防癌症、改善视力、去除体内有害物质、改善微循环等方面均有成效（刘欢，2009）。

蓝莓已经由联合国粮食及农业组织确定为人类五大健康食品之一（王珊珊等，2010）。作为一类对人体健康有益的水果，蓝莓的发展和价值越来越被重视。伴随科学的不断发展和技术的不断创新，蓝莓的用途和功效将不断被发现。本节简要介绍了蓝莓的种类及分布位置和蓝莓果实的主要生物活性物质的动态变化。

　　植物生物活性物质作为次级代谢物普遍存在于自然界，与人类饮食、医药和制造息息相关。植物生物活性物质可分为三大类：萜类化合物（约 25000 种）、生物碱（约 12000 种）和多酚化合物（约 8000 种）。小浆果中的主要生物活性物质是多酚化合物。蓝莓的果肉果汁中有种类繁多的生物活性物质，如黄酮类化合物、花青素、熊果酸、有机酸、多糖等，因此蓝莓在医药、保健、食品和饲料等领域有广阔的应用前景。

3.2.1　酚类

3.2.1.1　多酚化合物及其在人体生命活动中的重要作用

　　酚衍生物是含多酚化合物，它能够分解成黄酮和黄烷酮（flavanone）。流行病学研究（Laurent et al.，2007）发现，在饮食中搭配合理的水果和蔬菜有助于降低癌症和心脑血管疾病等退行性疾病的危险。这主要是由于水果和蔬菜中富含多酚（如花青素、黄酮类化合物和酚酸），具有良好的抗氧化活性和其他生物活性（Tagliazucchi et al.，2010）。

　　众多葡萄种植者已经开始应用酚类成分来评估酿酒方法对成品质量的影响。原花青素中的黄烷醇（flavanol）是在结构上与前面提到的功能性成分不同的多酚聚合物。黄酮类化合物具有多种生物效应，已显示出抗炎、抗过敏、抗病毒和抗癌特性，这都是由于它们的螯合性质。然而研究发现，在血液和各种靶器官中检测到的多酚化合物含量十分低，表明多酚化合物的肠道吸收很差。

　　生物利用度（McGhie and Walton，2007）是生物体吸收和利用营养素的重要指标。它通常被定义为消化和吸收后可进入血液的营养物质的量。多酚化合物生物利用度低的主要原因之一是其在消化过程中易于降解（如花青素）（Perez et al.，2002）。即使现在许多文章已经报道了酚类生物活性物质在水果和蔬菜中的生物利用度，但仍然缺乏关于消化过程中多酚化合物变化的信息，并且很少有关于在消化过程中酚类抗氧化剂等生物活性变化的报道。

3.2.1.2　蓝莓中所含的多酚化合物在人体生命活动中的重要作用

　　蓝莓中多酚化合物主要存在于植物细胞原生质体及液泡内，是一类含有一个或多个羟基基团的芳香族环状的有机化合物的总称。它是植物的次级代谢产物，主要包括酚酸、黄酮类化合物和花青素（吕闻明，2012）。刘翼翔（2013）检测了大兴安岭野生蓝莓鲜果中总酚含量为（458.96±28.35）mg/100 g。赵慧芳（2015）研究报道了蓝莓多酚化合物具有较强的抗氧化活性、抗炎、缓解心脑血管疾病和预防癌症等保健效果。吕业春和其他研究者已经发现，蓝莓多酚化合物能够显著降低由油酸诱导的肝细胞脂肪堆积，100 µg/mL 蓝莓茶多酚具有 40% 的甘油三酯的清除率（吕业春等，2011）。根据实验发现，蓝莓多酚成分具有降低血清低密度脂蛋白的效果，因此能预防脂肪肝的产生。

多酚化合物对人体健康的有利影响众所周知，因此应该加快蓝莓功能性食品的开发和利用。天然多酚化合物的生物活性是基于其抗氧化活性的，如抗衰老、改善自身免疫、抗炎和预防心脑血管疾病（Bansode et al.，2012）。人们曾利用蓝莓汁来保存大米、糕点等。蓝莓叶子由于多酚化合物含量高，是一种有抗菌活性较强的防腐剂。研究测定了蓝莓叶子的多酚化合物清除亚硝酸盐能力、DPPH自由基清除能力和三价铁离子还原能力，结果显示蓝莓叶的茶多酚具有很强的抗氧化能力，多酚含量高于其他水果，并且具有更强的还原能力。DPPH 游离度是测定蓝莓抗氧化活性的一种基本方法（Turhan et al.，2009）。

（1）花青素类

花青素又称花色素，是多酚化合物中的黄酮类化合物。蓝莓的花青素含量、类型和抗氧化能力取决于栽培方法、品种、收获季节和种植地区。蓝莓果实色素主要是花青素，现在已知的花青素有 20 余种，这是蓝莓中最重要的生物活性物质。原花青素的主要成分为单体儿茶素。

在野外采收的蓝莓品种的花青素含量更是高达 330~338 mg/100 g，栽培品种的花青素含量通常为 70~150 mg/100 g。在哥伦比亚，蓝莓果实的花青素含量测定为约 329 mg/100 g（Scalzo et al.，2013），然而在大兴安岭，野生蓝莓刚采时的花色苷含量为（156.1±9.1）mg/100 g（吕业春等，2011）。

（2）酚酸类

蓝莓含有多种多酚化合物，酚酸是其中一种重要的，具有良好营养功能和抗氧化等药理活性。蓝莓含有 10 种以上的酚酸，其中含量最高的是绿原酸，也称为咖啡酸，它在癌症（肺癌、食道癌等）的预防和抗氧化方面均有明显成效。

叶酸类、熊果酸类等生物活性物质在野生蓝莓资源中表现出良好的性能，它们均有利于人体的健康。活性物质对于高血压患者有明显的帮助（Shaughnessy et al.，2009）。花青素具有十分显著的消炎抑菌作用（陈美等，2008）。蓝莓中的花青素（Wang and Stoner，2008）、鞣花酸（陆晶晶等，2010）、紫檀芪（McCormack and McFadden，2012）和其他生物活性物质能够阻止多种癌细胞生成，并且加速癌细胞的死亡进程。这些癌细胞常出现在胃、前列腺、肠、乳腺等部位。蓝莓是一种天然的抗癌水果，应该每日适当饮用一定量的蓝莓汁，这样能够抵挡癌细胞，降低淋巴细胞 DNA 应激的能力，进一步抵挡氧化衰老，减少细胞氧化损失（Wilms et al.，2007）。

绿原酸是多酚化合物，是在有氧呼吸期间由植物细胞通过戊糖磷酸途径，由中间体合成的苯基丙烷化合物。蓝莓汁中的花青素含量为 13%~23%，绿原酸含量为 36%~39%。与其他水果相比，蓝莓中绿原酸含量较高。此外，蓝莓中的绿原酸能够通过调节脂肪代谢来缓解肥胖症状。

鞣花酸是一种天然多酚成分,是没食子酸的二聚体衍生物,是一种抗衰老、抗癌、抗氧化、提高免疫力的天然抗氧化剂,可用于医治和预防人类真菌感染。天然的鞣花酸首先在树莓、草莓和小红莓等中被发现,后来在栗子和石榴叶等中被发现。使用高效液相色谱法测定的大兴安岭蓝莓鞣花酸的含量为 6.893 mg/g(刘艳等,2008)。

3.2.2　黄酮类化合物

3.2.2.1　黄酮类化合物及其在人体生命活动中的重要作用

黄酮类化合物普遍存在于自然界植物中,是植物的次生代谢产物。黄酮类化合物可以降低血管易损性,增加血管通透性,降低血脂和胆固醇,防治老年高血压、脑出血、冠心病等心脑血管疾病,还可以缓解心绞痛、扩张冠状动脉、增加冠状动脉血流。许多黄酮类化合物具有止咳、祛痰、平喘、抗菌作用。

3.2.2.2　蓝莓中所含的黄酮类化合物在人体生命活动中的重要作用

蓝莓中的黄酮类化合物在预防癌症、保护视力等方面均有成效。

癌症是由遗传物质的自由基损伤导致的,蓝莓中所含的黄酮类化合物可以清除自由基、阻止癌细胞顺利扩散,进而预防癌症。某些癌症会构成溶解组织和细胞物质的肿瘤,这些癌细胞产生分解酶和蛋白酶,而蓝莓可保护蛋白质不受蛋白酶影响。美国的安·史密斯莱拉博士研究了黄酮类化合物对癌症的作用,发现这种化合物对抑制癌细胞的增殖是有效的,而且野生蓝莓中的黄酮类化合物含量相对于其他浆果最高。

视力问题大多是由视网膜、眼球胶质和眼压导致的。伴随年龄的增长,人体新陈代谢减慢、血液循环不良、眼睛的微血管通透性减弱。当不能获得足够的营养素时,眼球的骨凝胶将减少,进而影响眼球的弹性,使得眼球容易变形且弹性降低,进而导致视觉异常。血液循环不良会导致体液积聚在眼球中,导致异常压力,造成眼压过高,进而导致眼睛疼痛和酸痛,严重时可能会发生眼组织损伤,导致青光眼和白内障。蓝莓中含有的抗氧化剂可用于维持血管的完整性,增强微血管的弹性,促成加快血液循环,并维持正常的眼压来解决眼部问题。在我国,近视很常见,而且近视人口越来越年轻化。蓝莓因富含花青素和其他黄酮类化合物而被用作开发人类眼部护理产品的原材料,在预防近视等方面有积极作用。

3.2.3　紫檀芪

紫檀芪因最早在紫檀植物中被发现而得名。2004 年,科学家首次在蓝莓和葡萄等浆果类植物果实中分离出紫檀芪。紫檀芪是蓝莓中的天然化合物,类似于白藜芦醇。作为一种抗氧化剂，它具有抗癌、抗氧化、抗炎、抗辐射和抗真菌的作用。紫檀芪主要被用于药物，每 100 g 蓝莓的超氧化物歧化酶可达到 5.39 国际单位。紫檀芪对于辐射诱导的小鼠的保护作用优于白藜芦醇，低剂量紫檀芪的保护作用效果最好。

3.3　蓝莓的生物活性物质与人类重大疾病的防治

蓝莓具有较高的营养价值和保健功能，可以改善亚健康状态，因此，它被列为联合国粮食及农业组织的五大保健食品之一。饮食对维护健康有重要作用，且在疾病的医治和预防疾病方面也发挥着关键作用，所以饮食备受科学界的瞩目：如何应用日常饮食成分预防疾病是科学饮食的重要组成部分。蓝莓不仅营养丰富，而且含有众多对人体健康有利的物质。在美国最有影响力的杂志上，蓝莓被称为"魔法果"。蓝莓中含有一种复合物，能够阻止细菌黏附在尿道壁上，进一步阻止尿路感染。蓝莓提取物的快速膨胀有助于眼部毛细血管的完整性，减少斑点的降解，保护视力。蓝莓全果捣碎制剂已在欧美国家和地区销售。

蓝莓也是一种高纤维食品，据美国农业部报道，145 g 蓝莓含有至少 2.9 g 纤维素，所以它能够成为日常饮食中纤维素的良好来源。美国近来的一项研究指出，蓝莓在全部水果和蔬菜中的花青素含量最高，这是独一无二的。本节总结了相关蓝莓的生物活性物质在防治人类重大疾病中作用的部分现有报道。希望这些内容能为读者了解蓝莓的生物活性物质在防治人类重大疾病中的重要作用提供信息，为相关领域的未来研究工作提供参考，为进一步开发利用蓝莓的医药价值奠定基础。

3.3.1　蓝莓中生物活性物质与糖尿病防治的研究进展

从全球来看，每年大约有 3.47 亿糖尿病患者，预计到 2030 年，糖尿病将成为世界第七大致死因素，并且糖尿病也是引发心脑血管疾病的主要因素。近年来，蓝莓中的熊果酸引起了人们的极大关注，它是一种抗氧化剂，对糖尿病的防治有很明显的效果。

3.3.2　蓝莓中生物活性物质与心脑血管疾病防治的研究进展

蓝莓中的花青素是十分强大的抗氧化剂，它有助于阻止动脉和癌症中的斑块形成（预防宫颈癌等），降低癌症的发生概率和延缓衰老。花青素在人体内具有很强的生物活性，能通过电子中和自由基，有效清除自由基，减轻有害物质的连锁反应。花青素和胶原蛋白具有很强的亲和力，构成抗氧化保护膜，保护细胞和组织免受自由基氧化。花青素还能够协助维生素 C 和维生素 E 的吸收，提高抗氧化能力、保护血管、增大血管阻力、降低毛细血管易损性、保持血管通透性、增强毛细血管和动脉功能、改善循环系统、降低心脑血管疾病的发生率、改善静脉曲张和水肿、降低糖尿病及其并发症的风险。

刘荣等（2011）研究了蓝莓花青素提取物对高脂血症大鼠血脂水平的影响，发现其显著降低了大鼠血清总胆固醇和甘油三酯含量，并且证明了蓝莓可减小动脉粥样硬化和冠心病心脏疾病及其他高脂血症发生的概率。现在市场上的大多数降脂产品有副作用，所以开发具有降血脂功能的蓝莓功能性药物或日常饮食调节作用的天然药物，对防治心脑血管疾病具有重要意义。

研究显示，新鲜的蓝莓中花青素的含量为 0.07～0.15 g/100 g（胡雅馨等，2006）。还有研究显示，通过某种方法从蓝莓冷冻果实中提取的花青素可达到327.35 mg/100 g（孟宪军等，2010）。兔眼蓝莓中花青素的提取量可达 4.6 mg/g，高丛蓝莓中花青素的提取量高于 4.2 mg/100 g。花青素具有众多生理和活性功能，如抗心脑血管疾病、促成加快类视黄醇的再合成，增强免疫力、抗氧化、抗衰老等作用，并被普遍用于食品等众多领域（周方等，2011）。郝文博等（2014）研究发现，蓝莓花青素的自由基清除率和抗氧化活性均高于抗坏血酸。所以，蓝莓花青素能有效抑制大肠杆菌的生长。

3.3.3　蓝莓中生物活性物质与癌症防治的研究进展

多酚化合物能够预防潜在危险因素在人体内的构成和积累，具有显著的抗癌作用。刘翼翔等（2013）研究了大兴安岭野生蓝莓中的多酚化合物及其作用，结果显示，蓝莓含有丰富的多酚化合物，具有良好的抗癌性能。

癌症是人类健康的"第二大杀手"。目前，肿瘤的医治主要依靠手术和理化方法，在医治过程中患者会有众多不良反应。现有的研究显示，花青素有抗癌作用，能抑制宫颈癌细胞和 HepG2 细胞的增殖，并且对结肠癌细胞的增殖有良好的抑制作用。它也能够阻止和抑制癌细胞的增殖和转移，促进癌细胞凋亡（钟兰兰等，2013）。

体外细胞实验已经显示了花青素对多种肿瘤细胞的抑制效果。Zhao 等（2004）研究发现，从蓝莓中提取的花青素对结肠癌 HT-29 细胞生长有明显的抑制作用。在 25 μg/mL 浓度下蓝莓的花青素的抑制效果很好，对结肠癌 HT-29 细胞体外生长抑制率可达 50%以上。Stoner 等（2007）研究发现，从蓝莓中提取的花青素可以将肿瘤缩小到 42%～47%。Afaq 等（2005）研究发现，从蓝莓中提取的花青素可将对苯二甲酸诱导小鼠皮肤癌发病率降低到 70%。Ding 等（2006）利用蓝莓中提取的矢车菊素-3-O-葡萄糖苷对人肺癌细胞株 A549 裸鼠皮下移植瘤抑制实验发现，矢车菊素-3-O-葡萄糖苷可降低 A549 的成瘤能力，抑制肿瘤生长。

美国一项新研究，在宫颈癌细胞中加入蓝莓提取物后进行放疗处理，结果显示仅接受放疗的癌细胞株减少了约 20%，而加入蓝莓提取物的癌细胞株减少了约 70%。

3.3.4 蓝莓保护视力的研究进展

由于花青素能够在弱光条件下增强夜视能力，所以从蓝莓中提取的花青素一般多被用于医治夜盲症。研究显示，蓝莓提取物中的花青素成分能够促成加快视紫红质在黑暗中的再合成，而当视网膜受到光刺激时，视紫红质可被瞬间分解，产生化学变化传递到大脑，进而产生"信号"以提高视网膜对光的敏感性。Yin等（2012）研究了蓝莓果实提取物对由视网膜电图导致的光损伤进而导致的兔视网膜病变的影响。结果显示，在强光照射前后采用蓝莓果实提取物可有效减少眩光损伤，修复传统光照造成的视紫红质损伤。医学临床报告显示，蓝莓花青素能促成加快视网膜细胞视紫红质的再生，预防严重近视和视网膜脱离，提高视力。人眼能够看到该物体是由于视网膜上具有促红细胞生成素。蓝莓中的花青素具有抑制活性氧物质和阻止光诱导的光感受器细胞死亡的活性，并且能够激活和加快促红细胞生成素的再合成。Shen等（2009）的研究结果显示，蓝莓花青素可通过预防性神经保护作用保护小鼠视网膜免受光致视网膜病变的影响。孟宪军等（2010）的研究结果显示，蓝莓花青素对大鼠视网膜光折变损伤具有显著的保护作用，其机制可能与抗脂质过氧化相关。Sunkireddy 等（2013）认为，黄酮类化合物能够清除由紫外线辐射和外部污染导致的眼内白内障晶状体。

3.3.5 抗氧化

（1）蓝莓抗氧化的机理

花青素可以帮助清除自由基，抑制脂质体过氧化和生物抗氧化，还可以激活抗氧化防御系统及超氧化物歧化酶的活性等。

（2）蓝莓抗氧化的研究进展

Tsuda 等（1994）应用亚油酸自动氧化系统、脂质体系统、兔红细胞的膜系统和大鼠肝粒系统测试花青素，发现它具有很强的抗氧化活性。Elisia 和 Kitts（2008）还发现，花青素能够抑制由超氧自由基凋亡酶导致的氧化损伤，因为花青素的酚羟基结构具有很强的捕捉自由基、反应性氧物质的能力。

3.3.6 问题与展望

（1）资源的分类及保护

利用经典分类分子标记和成分分析等多种手段，有助于确定蓝莓不同种群之间的关系和分类状况，建立核心种质资源库，加强种质资源的保护和利用。除此之外还可以采取非现场或就地保护等措施，确保资源开发的可持续性。

（2）蓝莓中功能成分的活性差异

蓝莓中的功能性成分十分丰富，目前只报道了蓝莓果实中的 24 种花青素。通常不同的功能性组分会经历不同程度的糖基化、酰基化和甲基化，这不仅影响功能组分的位置和稳定性，还导致了功能方面的差异。蓝莓中成分的结构和生物活性相关的联系仍然需要进一步探究。

（3）蓝莓功能成分的代谢调控及聚合育种

探究代谢过程中涉及的结构基因和调控因子，如蓝莓中功能成分的合成、运输和储存，有助于揭示其相互作用机制，探索特异性阻断或增加代谢通量在不同分支的分布和调控的方式。在化学成分和相关功能基因积累的基础上，指导功能成分代谢对多品种育种的影响，为生产和科研提供优质高产的指导，为指导多抗性新品种提供指导，将成为蓝莓研究的重要课题。

3.4　蓝莓的科学利用

蓝莓以独特的风味、丰富的营养和功能多样性深受人们喜爱。蓝莓在北美、欧洲和其他地区也很受欢迎。蓝莓的果实除了直接鲜食外，还可加工、药用、保健、美容、作为礼品等。伴随现代果树学、水果加工、食品营养学、食品化学、医药、保健、美容等方面的发展，蓝莓产生了很高的利用价值。在未来，蓝莓果渣可作为新的保健食品被开发，蓝莓中的活性成分被提取并被添加到食品生产中产出的产品也具有高附加值。为了进一步全面地、科学合理地利用蓝莓果实，深入研究蓝莓果实，营养科学地利用生物活性物质对提高蓝莓果实的营养、保健作用和经济价值具有重要意义。

3.4.1　蓝莓的鲜食利用

蓝莓在我国多以鲜食的方式作为传统的消费方式，但最新价值是除鲜食之外的营养价值。蓝莓果皮本身富含果胶，营养含量高。20 世纪 80 年代以来，我国先后引进和驯化蓝莓。目前我国蓝莓进出口量增长较快，预计到 2026 年，我国蓝莓产量将会达到 100 万 t，超越北美，成为世界上蓝莓生产量第一的国家。新鲜的蓝莓被一层层的白霜包裹着，色泽呈紫蓝色，果肉细腻，食用率 100%，酸甜可口，叶果可入药。鲜食蓝莓的种类繁多，下面就主要类型的果实特征、营养价值、食用方法和鲜食安全进行简要的介绍。

3.4.1.1　鲜食蓝莓的大部分种类及其果实特征、营养价值和食用方法

蓝莓大部分分布于美国和欧洲，用于商业种植的品种主要有五种：北高丛蓝莓、南高丛蓝莓、半高丛蓝莓、矮丛蓝莓和兔眼蓝莓。我国的野生蓝莓资源大部

分分布在长白山、大兴安岭和小兴安岭。然而，在我国蓝莓人工栽培起步较晚，大部分是基于四个经济品种和野生资源，如高丛蓝莓的开发和利用。通常在实际育种工作中，根据蓝莓的特征、生物学特性及生态环境将其分成以下几个类群。

（1）种类品种及其果实特征

1）北高丛蓝莓。

北高丛蓝莓是最早的栽培品种，由野生蓝莓之间杂交而来，这是最经济的园艺品种。近百个北高丛蓝莓品种已在生产中得到应用，主要有'蓝丰'（bluecrop）、'爱国者'（patroit）、'埃利奥特'（elliott）等。

2）南高丛蓝莓。

南高丛蓝莓是一个全新的品种，已人工栽培。它是从佛罗里达州引进的野生蓝莓，适合生长于温暖地区。

3）半高丛蓝莓。

半高丛蓝莓由北高丛蓝莓与美国等地的野生种矮丛蓝莓杂交而得。

4）矮丛蓝莓。

矮丛蓝莓是一种野生的蓝莓，是一种多年生木质稀有果树。矮丛蓝莓的繁殖方式主要依赖于地下茎蔓延伸和扩散，需要定期进行焚烧，这是一种绿色的种植方式。

5）兔眼蓝莓。

兔眼蓝莓是从野生兔眼蓝莓品种选育的品种，果实成熟之前颜色为红色，类似于兔子的眼睛，所以被命名为兔眼蓝莓。

6）旱地蓝莓。

旱地蓝莓代表品种为银蓝蓝莓，是抗旱育种的珍贵材料，主要分布于美国的东西部。

7）山地蓝莓。

山地蓝莓代表品种为膜质蓝莓，是一种优秀的育种材料。山地蓝莓果大、味酸甜，具有一定的抗旱性和耐寒性。

8）常绿蓝莓。

常绿蓝莓代表品种为卵形蓝莓，是优良的育种材料，适合观赏。

（2）营养价值

高丛蓝莓、矮丛蓝莓和兔眼蓝莓具有独特的风味，果实甜酸柔和，香气宜人。蓝莓不仅富含矿质元素和微量元素，还富含蛋白质、维生素等传统营养素。所以，蓝莓被称为"水果皇后"，是为人们所喜爱的高品质保健食品。

（3）食用方法

蓝莓除了鲜食，通常经过加工等方法食用，如做成果酒、果酱、果汁等，还能够将其副产品果渣进一步加工，做成饼干、面包等食物。

3.4.1.2　蓝莓的鲜食安全

王瑞等（2015）在两种蓝莓处于生长期时，喷入有机钙，增加了果实中钙离子含量，延缓了果实老化，降低了果实软果率和腐烂率，增加了果实皮色和风味。杨曙方等（2013）利用膜保鲜技术处理采收后的蓝莓，降低了果实的呼吸强度，保证了蓝莓的采后品质。

王志东等（2014）选用 8 种成熟蓝莓进行预冷，然后用溶菌酶和盐混合防腐剂溶液浸泡，再装在保鲜盒中，经 γ 射线或电子束辐照灭菌，最后低温保存，直到上市。该方法贮存的蓝莓腐烂率低，能显著提高蓝莓品质，所用溶菌酶保鲜液为天然酶，安全绿色，满足食品安全要求，可靠性高，成本低。

3.4.2　蓝莓的加工

在欧洲和美国等发达国家和地区，关于蓝莓营养素的开发和利用已日趋成熟，主要集中在保健食品和化妆品等方面。蓝莓产业在中国的加工起步晚于欧洲和日本，大部分的蓝莓经速冻出口，其余加工成副产品（王春荣，2012）。

（1）蓝莓汁

刘华戎和谷大海（2012）研究了蓝莓汁饮料的加工工艺，得到了蓝莓汁 14 g/100 mL、白糖 8.0 g/100 mL、酸味剂 0.16 g/100 mL、复合稳定剂 0.20 g/100 mL、维生素 C、香精、木糖醇的最佳配方，以及其他适当的配比。曹雪丹等（2011）以速冻蓝莓为原料，经压碎压榨、低温澄清等得到蓝莓汁，向其中加入 5%白糖、1.5%柠檬酸、15%麦芽糖糊精、0.7%羟甲基纤维素钠，然后冷冻，再以干燥、粉碎和筛分等过程得到了甜酸蓝莓汁的软饮料。内蒙古农业大学陶伯旭（2013）以兔眼蓝莓为原料，通过对蓝莓的酶解、澄清、混合、杀菌等主要工艺的研究，获得了深红色、透明、具有蓝莓特有香气的蓝莓清汁饮料。江南大学解利利（2011）研究了蓝莓浊汁饮料的加工工艺，通过降低果汁的涩度，提高果汁的色稳定性和悬浮稳定性，制备出了质量较好的蓝莓浊汁饮料。

（2）蓝莓果酒

李祥等（2015）介绍了应用兔眼蓝莓发酵果酒的生产过程，制成的蓝莓果酒具有浓郁的香气，其中醇含量为 12.6%，并测定了产品的理化指标和香气成分。东北林业大学王芳（2015）确定了以伊春野生蓝莓为原料的酿造工艺和参数，研究了澄清和人工时效技术，并确定了最佳的澄清过程和加速人工老化的方法，并对挥发性香气成分和老化过程及变化进行了分析。

（3）蓝莓果脯

王春荣（2012）通过研究原料蓝莓的选择和填充材料的匹配、浸润过程、干燥方法等，对其进行预处理（热烫、护色、硬化），成功开发出低糖蓝莓果实，并对其保鲜技术进行了研究。马艳弘等（2013）研究了低糖蓝莓果实的微波渗透过程，并确定最佳渗透条件为颜色保护和 4.5 h 的硬化（0.6 g/100 mL 的渗透压溶液明胶添加量和 35 min 的微波浸润）。李斌等（2014）研究了蓝莓蜜饯的真空渗透过程，结果显示，当真空度为 0.08 MPa，真空下保持 36 min 和曝气 70 min 时，糖浸润效果最好。

3.4.3　蓝莓的药用价值

蓝莓果实还含有部分特殊的多酚结构，具有很高的药用价值。蓝莓果实中的叶酸能抑制癌细胞中快速增殖酶的生长，减缓癌细胞的扩散。而没食子酸对体外培养的肝癌细胞增殖有显著抑制作用。蓝莓花青素能有效抑制大肠杆菌的生长，可以清除自由基作为强氧化剂，在体内也能够与人体内的核蛋白核酸和脂肪酸结合，导致过氧化物活性丧失或降解、细胞功能紊乱等，具有良好的保健功能。花青素还能够保护血管，降低心脑血管疾病的发病率，降低癌症和糖尿病的发病率，并且对退行性老年性痴呆症也有一定的改善作用。

王二雷（2014）探究了花色苷阻止肿瘤细胞侵染的效果，实验数据显示，在体外测试中，当花色苷的质量浓度为 200~1000 mg/mL 时，对黑色素瘤细胞有明显的抑制作用；在体内，当花色苷的质量浓度为 2000 mg/mL 时，花青素样品抑制了小鼠肺黑色素瘤的浓度，使其浓度为 20 μg/mL。陈琦等（2014）从内蒙古野生蓝莓中提取了花青素，调查了其对口腔癌细胞株 KB 凋亡和增殖的影响，结果显示，蓝莓花青素能抑制口腔癌细胞的增殖，诱导其凋亡。

3.4.4　问题与展望

在蓝莓的开发利用中，要充分利用其自身的优势，进一步提高蓝莓花青素的利用率。尽管花青素具有很强的营养和健康效益，但其生物利用度仅为 1.7%~3.3%。利用蓝莓果渣中花青素的提取模式，能够在一定程度上提高花青素的利用率，充分发挥蓝莓本身的优势。在酶法提取蓝莓花青素的过程中，解决了蓝莓废料中的色素难以有效溶解的问题，大大提高了蓝莓花青素的提取率。

进一步提升蓝莓产品的开发利用价值。在蓝莓深加工过程中，除了罐头、果酱、果汁等传统食品外，还应积极开发蓝莓片、蓝莓降压糖、蓝莓保健品等新型蓝莓产品。只有进一步提高蓝莓产品的利用率，才能充分满足现阶段消费者日益多样化的需求，进一步提高市场对蓝莓的需求。只有进一步扩大蓝莓产品的开发利用价值，才能加快我国蓝莓产业的发展。

蓝莓的保鲜效果应逐步提高。将蓝莓储存在正常的环境中，容易造成大量的水分和营养物质流失，并且容易导致蓝莓本身硬度一定程度的变化。一般只要将蓝莓的水分流失控制在 8% 以下，那么蓝莓的硬度就能够保持基本不变。现阶段常用的蓝莓保鲜模式主要为低温、化学、高压静电场和食用膜保存。此外，紫外辐照方式也可用于蓝莓的保鲜。该方法具有设备要求低、化学残留物少、对蓝莓口味无影响等优点，能最大限度地提高蓝莓本身的营养价值。此外，当采用壳聚糖涂膜进行冷冻蓝莓的保鲜时，冷冻过程中蓝莓的色泽和味道不会发生很大变化，有效解决了蓝莓贮藏过程中的质地硬化问题。通过提高蓝莓的保鲜效果，在一定程度上延长了蓝莓的贮藏期，有利于蓝莓产业的进一步发展。

近年来，在健康饮食观念的影响下，人们越来越重视蓝莓的营养价值和保健功能。蓝莓的销量和市场价格都有了很大的提高。大量的专家学者对蓝莓的研究也渐渐深入。由于蓝莓具有特殊的保健功能和高附加值，未来蓝莓种植面积和加工规模将迅速扩大，相关研究将越来越普遍。蓝莓产业的未来发展主要集中在以下几个方面。

1）伴随人们对保健的关注度的提高，蓝莓在保健产品中的应用将成为主要发展方向。

2）蓝莓具有天然无毒副作用和独特的药用优点。未来的研究将更加深入，如花青素的抗癌作用将被深入研究。

3）长期使用合成化妆品会刺激人体皮肤，甚至对皮肤、神经、肝脏和其他组织器官造成伤害，所以，天然抗氧化化妆品的开发将成为蓝莓发展的另一个重要方向。我国的蓝莓产业仍处于起步阶段。伴随人们生活水平的不断提高和对健康营养食品的追求，蓝莓将越来越受到重视。在未来，我们应该做好蓝莓的储存和保鲜的开发和利用，并从蓝莓中提取花青素。预计蓝莓将进一步发挥其独特的营养价值和健康功能，为人们的健康提供服务。

参 考 文 献

曹雪丹, 赵凯, 李芬芳. 2011. 冷冻干燥法加工蓝莓汁固体饮料的研究. 保鲜与加工, 11(1): 25-27.

陈成花, 张婧, 刘炳杰, 等. 2016. 蓝莓果渣营养成分分析及评估. 食品与发酵工业, 42(9): 223-227.

陈美, 梁统, 周克元, 等. 2008. 原花青素的抗炎作用及其作用机制探讨. 国际检验医学杂志, 29(12): 1080-1082, 1087.

陈琦, 李少伟, 贾宇臣, 等. 2014. 蓝莓花青素通过下调 p53 基因 DNA 甲基化抑制口腔癌 KB 细胞增殖及诱导细胞凋亡. 遗传, 36(6): 566-573.

高海燕, 王善广, 胡小松. 2004. 利用反相高效液相色谱法测定梨汁中有机酸的种类和含量. 食品与发酵工业, (8): 96-100.

韩鹏祥, 张蓓, 冯叙桥, 等. 2015. 蓝莓的营养保健功能及其开发利用. 食品工业科技, 36(6): 370-375, 379.

郝文博, 姜广明, 车文实. 2014. 蓝莓花青素的抗氧化作用和抑菌性研究. 黑河学院学报, 5(3):

123-125.

胡秋丽, 辛秀兰, 孙海悦, 等. 蓝莓植物化学成分研究进展. 特产研究, 2017, 39(1):52-63.

胡小露, 刘卉, 鲁宁, 等. 2012. HPLC 法同时测定蓝莓汁及其发酵酒中 9 种有机酸. 食品科学, 33(16): 237-240.

胡雅馨, 李京, 惠伯棣. 2006. 蓝莓果实中大部分营养及花青素成分的研究. 食品科学, 27(10): 600-603.

纪淑娟, 卜凤雅, 周倩, 等. 2014. 冷藏对蓝莓果实细胞壁组分及其降解酶活性的影响. 食品与发酵工业, 40(6): 199-204.

姜爱丽, 孟宪军, 胡文忠, 等. 2011. 不同北高丛蓝莓品种的抗氧化成分及其抗氧化活性. 食品与发酵工业, 37(9): 165-169.

李彤彤, 李亚东. 2013. 22 个越橘品种在不同产地果实品质比较研究. 山东农业科学, (3): 52-55.

李祥, 隋秀芳, 张建炀, 等. 2015. 蓝莓发酵酒的研制及品质评价. 中国酿造, (2): 87-91.

刘博, 李亚东, 吴林, 等. 2009. 不同基质条件下越橘根系分泌物中有机酸组分与含量的分析. 吉林农业大学学报, (5): 581-583.

刘冬, 李萍, 毕璋友, 等. 2016. 蓝莓花与叶主要营养素和活性成分分析. 营养学报, 38(5): 512-513.

刘华戎, 谷大海. 2012. 蓝莓果汁饮料加工工艺研究. 农产品加工(学刊), (8): 78-80, 83.

刘欢. 2009. "浆果之王"蓝莓的营养保健作用研究. 中国新技术新产品, (19): 242.

刘萌, 范新光, 王美兰, 等. 2013. 不同包装方法对蓝莓采后生理及贮藏效果的影响. 食品科学, 34(14): 346-350.

刘荣, 赵静, 王振宇, 等. 2011. 笃斯越桔花色苷对高脂血症大鼠血脂水平的影响. 食品工业科技, (5): 314-315, 385.

刘艳, 宋立秋, 范俊娟, 等. 2008. HPLC 法测定蓝莓中鞣花酸含量. 江苏农业科学, (3): 217-219.

刘翼翔, 吴永沛, 陈俊, 等. 2013. 蓝莓不同多酚物质的分离与抑制细胞氧化损伤功能的比较. 浙江大学学报(农业与生命版), 39(4): 428-434.

陆晶晶, 丁轲, 杨大进. 2010. 保健品功能因子鞣花酸研究进展. 食品科学, 31(21): 458-461.

吕闻明. 2012. 蓝靛果忍冬酚类物质提取及抗氧化性研究. 长春: 吉林大学.

吕业春, 刘翼翔, 吴薇, 等. 2011. 蓝莓多酚对油酸诱导 HepG2 细胞脂肪累积的干预作用. 食品科学, 32(17): 308-312.

马婷婷, 权美萍, 田呈瑞, 等. 2014. 黄参茎叶、花营养成分分析. 营养学报, 36(1): 93-95.

马艳弘, 周剑忠, 王英. 2013. 低糖蓝莓果脯的微波渗糖工艺. 食品科学, (10): 58-62.

孟宪军, 王冠群, 宋德群, 等. 2010. 响应面法优化蓝莓花色苷提取工艺的研究. 食品工业科技, 31(7): 226-229.

陶伯旭. 2013. 蓝莓清汁饮料的加工工艺研究. 呼和浩特: 内蒙古农业大学.

王春荣. 2012. 低糖蓝莓果脯加工工艺及其保藏性的研究. 长春: 吉林农业大学.

王二雷. 2014. 蓝莓花青素高纯提取物的制备技术及诱导肿瘤细胞凋亡作用研究. 长春: 吉林大学.

王芳. 2015. 蓝莓果酒酿造工艺及对其品质影响的研究. 哈尔滨: 东北林业大学.

王慧亮. 2010. 浙江栽培蓝莓品种果实品质分析及滤光膜和叶面肥对其影响. 金华: 浙江师范大学.

王瑞, 胡旭林, 谢国芳, 等. 2015. 生长期喷施有机钙对蓝莓鲜果的保鲜作用研究. 现代食品科技, (6): 218-225.

王珊珊, 孙爱东, 李淑燕. 2010. 蓝莓的保健功能及其开发应用. 中国食物与营养, (6): 19-22.

王秀. 2014. 蓝莓果实采后软化与细胞壁代谢关系研究. 南京: 南京农业大学.

王志东, 王晓拓, 常剑, 等. 2014. 一种蓝莓的保鲜方法: CN 103651775A. [2014-03-26].

魏铭, 顾盼, 李程洁, 等. 2014. 高效液相色谱法测定笃斯越桔制品中 7 种有机酸的含量. 中国酿造, 33(11): 145-148.

魏鑫, 魏永祥, 刘成, 等. 2013. 高效液相色谱法测定 4 个蓝莓品种果实中糖酸组分及含量. 中国果树, (3): 70-73.

温靖, 关小莺, 徐玉娟, 等. 2018. 不同蓝莓品种品质特性研究. 热带作物学报, 39(9): 1846-1855.

解利利. 2011. 蓝莓浊汁饮料加工技术的研究. 无锡: 江南大学.

徐玉涛, 李珂珂, 王贺新, 等. 2015. 高效液相色谱法对蓝莓果实中 8 个有机酸含量的测定. 食品科学, 36(18): 127-130.

杨曙方, 汪金杰, 曹雪丹, 等. 2013. 壳聚糖涂膜对常温贮藏兔眼蓝莓果实品质的影响. 保鲜与加工, (6): 14-19.

姚改芳, 张绍铃, 曹玉芬, 等. 2010. 不同栽培种梨果实中可溶性糖组分及含量特征. 中国农业科学, 43(20): 4229-4237.

詹玮, 田甜, 余蕾, 等. 2018. 蓝莓花青素对 HepG2 细胞凋亡及组蛋白乙酰化修饰的影响. 中国普通外科杂志, 27(1): 55-60.

张春雨, 李亚东, 刘海广, 等. 2010. 越橘糖酸组分及含量分析. 园艺学报, 37(4): 619-624.

张悦, 张会慧, 周琳, 等. 2017. 基于正交设计的施用硫磺、控水灌溉和施肥对蓝莓生长的影响. 中国农学通报, 33(1): 64-70.

赵慧芳, 吴文龙, 马丽, 等. 2015. 基于抗氧化活性分析的蓝莓多酚提取工艺. 食品工业科技, 36(5): 251-254.

赵丽, 李倩, 朱丹实, 等. 2014. 膳食纤维的研究现状与展望. 食品与发酵科技, 50(5): 76-82.

钟兰兰, 屠迪, 杨亚, 等. 2013. 花青素生理功能研究进展及其应用前景. 生物技术进展, 3(5): 44-50.

周方, 赵宏飞, 杨洋. 2011. 高丛蓝莓品种花青素含量与抗氧化能力比较. 西南林业大学学报, 31(5): 53-57.

周笑犁, 陈丽, 王瑞, 等. 2016. 蓝莓不同部位常规营养成分及活性物质的比较分析. 营养与保健, 37(9): 363-366.

Afaq F, Saleem M, Kueger C G, et al. 2005. Anthocyanin and hydrolyzable tannin-rich pomegranate fruit extract modulates MAPK and NF-κB pathways and inhibits skin tumorigenesis in CD-1 mice. International Journal of Cancer, 113(3): 423-433.

Bansode R R, Randolph P, Hurley S, et al. 2012. Evaluation of hypolipidemic effects of peanut skin-derived polyphenols in rats on Western-diet. Food Chemistry, 135(3): 1659-1666.

Ding M, Feng R, Wang S Y, et al. 2006. Cyanidin-3-glucoside, a natural product derived from blackberry, exhibits chemopreventive and chemotherapeutic activity. Journal of Biological Chemistry, 281(25): 17359-17368.

Du X, Rouseff R. 2014. Aroma active volatiles in four southern highbush blueberry cultivars determined by gas chromatography-olfactometry (GC-O) and gas chromatography-mass spectrometry (GC-MS). Journal of Agricultural and Food Chemistry, 62(20): 4537-4543.

Elisia I, Kitts D D. 2008. Anthocyanins inhibit peroxyl radical-induced apoptosis in Caco-2 cells. Molecular and Cellular Biochemistry, 312(1-2): 139-145.

Figueira M E, Oliveira M, Direito R, et al. 2016. Protective effects of a blueberry extract in acute inflammation and collagen-induced arthritis in the rat. Biomedicine & Pharmacotherapy, 83: 1191-1202.

Kalt W, Forney C F, Martin A, et al. 1999. Antioxidant capacity, vitamin C, phenolics, and anthocyanins after fresh storage of small fruits. Journal of Agricultural and Food Chemistry, 47(11): 4638-4644.

Laurent C, Besancon P, Caporiccio B. 2007. Flavonoids from a grape seed extract interact with digestive secretions and intestinal cells as assessed in an *in vitro* digestion/Caco-2 cell culture model. Food Chemistry, 100(4): 1704-1712.

Li J J, Pan X J, Zhang W E. 2016. Relationship between mineral nutritions, hormone content and flower bud differentiation of *Juglans sigillata*. Acta Botanica Boreali-Occidentalia Sinica, 36(5): 971-978.

McCormack D, McFadden D. 2012. Pterostilbene and cancer: current review. Journal of Surgical Research, 173(2): e53-e61.

McGhie T K, Walton M C. 2007. The bioavailability and absorption of anthocyanins: towards a better understanding. Molecular Nutrition & Food Research, 51(6): 702-713.

Perez G R M, Flores C L B, Gonzalez A M. 2012. Evaluation of the antioxidant and anti-glication effects of the hexane extract from piper auritum leaves *in vitro* and beneficial activity on oxidative stress and advanced glycation end-product-mediated renal injury in streptozotocin-treated diabetic rats. Molecules, 17(10): 11897-11919.

Pérez-Vicente A, Gil-Izquierdo A, García-Viguera C. 2002. *In vitro* gastrointestinal digestion study of pomegranate juice phenolic compounds, anthocyanins, and vitamin C. Journal of Agriculture and Food Chemistry, 50(8): 2308-2312.

Prior R L, Cao G, Martin A, et al. 1998. Antioxidant capacity as influenced by total phenolic and anthocyanin content, maturity and variety of *Vaccinium* species. Journal of Agriculture and Food Chemistry, 46(7): 2686-2693.

Scalzo J, Stevenson D, Hedderley D. 2013. Blueberry estimated harvest from seven new cultivars: Fruit and anthocyanins. Food Chemistry, 139(1-4): 44-50.

Shaughnessy K S, Boswall I A, Scanlan A P, et al. 2009. Diets containing blueberry extract lower blood pressure in spontaneously hypertensive stroke-prone rats. Nutrition Research, 29(2): 130-138.

Shen Y, Zhang J, Sheng R, et al. 2009. Synthesis and biological evaluation of novel flavonoid derivatives as dual binding acetylcholinesterase inhibitors. Journal of Enzyme Inhibition and Medicinal Chemistry, 24(2): 372-380.

Stoner G D, Wang L, Chen T, et al. 2007. Chemoprevention of esophageal squamous cell carcinoma. Toxicology and Applied Pharmacology, 224(3): 337-349.

Stuart Chapin F. 2003. The mineral nutrition of wild plants. Annual Review of Ecology & Systematics, 11(1): 233-260.

Sunkireddy P, Jha S N, Kanwar J R, et al. 2013. Natural antioxidant biomolecules promises future nanomedicine-based therapy for cataract. Colloids and Surfaces B: Biointerfaces, 112: 554-562.

Tagliazucchi D, Verzelloni E, Bertolini D, et al. 2010. *In vitro* bio-accessibility and antioxidant activity of grape polyphenols. Food Chemistry, 120(2): 599-606.

Tsuda T, Watanabe M, Ohshima K, et al. 1994. Antioxidative activity of the anthocyanin pigments cyanidin 3-O-beta-D-glucoside and cyanidin. Journal of Agricultural and Food Chemistry, 42(11): 2407-2410.

Turhan S, Temiz H, Faikkoca A. 2009. Oxidative stability of brined anchovies with extracts from blueberry (*Vaccinum* sp.) fruits and leaves. Journal of Food Quality, 32(4): 411-424.

Wang L S, Stoner G D. 2008. Anthocyanins and their role in cancer prevention. Cancer Letters, 269(2): 281-290.

Wilms L C, Boots A W, de Boer V C J, et al. 2007. Impact of multiple genetic polymorphisms on effects of a 4-week blueberry juice intervention on ex vivo induced lymphocytic DNA damage in human volunteers. Carcinogenesis, 28(8): 1800-1806.

Xu W, Shao X, Wang Y, et al. 2011. Research progress in physiological function of manganese and manganese poisoning in plants. Grassland and Turf, 3: 5-14.

Yang Y, Andrews M C, Hu Y, et al. 2011. Anthocyanin extract from black rice significantly ameliorates platelet hyperactivity and hypertriglyceridemia in dyslipidemic rats induced by high fat diets. Journal of Agricultural and Food Chemistry, 59(12): 6759-6764.

Zhao C, Giusti M M, Malik M, et al. 2004. Effects of commercial anthocyanin-rich extracts on colonic cancer and nontumorigenic colonic cell growth. Journal of Agricultural and Food Chemistry, 52(20): 6122-6128.

第4章 树 莓

树莓（*Rubus idaeus* L.）是蔷薇科（Rosaceae）悬钩子属（*Rubus*）的一种落叶灌木。树莓又称覆盆子，主要分布在东南亚国家及中国。目前在中国主要分布于甘肃、新疆及东北等地区。

4.1 树莓的营养成分

4.1.1 糖类

4.1.1.1 糖类的概念

单糖类是指不能再水解为更简单形式的糖类，根据碳原子的数目，可分为三碳糖、四碳糖和五碳糖等。葡萄糖是重要的单糖，通常由淀粉、蔗糖、麦芽糖和乳糖的水解获得（冯书珍等，2019）。糖尿病是全球最普遍的健康问题和主要的死亡原因（Singer-Englar et al.，2018）。

双糖类是指经过水解后产生二分子相同或不同单糖的糖，如蔗糖、乳糖和麦芽糖等。从来源来看，麦芽糖是淀粉的水解产物，在处于发芽状态下的谷和麦芽中含量丰富。乳糖存在于乳汁中，怀孕时尿中也可能有。蔗糖在甘蔗和甜菜中含量丰富，常存在于蜀黍类植物的根中。海藻精主要包括蕈类及酵母，它是昆虫血淋巴中的主要糖类。

多糖类是指经过水解后可以产生至少 6 分子单糖的糖，从结构上看可能是直链或带有支链的化合物。一般来说，多糖不同于蛋白质和核酸，也不同于大多数糖蛋白和糖脂，因为它们含有重复的结构特征，这些重复的特征为多糖的结构分类奠定了基础（Aspinall，1983）。

糖替代物是指阿斯巴甜，是一种由天冬氨酸和苯丙氨酸组成的人造甜味剂。阿斯巴甜的甜度是蔗糖的 200 倍，具有安全、易吸收、低热量的优点。阿斯巴甜适用于龋齿、糖尿病及肥胖症患者食用。太平洋西北部的俄勒冈州和华盛顿州，是美国产树莓最多的地区，该地区有理想的红树莓生长条件。有研究对转基因与正常生长的树莓糖类含量进行比较，发现两者之间没有显示出任何差异。

4.1.1.2 糖类在人体生命活动中的重要作用

（1）糖类的抗炎和肝损伤保护作用

细菌细胞壁含糖分子与特化宿主细胞质膜或细胞质上的模式识别受体的相互作用是高级动物免疫应答和炎症激活所需要的第一个分子事件。细菌内毒素碳水化合物[脂多糖（LPS）、脂寡糖、脂质A]与宿主Toll样受体4和骨髓分化因子2（TLR4/MD-2）复合物相互作用。脂链和磷酸化二糖脂质核心部分负责TLR4受体激动剂的调节作用，并具有MD-2之间的交互作用，TLR4和脂质是活化络合物质，胞内信号因子转导，核因子激活和炎症细胞因子产生的关键。脂质A中脂质和糖成分的细微化学变化可引起体内毒素活性的剧烈变化，也可导致TLR4由激动性向拮抗性转变。虽然脂质A药效团的结构和活性关系是已知的，但是对核糖3-脱氧-d-甘露糖醛酸（Kdo）和庚基-2-酮-3-脱氧核糖（Hep）的研究很少，关于TLR4和MD-2结合及LPS和LOS对活化的影响相关研究较少（Cochet and Peri，2017）。多糖是单糖之间的脱水缩合，通过糖苷键连接成支链或者直链，主要分布在细胞内外的细胞质中。它是构成生命的四种基本物质之一。一项研究表明多糖对四氯化碳诱导的小鼠肝损伤具有保护作用，可以降低血清中丙氨酸转氨酶（ALT）和天冬氨酸氨基转移酶（AST）的水平并抑制肝脏中的丙二醛（MDA）、增加超氧化物歧化酶（SOD）的活性水平（满姗姗等，2015）。

（2）糖类的抗肿瘤作用

多糖的生物大分子结构非常复杂，其抗肿瘤作用机制被认为与单糖和单糖的糖苷键结合方式相关。免疫调节是目前最主要的一种抗肿瘤机制，可影响细胞膜的结构。胆固醇和磷脂的细胞生化代谢构成细胞膜的脂质双层骨架结构，两者比值的大小与细胞膜的流动性大小成反比，与正常的细胞相比，肿瘤细胞膜的流动性更强。细胞膜和内质网中存在脂酰肌醇，该物质在激酶作用下经过磷酸化形成磷脂酰肌醇。有资料表明在肿瘤细胞和恶性转化细胞中磷酸激酶（PI）转换增强，这与癌基因激活和肿瘤的发生有关，干扰或抑制PI转换有一定的抗癌作用。唾液酸（SA）与细胞膜的许多功能有关，肿瘤细胞膜SA的含量降低，与肿瘤细胞转移、相关抗原的表达和免疫应答细胞的活化等过程有关（马欢杰，2010）。

（3）糖类的抗氧化作用

天然药物中的多糖是一种天然高分子物质，它是通过脱水缩合形成的且具有多种生物活性。最近研究表明多糖具有抗氧化作用，其通过清除自由基，调节抗氧化酶活性，减少脂质代谢，保护细胞中重要的细胞器，调控细胞转导信号进而改变转导途径。大量的实验研究表明，多糖的抗氧化作用是通过多种作用机制相互协调，而不是单一的某种机制（张海涛，2017）。

（4）其他作用

糖类对脂肪酶具有保护作用。酶固定化后，既能保持酶的催化活性又能克服游离酶的一些不足，提高酶分子结构的稳定性，简化生产工艺。固定化酶可在生产中反复连续使用，提高酶的利用率。但是，酶在固定化的过程中失去活力是限制固定化酶广泛应用的关键因素，可以在酶固定化过程中添加一定浓度的糖类物质进行保护（张宏梅，2007）。糖类对胰激肽原酶具有稳定作用。张玉华等（2006）的研究表明在冷藏、反复冻融、脱水和高温贮藏过程中，海藻糖、乳糖、蔗糖、透明质酸及海藻糖和透明质酸组合物均对胰激肽原酶显示了不同程度的稳定作用，证明了糖类可使胰激肽原酶稳定性增强，且海藻糖和透明质酸组合物的作用最佳。

4.1.1.3 树莓中糖的种类及含量

（1）树莓中糖的种类

理论上树莓果实含有多种糖类，如鼠李糖、阿拉伯糖、木糖、甘露糖、半乳糖、葡萄糖、蔗糖和果糖等。Ross 等（2015）研究了樱桃、树莓和人参果果浆的水提粗多糖的化学成分、结构特征、分子量和生物活性，发现在成熟果实的水提粗多糖中，树莓粗多糖分子量最高。

（2）树莓中糖的含量

树莓中水溶性糖的含量较为丰富，其中果糖的含量最高，其次是葡萄糖，蔗糖的含量相对较低（辛秀兰等，2009）。果糖在水果中含量丰富，是葡萄糖的异构体，属于单糖并且含有 6 个碳原子。果糖的熔点较低，不易结晶。果糖具有一定的黏性，易溶于水和部分有机溶剂，如乙醇和乙醚等。在所有的果糖中，D-果糖是最甜的一类单体葡萄糖，可以作为细胞代谢和活动的能量来源。植物利用光合作用可以产生葡萄糖。葡萄糖的应用广泛，在糖果制造和医药领域也应用较多。人体内的另一部分葡萄糖来源于蔗糖的分解。蔗糖在转化酶的作用下分解成葡萄糖和果糖，其中一部分葡萄糖用于提供能量（这部分能量来源于氧化分解成水和二氧化碳的过程），保持体温和正常的生命活动过程；另一部分剩余的葡萄糖合成糖原，通过肝脏和肌肉组织储存。当血糖水平降低时，肝脏中的肝糖原可以分解成葡萄糖并依次释放到血液中。肌肉中的糖类可以用于提供肌肉活动所需要的能量。蔗糖可以用于提供合成氨基酸和蛋白质所需要的能量。此外，蔗糖的分解对于脑部及肺部的组织活性有重要的作用。Duarte 等（2010）的研究结果表明树莓生长在苛刻的条件下，产量会下降，但仍有足够的碳水化合物积累来支持明年的生长。红树莓中水溶性糖含量见表 4.1（辛秀兰等，2009），树莓及其他浆果中的碳水化合物、中性糖及各个单糖的含量见表 4.2（Ross et al.，2015）。

表 4.1　红树莓中水溶性糖含量　　　　　（单位：mg/100 g）

样品	葡萄糖	果糖	蔗糖
1	37.76	40.05	3.04
2	38.12	41.00	2.86
3	37.54	39.52	2.75
平均值	37.81	40.19	2.88

表 4.2　樱桃、树莓和人参果中碳水化合物、中性糖
及各个单糖的含量　　　　　（单位：%）

样本	产量	总碳水化合物含量	中性糖含量	粗多糖中中性糖糖单体含量						
				Rha	Fuc	Ara	Xyl	Man	Gal	Glu
CPS-SHM	0.79	31.7	41.37	5.56	0.39	33.75	2.93	7.36	31.50	18.51
CPS-SKM	0.91	35.6	43.96	6.19	0.59	32.71	3.53	7.36	30.85	19.49
CPS-LPM	0.88	41.5	43.46	6.42	0.62	30.33	4.07	6.64	32.35	20.00
CPS-LPIM	0.83	39.3	32.34	4.98	0.37	29.87	3.90	6.21	30.52	24.21
CPS-LPOM	1.11	41.3	40.88	6.41	0.56	34.56	3.47	6.15	31.26	18.20
CPS-Ginseng Berry Pulp	1.47	19.7	18.04	5.32	nd	20.68	4.43	5.53	43.74	20.07
CPS-Raspberry	2.18	28.9	29.13	4.70	0.31	45.76	5.39	5.76	22.97	16.31

注：CPS-SHM 表示从樱桃品种中分离得到的粗多糖；CPS-SKM 表示从斯金纳樱桃品种中分离得到的粗多糖；CPS-LPM 表示从樱桃品种中分离得到的粗多糖；以上三个均是在成熟期收获。CPS-LPIM 表示从成熟期前收获的 Lapins 樱桃品种中分离得到的粗多糖；CPS-LPOM 表示从成熟期后收获的 Lapins 樱桃品种中分离得到的粗多糖；CPS-Ginseng Berry Pulp 表示从人参果果浆中分离得到的粗多糖；CPS-Raspberry 表示从树莓中分离得到的粗多糖。

4.1.2　有机酸

4.1.2.1　有机酸的概念

有机酸是指一些酸性的有机化合物，广泛存在于水果和蔬菜中，常见的有羧酸、磺酸、硫酸等，它们能够与醇类物质发生反应生成酯。目前发现植物中存在最多的是脂肪族中的一些酸，包括酒石酸、草酸及芳香族的酸（如苯甲酸、水杨酸和咖啡酸等）。除了在自由状态下的几种酸外，它们通常与钾、钠、钙等结合形成盐，而脂肪酸通常与甘油结合形成酯或者与高级醇结合形成蜡。一些有机酸是挥发性油和树脂的组分。红树莓味道酸甜，含有丰富的有机酸（Scherer et al.，2012）。有机酸是水果和蔬菜中的一种天然化合物，是影响水果和蔬菜风味的主要物质。有机酸的类型和含量决定了它们的味道和质量（God et al.，2010）。有

机酸还可以刺激体内消化液的分泌，促进食物的消化，是维持身体酸碱平衡的重要物质。常利用分光光度法、气相色谱法、高效液相色谱法（HPLC）、离子色谱法、薄层色谱法、电泳法、酶法等对有机酸进行测定（韩晓鹏等，2015）。HPLC 法因简单、快速、准确的特点成为测定有机酸常用的方法，已经广泛用于苹果、梨、葡萄、沙棘、番茄等果蔬中有机酸种类分析和含量测定，为红树莓果实中有机酸的分析测定提供了参考。王坚等（2003）建立了反相高效液相色谱（RP-HPLC）测定法，分析了红树莓不同种间的差异，与其他的测定方法相比，这种方法更加可靠并且提供了树莓定性定量测量的一种有效方法。

4.1.2.2　有机酸在人体生命活动中的重要作用

（1）补充血糖

乳酸是人体缺氧时葡萄糖通过无氧氧化（糖酵解）途径产生的。在人体细胞中它可以被作为原料用于糖异生（生物体将多种非糖物质转变成葡萄糖或糖原的过程）。在饥饿状态下，葡萄糖是用于缓解人体饥饿的一种途径。当人体进行高强度的锻炼或者是处于缺氧环境下时，糖的有氧氧化被抑制，无氧呼吸进一步加快，葡萄糖此时作为能量物质被大量消耗，但是产生的能量却远小于有氧呼吸，会加剧乳酸的产生，人们通常会感到四肢无力和肌肉酸痛。另外，一些严重贫血、肺心病、大失血的患者也会由于严重缺氧，糖酵解产生大量乳酸导致乳酸中毒。人体血液中丙酮酸和乳酸的含量分别是 4.0～12.3 mg/L 和 50～200 mg/L。血液中乳酸浓度的变化主要反映心肺功能的调节是否正常。当心肺功能正常时，轻度运动不会引起乳酸浓度的升高。肺疾病或者其他原因引起机体严重缺氧时，均可引起乳酸增加。其他如产生肌肉痉挛的疾病，也可引起乳酸浓度的升高（翟巍等，2012）。

（2）抗氧化性能

Ludwig 等（2015）将含有鞣花苷和花青素的红树莓让志愿者服下，用超高效液相色谱-串联质谱（UPLC-MS）分析血浆和尿液中的代谢物。鞣花单宁从小肠进入大肠，结肠微生物群介导其转化为尿苷 A 和尿苷 B，尿苷 A 和尿苷 B 出现在血浆中，几乎全部以硫酸盐和葡萄糖醛酸根代谢物的形式排出。与花青素代谢产物相比，尿脂质代谢产物在循环系统中持续存在，且在尿液中排泄的持续时间更长，尽管它们的总尿回收率低于摄入量的 7.0%。事件起源于近端和远端胃肠道和随后的第二阶段代谢，花青素和鞣花单宁发挥重要的生物作用，其代谢产物出现在循环系统，阐明了这些化合物对人类健康影响的关键作用方式。Bakkalbasi 等（2009）发现鞣花酸对于食品的抗氧化性具有重要的作用。程勇杰等（2017）分析了树莓酶、蓝莓酶和其体外抗氧化性能的有机酸，发现树莓酶的抗氧化活性比蓝莓酶更好。

（3）促进消化

添加有机酸可以增加肠道有益菌（如乳酸菌）的数量以促进动物消化。据报道，有机酸混合物（甲酸和丙酸）添加到饮水中时，可以促进回肠隐窝中乳酸菌数量增加。动物出生后无菌肠道被大量微生物定植，其群落由特定的内源微生物和环境微生物组成，克服了肠道的固有排斥反应。改善肠道健康最有效的办法是通过积极影响肠道内源微生物菌群，抑制有害菌促进有益菌。使用有机酸，尤其是混合的有机酸，对促进有益菌的生长、抑制有害菌的生长有重要作用，可提高动物的生长速度、降低发病率、改善动物的健康水平（冀凤杰和周汉林，2015）。Roth 和 Kirchgessner（1998）发现添加有机酸可显著提高断奶仔猪的生长速度和饲料转化率。有机酸能提高蛋白质和能量的消化率和保留率，改变胃肠道细菌种群和代谢物，对代谢产生影响。有机酸在植物中对金属的吸收和积累起着重要的作用，然而相关机制仍不明确。乙酸、苹果酸和柠檬酸增加了大麦根对镧的吸收，并在水培条件下提高了芽中镧的含量（Han et al.，2005）。

4.1.2.3　树莓中有机酸的种类及含量

（1）树莓中有机酸的种类

树莓果实中含有丰富的有机酸，如草酸、酒石酸、丙酮酸、L-苹果酸、D-苹果酸、乳酸、乙酸、柠檬酸、琥珀酸和奎尼酸等（Garca-Viguera et al.，1998）。柠檬酸是树莓中最主要的有机酸，其次是 L-苹果酸。

（2）树莓中有机酸的含量

树莓品种、加工工艺及其储存方式的不同，会造成有机酸的含量不同（Häkkinen et al.，2000），表 4.3 为树莓果实中 6 种有机酸的含量（旷慧等，2016），表 4.4 为树莓果汁和树莓酒中有机酸的含量（韩晓鹏，2015）。

表 4.3　树莓果实中 6 种有机酸的含量　　（单位：mg/100 g）

品种	草酸	酒石酸	乳酸	柠檬酸	D-苹果酸、L-苹果酸
野生	39.27	—	78.80	1080.50	90.97
宝石红	73.75	—	188.75	1825.45	17.47
哈瑞太兹	62.15	—	—	1762.91	43.45
欧洲红	103.84	—	306.79	1058.41	59.96
菲尔杜德	69.46	—	215.63	1662.32	135.28
秋福	86.25	—	263.50	1549.96	76.89
北陆	18.14	3.16	—	1062.29	0.94

表 4.4 树莓果汁和树莓酒中有机酸的含量 （单位：g/L）

有机酸	树莓果汁	树莓酒
草酸	0.10	0.09
酒石酸	0.32	0.41
丙酮酸	—	0.80
L-苹果酸	1.87	061
乳酸	—	0.11
乙酸	—	—
柠檬酸	12.39	10.71
D-苹果酸	—	0.81
琥珀酸	—	1.67

4.1.3 膳食纤维

4.1.3.1 膳食纤维的概念

膳食纤维作为第七类营养元素，获得了国内外广泛的认同，是一种非常重要的食品性原料，也是一种无法被人体消化和吸收的营养成分。对于膳食纤维，精确的定义是一种不被人体吸收利用的多糖碳水化合物和木质素。膳食纤维更加详细的定义是，第一它的来源必须是经过验证的食物原料，第二它不能够被人体内源性酶消化吸收，第三它是由三种或者更多种的单体物质组合而成的，第四它在人体中能够被轻易地检测到（张小强，2016）。

4.1.3.2 膳食纤维在人体生命活动中的重要作用

膳食纤维是一类重要的营养元素，对于降低肠癌的发生，调节血糖水平，降低脂肪含量有重要的作用（冯韧，2016）。

（1）膳食纤维具有持水性

从结构上来看，膳食纤维含有多个亲水基团，如羧基、氨基、醛酮基等，保水性能良好。不同品种膳食纤维的化学成分、结构和物理性质不同，持水能力也不同。膳食纤维的这种特殊性质增加了排便的体积和速度，因此可用于预防肠道疾病，如缓解便秘和降低肠癌的发病率等（曲鹏宇等，2018）。

（2）膳食纤维的高膨胀度及黏性

单糖单体的组成较大，并且热量较高，富含膳食纤维的食物进入人体肠道后，由于较大的分子量，在消化道中会发生膨胀，然后形成高黏度的胶体，并且能够结合大量的水扩大体积，扩张占据消化道的体积。当食物摄入量减少时，几乎不产生能量，容易引起饱腹感。同时，它可以影响食物中其他成分的消化和吸收，从而有利于减肥（Turner et al., 2013）。

（3）膳食纤维的交换性

从结构上来看，膳食纤维含有羧基，其中阳离子存在反向交换，能够通过调节渗透压和 pH 减少细胞对于有毒离子的交换吸收。

（4）膳食纤维的吸附性

降低肥胖的可能，有利于减肥。膳食纤维能够与肠道中的脂质等物质相结合，减少肠道中脂肪等物质的堆积。

（5）改善肠道内有益菌的调节

虽然膳食纤维不能被小肠中的内源性酶分解，但它可以作为寄生在大肠中的各种微生物的主要原料进行分解和发酵，对许多益生菌的生长都有益，可以改善肠道环境。Turner 等（2013）通过增加膳食纤维（16.6~28.4 g/d）来研究其对体重减轻的有效作用，经过 2 周的观察，发现膳食纤维可以增加饱腹感，减少饥饿，达到减肥的目的。

（6）膳食纤维调节血糖水平

许多研究已经证实，膳食纤维对于治疗 2 型糖尿病有重要的作用，其主要是通过延迟消化的时间，减少人体对于碳水化合物的吸收和利用，从而降低血液中的血糖水平。对于患有胰岛素抵抗性的人群，膳食纤维在肠道发酵过程中可以增加短链脂肪酸的产生，进而增加肠道中胰岛素的分泌，因此可以将大量食用富含膳食纤维的食物作为缓解糖尿病的一种方法（丁莉莉等，2014）。

4.1.3.3　树莓中膳食纤维的种类及含量

（1）树莓中膳食纤维的种类

浆果中膳食纤维种类各异，如纤维素、半纤维素、木质素、原果胶和水溶性果胶。其中，果胶是树莓中膳食纤维的主要形式。

（2）树莓中膳食纤维的含量

旷慧等（2016）采用东北地区菲尔杜德、欧洲红、宝石红、哈瑞太兹、秋福、野生等 6 种红树莓果实加工的果渣为实验材料，采用国家标准方法对其营养成分进行分析，通过重量法测量粗纤维含量。除欧洲红树莓的果渣外，其他品种红树莓果渣中粗纤维含量差异较小，平均含量高达 46.88%，是苹果渣中粗纤维含量的 2.52倍。欧洲红树莓果渣中粗纤维含量最低，为 25.46%，秋福树莓果渣中粗纤维含量最高，为 48.45%，是欧洲红树莓果渣的 1.90 倍。实验结果如表 4.5 所示（旷慧等，2016）。

表 4.5　红树莓果渣中粗纤维含量　　　　　　（单位：%）

品种	菲尔杜德	欧洲红	宝石红	哈瑞太兹	秋福	野生
粗纤维	46.43	25.46	46.51	46.47	48.45	46.54

4.1.4　脂肪

4.1.4.1　脂肪的概念

脂肪是指由碳、氢和氧三种元素组成的一类物质，且根据脂肪链的形式不同，可以将其分为饱和脂肪和不饱和脂肪。长期以来，对若干人群的研究结果表明单不饱和脂肪有保护心脏的作用。具有高含量的单不饱和脂肪和低碳水化合物的膳食可以改善某些糖尿病患者的血糖。用不饱和脂肪取代饱和脂肪，降低饱和脂肪对人体的危害性是未来食品营养学的研究方向。多吃水果和蔬菜，少吃乳制品和肉类，以及多活动始终是营养保健专家推崇的生活方式（肖志刚等，2004）。

4.1.4.2　脂肪在人体生命活动中的重要作用

（1）调节炎症

脂肪组成不平衡的饮食会增加代谢综合征和各种肌肉骨骼疾病的风险，如骨关节炎。膳食中的脂类具有通过肠道微生物群调节炎症的作用（Wisniewski et al.，2019）。

（2）代谢健康和疾病中的作用

白色脂肪组织是高度可塑性的器官，是机体代谢和能量平衡的重要调节因子。脂肪组织质量的大小是由脂肪细胞和三酰基甘油（TGs）的合成和分解（即循环）的动态变化决定的。使用体内方法（即 2H 标记）进行类似的前瞻性研究对于阐明脂肪代谢在胰岛素抵抗和 2 型糖尿病发病机制中的作用是必要的（White and Ravussin，2019）。

（3）调节生理功能

人体的脂肪是一层良好的保护层，能够维持人体正常的体温，还可以用来储存身体所需要的热量。人体所食用的脂肪，一部分会用于调节正常的生理功能，一部分会储存在人体中，形成脂肪层（de Jager et al.，2018）。

（4）为人体提供热量

人体中所储存的脂肪能够被氧化分解为二氧化碳和水，在这个过程中会产生大量的热量，脂肪是体内热量的重要来源。根据研究表明，脂肪氧化所释放的热量是其他成分氧化分解所产生的热量的两倍。

（5）参与合成和代谢

成骨细胞负责骨形成，因此需要一个恒定的能量输入来为细胞代谢活动提供能量。此外，在矿化过程中需要增加 ATP 的产量。尽管葡萄糖是成骨细胞的重要能量来源，但据报道，脂肪酸氧化可满足 40%～80%的能量需求。脂肪酸已经被证明可以介导许多关节组织的合成代谢和分解代谢过程（Harasymowicz et al.，2019）。

4.1.4.3　树莓中脂肪的种类及含量

（1）树莓中脂肪的种类

树莓果实中含有多种中性脂肪物质，既有饱和脂肪酸，也有丰富的不饱和脂肪酸。仅在红树莓籽油中就含有 31 种脂肪酸，占红树莓籽油总成分的 96.51%～97.97%，其中饱和脂肪酸占总脂肪酸的 4.64%～5.89%，不饱和脂肪酸占总脂肪酸的 90.87%～93.33%。饱和脂肪酸中主要为软脂酸（2.42%～3.66%）和硬脂酸（1.05%～1.22%），其次为花生酸（0.62%～0.66%）和山嵛酸（0.21%～0.34%）；不饱和脂肪酸中主要为亚油酸（45.38%～51.06%）、α-亚麻酸（26.42%～32.31%）和油酸（10.09%～14.00%）。

（2）树莓中脂肪的含量

树莓中的脂肪酸含量丰富（迟超等，2018），红树莓籽油也含有丰富的不饱和脂肪酸，具有良好的营养价值，并且饱和脂肪酸含量丰富，从而提高了脂肪酸的稳定性（辛秀兰等，2011），表 4.6 是五种红树莓籽油脂肪酸成分及含量（迟超等，2018）。

表 4.6　五种红树莓籽油脂肪酸成分分析结果

序号	化合物名称	相对质量分数/%				
		宝石红	哈瑞太兹	秋福	菲尔杜德	欧洲红
1	12-甲基十三烷酸甲酯	—	—	0.03	—	0.02
2	十四烷酸（豆蔻酸）甲酯	—	0.03	—	0.04	—
3	12-甲基十四烷酸甲酯	0.05	—	—	0.05	—
4	十六烷酸（棕榈酸/软脂酸）甲酯	3.19	—	2.42	3.66	—
5	11-十六碳烯酸甲酯	—	0.04	—	0.06	0.05
6	（Z）-9-十六碳烯酸（棕榈油酸）甲酯	0.06	0.09	0.09	0.11	0.10
7	14-甲基十五烷酸甲酯	—	2.60	—	—	2.75
8	14-甲基十六烷酸甲酯	0.10	—	—	0.09	0.10
9	2-己基-环丙烷辛酸甲酯	0.10	0.10	—	—	—
10	15-甲基-11-十六碳烯酸甲酯	—	—	—	0.08	0.11
11	十七烷酸甲酯	—	0.11	0.07	—	—
12	十八烷酸（硬脂酸）甲酯	1.06	1.11	1.05	1.22	1.16
13	（Z）-9-十八碳烯酸（油酸）甲酯	12.92	12.93	14.00	10.90	13.87
14	7-十八碳烯酸甲酯	1.04	1.11	—	1.28	1.09
15	6-十八碳烯酸（岩芹酸）甲酯	—	—	1.02	—	—

续表

序号	化合物名称	相对质量分数/%				
		宝石红	哈瑞太兹	秋福	菲尔杜德	欧洲红
16	8,11-十八碳二烯酸甲酯	0.42	—	0.43	0.12	0.45
17	(Z,Z)-9,12-十八碳二烯酸（亚油酸）甲酯	46.96	51.06	47.09	45.38	48.03
18	6,9-十八碳二烯酸甲酯	—	0.28	—	—	—
19	10,13-十八碳二烯酸甲酯	0.26	—	0.11	0.29	0.16
20	二十烷酸（花生酸）甲酯	0.63	0.65	0.62	0.62	0.66
21	(Z,Z,Z)-9,12,15-十八碳三烯酸（α-亚麻酸）甲酯	28.31	26.42	29.51	32.31	27.66
22	(Z,Z)-9,15-十八碳二烯酸甲酯	—	0.06	—	—	—
23	11-十八碳烯酸甲酯	—	—	—	—	0.09
24	11-二十碳烯酸甲酯	0.76	0.78	0.98	0.68	—
25	二十一烷酸甲酯	—	—	0.16	—	0.10
26	11,13-二十碳二烯酸甲酯	0.14	—	0.10	—	0.16
27	8,11-二十碳二烯酸甲酯	—	0.14	—	0.12	—
28	二十二烷酸（山嵛酸）甲酯	0.34	0.30	0.23	0.21	0.27
29	3,5-双（1,1-二甲基乙基）-4-羟基-苯丙酸甲酯	0.05	—	—	—	—
30	二十三烷酸甲酯	0.05	0.03	—	—	0.05
31	二十四烷酸（木焦油酸）甲酯	0.07	0.05	0.06	—	0.05
	总脂肪酸	96.51	97.89	97.97	97.31	96.80

4.1.5　氨基酸

4.1.5.1　氨基酸的概念

氨基酸是羧酸碳原子上的氢原子被氨基取代后的化合物，其中含有氨基和羧基两种官能团。与羟基酸类似，氨基酸可按照氨基连在碳链上的不同位置而分为 α-氨基酸、β-氨基酸、γ-氨基酸和 ω-氨基酸，但经蛋白质水解后得到的氨基酸都是 α-氨基酸，而且仅有二十几种，它们是构成蛋白质的基本单位。

4.1.5.2　氨基酸在人体生命活动中的重要作用

氨基酸可以通过代谢在人体内发挥以下作用：合成组织蛋白质，转化酸、激素、抗体、肌酸等含氨物质，用于合成脂肪，氧化分解产生能量等（Yoshimura et al.，2019）。

4.1.5.3　树莓中氨基酸的种类及含量

（1）树莓中氨基酸的种类

树莓果实中含有多种氨基酸，包括丝氨酸、亮氨酸、异亮氨酸、苯丙氨酸、酪氨酸、胱氨酸、甘氨酸、谷氨酸、天冬氨酸、组氨酸、赖氨酸、蛋氨酸、缬氨酸、精氨酸、苏氨酸、丙氨酸、脯氨酸（Häkkinen et al.，2000）。

（2）树莓中氨基酸的含量

郭军战等（2004）针对我国的树莓和黑莓引种品种进行营养分析，结果表明，各参试品种（树莓秀美特、图拉名、威廉姆特和黑莓百胜、黑巴提）均含有丰富的营养成分，不同品种在营养成分含量上存在明显的差异，其中以树莓秀美特的营养成分含量最高。树莓和黑莓品种新鲜果实的氨基酸检测结果如表 4.7 所示（郭军战等，2004）。

表 4.7　树莓和黑莓品种新鲜果实的氨基酸检测结果

氨基酸	树莓			黑莓	
	秀美特	图拉名	威廉姆特	百胜	黑巴提
组氨酸	295.1	242.4	259.0	208.3	253.7
赖氨酸	557.3	487.2	498.0	403.9	505.1
苯丙氨酸	413.4	344.7	355.1	281.3	382.5
蛋氨酸	139.8	143.7	122.1	116.2	139.6
苏氨酸	452.6	375.4	389.6	338.9	365.7
亮氨酸	674.5	589.8	592.3	510.3	674.0
异亮氨酸	436.7	405.3	395.1	329.8	424.2
缬氨酸	526.7	489.0	525.5	438.1	483.8
精氨酸	687.9	554.0	721.0	556.4	653.8
酪氨酸	234.2	227.1	218.0	184.4	252.0
胱氨酸	72.8	26.5	40.5	17.8	17.3
甘氨酸	461.4	389.0	415.4	309.7	362.1
丝氨酸	726.5	502.7	554.4	423.8	408.8
谷氨酸	2284.0	1915.0	2081.0	1664.0	1628.0
天冬氨酸	2479.0	2113.0	2335.0	1655.0	2043.0
丙氨酸	965.9	803.8	824.3	1221.0	990.4
脯氨酸	472.4	537.1	569.3	344.3	437.9

4.1.6　矿质元素

4.1.6.1　树莓中矿质元素的种类

植物中存在超过 60 种元素，其中包括 16 种必需元素。这 16 种必需元素又可以分为大量元素和微量元素，其中大量元素有 9 种，微量元素有 7 种。矿质元素指的是除了碳、氢、氧以外的元素，一般都是从土壤中获得的。植物所必需的矿质元素中，氮、磷、钾、硫、钙和镁属于大量元素，铁、锰、硼、锌、铜、钼、氯属于微量元素。人工栽培的树莓品种中的矿质元素包括钙、铁、磷、锌、钾、硒、钠、铜、镁、锰等，微量元素锌、铜、铁和锰也含量丰富，特别是锌含量最高，为 3.8 mg/100 g，比一些引入品种和野生树莓的含量还要高。

4.1.6.2　树莓中矿质元素的含量

树莓果实中矿质元素含量丰富（韩加等，2008）。表 4.8 显示了树莓和黑莓品种新鲜果实的矿质元素含量（郭军战等，2004），表 4.9 显示了树莓中矿质元素的含量（韩加等，2008），表 4.10 显示了红树莓果渣中 5 种矿质元素的含量（旷慧等，2016）。6 种红树莓果渣中锌、钙、铁矿质元素的含量存在一定差异，且均富含钾，平均含量高达 621.88 mg/100 g，是甜橙中钾含量的 3.9 倍，将其作为辅料应用于果酱、面包、饼干等加工食品中，对于改善东北地区居民高钠低钾的饮食结构和血压水平有一定的积极作用。红树莓果渣中钙和镁含量中等，平均含量分别为 48.62 mg/100 g 和 44.37 mg/100 g。红树莓果渣中铁的平均含量是干红枣中铁含量的 4.95 倍；锌的平均含量是常见果蔬中锌平均含量的 5.13 倍（旷慧等，2016）。

表 4.8　树莓和黑莓品种新鲜果实的矿质元素检测结果

矿质元素	树莓			黑莓	
	秀美特	图拉名	威廉姆特	百胜	黑巴提
钾/%	0.20	0.20	0.21	0.22	0.23
钠/（mg/kg）	6.33	—		8.68	37.00
钙/（mg/kg）	236.8	222.0	247.9	236.1	286.7
镁/（mg/kg）	766.9	553.8	700.2	604.6	605.4
磷/（mg/kg）	340	305	310	267	259
铁/（mg/kg）	16.92	6.92	8.95	6.17	18.34
锌/（mg/kg）	1.66	1.40	1.64	1.02	0.35
硒/（mg/kg）	3.12	5.73	3.72	4.86	4.60
锗/（mg/kg）	—	—	7.40	4.59	3.80

表 4.9　树莓中矿质元素的含量　　（单位：mg/100 g FW）

元素	含量	元素	含量
钙	32.02	铁	0.60
磷	21.00	锌	3.80
钾	147.32	硒	0.003
钠	0.34	铜	0.80
镁	22.65	锰	0.42

表 4.10　红树莓果渣中 5 种矿质元素的含量　（单位：mg/100 g）

品种	元素				
	锌	钙	镁	钾	铁
菲尔杜德	2.52	38.59	41.17	587.03	7.95
欧洲红	2.38	35.02	36.80	616.25	9.57
宝石红	2.15	43.10	46.79	596.84	7.37
哈瑞太兹	2.42	47.26	41.76	636.96	6.67
秋福	2.85	25.51	37.48	655.59	8.63
野生	2.45	102.25	62.21	638.60	7.31

4.2　树莓的重要生物活性物质

树莓中非营养性、营养性和生物活性化合物含量丰富。生物活性物质包括黄酮类化合物、萜类，多酚化合物及酚酸等，还包括一些营养性物质如糖类、维生素、矿质元素、氨基酸等。无论是在体内还是体外研究中，都发现树莓具有抗氧化性、抗癌、抗诱变及抗炎症性能。此外，树莓中含量最为丰富的是花青素、黄酮类化合物、鞣花酸和树莓酮等。

4.2.1　植物生物活性物质的概念、种类及其在人体生命活动中的重要作用

植物生物活性物质对人体健康有着重要的作用，其中，多酚化合物的作用尤其显著。这类多酚在树莓中含量丰富，主要存在于树莓果肉及树莓籽中。从定义上来看，狭义上的多酚是指单宁类构成的化合物，分子量为 500~3000；从广义上来看，多酚是指小分子的多酚化合物，如花青素、儿茶素、槲皮素、没食子酸等天然的酚类物质，下面主要针对广义范围上的多酚化合物进行介绍。

4.2.1.1　多酚化合物及其在人体生命活动中的重要作用

1）抗氧化活性。抗氧化剂是指能够在较低浓度下，能够显著地延迟或者防止氧化的一类物质。预防性抗氧化剂是指防止活性氧（ROS）对基质的攻击。例如，生物系统中的超氧化物歧化酶（SOD）催化失活的超氧化物阴离子，将它转化为过氧化氢，随后减少过氧化氢酶。链断裂抗氧化剂通常通过捕获链传播、以氧为中心的自由基来减少或延缓活性氧的攻击。多酚抗氧化剂通过将氢原子转移到过氧化物自由基上，将其转化为过氧化氢来实现这一目标（Barclay and Vinqvist，2003）。

2）抗癌作用。多酚化合物具有抗血管生成作用，并显著抑制乳腺癌细胞的生长。树莓提取物可以抑制宫颈癌、结肠癌、前列腺癌和口腔癌细胞的增殖活性。有证据表明，癌症风险增加与高饱和脂肪摄入有关。事实上，肥胖常与癌症相关。经常食用蔬菜和水果，有助于保持体重，可能有助于间接降低患癌症的风险。在一项研究中，饮食模式与患结直肠癌的风险相关。一种更健康的模式是摄入更多的水果和蔬菜，摄入更少的红肉和加工肉类，该模式可以预防结直肠癌的发生（Roleira et al.，2015）。

3）抑菌作用。多酚中主要是黄酮类化合物具有抑菌作用。已知单酚类、酚酸类和多酚类是具有活性的抗菌药物。同样，没食子酸衍生物对革兰氏阳性和阴性细菌有一定的抑制作用。能够合成黄酮类化合物的植物被认为具有良好的抗菌和预防微生物感染的作用。研究表明，环 B 中的三羟基取代和环 C 中的三羟基取代构成了黄酮类化合物在大肠杆菌中抗菌活性的必要结构（Tosi et al.，2007）。

4.2.1.2　萜类化合物及其在人体生命活动中的重要作用

1）抗肿瘤。萜类化合物具有抗肿瘤的作用，Lage 等（2010）通过对亲代肿瘤细胞和耐药肿瘤细胞中 ABC 转运蛋白表达谱的分析，证实了 MDR 细胞系 EPG85-257rdb、EPP85-181RDB 和 EPG85-257RNOV 中 MDR1/P-gp 和 BCRP 的过表达。此外，研究数据表明 MRP3 可能参与了 EPP85-181RDB、EPP85-181RNOV 和 HT-29RNOV 细胞的耐药表型，MRP6 可能参与了 HT-29RDB 细胞系的 MDR。因此，ABC 转录因子的表达模式支持这样的假设，即不同类型的 MDR 是由多个独立因素组成的网络导致的复杂表型。因此，所研究的萜类化合物的生物学效应是否与单一因素相关，应在多种模式介导的生物学机制的背景下进行评估。

2）护肝作用。以植物为基础的天然食品为人类饮食提供了数千种具有生物活性的代谢物，从而降低了患慢性疾病的风险。石竹烯（CAR）是多种植物、蔬菜、水果和中草药精油的常见成分，自 20 世纪 30 年代以来一直被用作调味剂。CAR 具有抗氧化活性，对肝细胞纤维化和肝星状细胞（HSC）活化具有抑制作用，可作为一种自由基清除剂用于抑制脂质过氧化作用。CAR 对脂质过氧化的抑制能力高于丙丁酚、草烯和生育酚。同时，CAR 对羟基自由基和超氧阴离子具有较高的清除活性，显著抑制了 5-脂氧合酶（一种积极参与纤维形成的酶）的活性，显著改善了肝脏结构，减少了纤维化，提高了细胞活力，显著降低了纤维化标记基因的表达。CAR 是一种存在于许多植物和食品中的倍半萜，天然的抗氧化剂，可降低四氯化碳介导的肝纤维化，抑制肝细胞活化，对于肝脏具有保护作用（Calleja et al.，2013）。

3）增强机体免疫力。Raphael 和 Kuttan（2003）研究了天然三萜类化合物（如甘草酸、熊果酸、齐墩果酸和诺米林）对免疫系统的影响，发现在动物腹腔内给予 5 剂量的这种萜类化合物可以提高白细胞总数（WBC）。熊果酸、齐墩果酸和诺米林处理的动物在第 6 天 WBC 计数最高，甘草酸处理的动物在药物处理后第 9 天 WBC 计数最高。三萜类化合物明显抑制了迟发性超敏反应（DTH）。研究结果表明，甘草酸、熊果酸、齐墩果酸、诺米林等天然三萜类化合物具有免疫调节活性。

4）抗菌、抗虫、消炎和抗病毒。大量使用抗菌和抗真菌药物显著增加了微生物耐药性的频率并导致难以根除的感染增加。为了克服这个问题，出现了两种或两种以上的抗菌药物联合治疗。Ulubelen（2003）通过研究，发现某些萜类化合物具有治疗心血管疾病和抗菌活性。抗真菌药物最常见的天然增强剂是多酚（34%）和萜烯（32%）（Zacchino et al.，2017）。

5）降糖、降血脂、保护心血管。糖尿病是最常见内分泌疾病。在印度，糖尿病的患病率估计为 20%。我们生活中常见的一些药物，如阿司匹林、黄芩、抗癌症的药物都是从植物中提取得到的。尽管这些植物都表现出不同程度的降血糖和抗高血糖活性，但并非所有植物都对严重实验性糖尿病及其相关并发症有效（Grover et al.，2002）。

4.2.2　黄酮类化合物

4.2.2.1　黄酮类化合物的概念

黄酮类化合物是一种多酚物质，通常存在于各种水果和蔬菜中，也存在于许多植物饮料中，如茶、石榴汁、树莓汁、蓝莓汁和红酒。近年来，对黄酮类化合物的研究作为一种潜在的预防慢性疾病的营养策略引起了科学界的关注。大量研究表明黄酮类化合物能够保护神经和心脏健康，同时能够起到消炎和预防一些疾病的作用。虽然抗氧化特性一直是研究的重点，但有一种新观点认为，黄酮类化合物及其体内代谢产物不仅可作为传统的抗氧化剂，还可通过直接作用于各种信号通路对细胞系统发挥调节作用，其中包括 3 磷酸激酶、AKT/蛋白激酶 B、丝裂原活化的蛋白激酶、酪氨酸激酶和蛋白激酶 C。黄酮类化合物在这些途径中的各种抑制或刺激作用，改变了靶分子的磷酸化状态，对细胞功能产生了很大影响。此外，黄酮类化合物还通过激活多种转录因子调节多种基因表达（Mansuri et al.，2014）。

4.2.2.2　树莓中所含黄酮类化合物在人体生命活动中的重要作用

1）抗氧化作用。植物化学物质如黄酮类化合物和其他多酚化合物具有抗氧化活性，有助于保护细胞免受自由基引起的氧化损伤。抗氧化剂被认为可以帮助保护身体免受自由基和与衰老过程相关的慢性疾病的伤害。包括树莓在内的新鲜水果和蔬菜含有许多这种天然的抗氧化剂，如花青素、维生素 C 和维生素 E，它们具有抗氧化活性并抑制 LDL-C 氧化。一些研究通过测量黑莓和红树莓的超氧化物清除活性来评估它们的抗氧化活性。黑莓、红醋栗、蓝莓和红树莓的提取物对化学生成的超氧化物自由基具有显著的清除活性。采用人工过氧自由基模型系统，新鲜草莓的提取物的总抗氧化能力高于李子、橘子、红葡萄、猕猴桃、粉红葡萄柚、白葡萄、香蕉、苹果、番茄、梨和蜜瓜的提取物。草莓、无刺黑莓、红树莓和黑树莓对过氧自由基具有较高的氧自由基吸收活性，而不同品种浆果的抗氧化活性也不同。

2）抗炎作用。组织发炎主要是由组胺释放引起的反应，这个过程常伴有多种酶的作用，黄酮类化合物的存在可以抑制感染细胞中这些酶的活性，从而阻碍组胺的释放，起到抗炎症作用。树莓的植物化学物质除了通过其抗氧化活性减少 LDL-C 的形成外，还具有抗动脉粥样硬化和抗炎活性，可能会对心脑血管疾病提供保护（Meyer et al.，1998）。

3）预防癌症。大量的体外研究已经表明，各种浆果提取物是在肿瘤形成过程中预防癌症发生的。流行病学研究表明，饮食中富含植物化学物质，食用树莓可以帮助人类预防癌症的发生。浆果生物活性酚类物质通过多种互补和重叠的作用机制，如代谢酶的诱导发挥抗癌作用、基因表达调控及它们对细胞增殖、凋亡和亚细胞信号通路的影响，进而影响生物活性物质的生成。大量的实验室和动物研究表明，树莓具有抗癌作用，黑树莓对食道癌、结肠癌和口腔癌的生物学活性已经得到证实。

4.2.2.3　树莓中黄酮类化合物的种类及含量

（1）树莓中黄酮类化合物的种类

黄酮类化合物是多酚化合物的一个子类，来源于植物的次生代谢。它们在植物生物学和人类健康中发挥着重要作用。黄酮类化合物被称为自然生物反应调节剂，因为有强有力的实验证据表明它们可以改变人体对过敏原、病毒和致癌物质的反应，具有抗过敏、抗炎、抗微生物和抗癌作用。树莓中含有的黄酮类化合物的种类多种多样，如槲皮素等。

（2）树莓中黄酮类化合物的含量

树莓中黄酮类化合物含量丰富，贾仕杰等（2019）等测定了东北地区六种红树莓叶片中的酚类化合物，发现欧洲红品种的总黄酮含量显著地高于其他品种，见表4.11。

表4.11　六种红树莓的总黄酮含量　　　　（单位：mg/g FW）

品种	欧洲红	澳洲红	哈瑞太兹	红宝石	秋福	杜拉明
含量	3.77	3.41	3.56	2.29	2.31	3.46

4.2.3　花青素

4.2.3.1　花青素的概念

花青素是植物界分布最广的天然色素家族之一，包括蓝色、紫色、红色和橙色的许多水果和蔬菜的颜色。花青素是一大类化合物，归属于黄酮类化合物，而黄酮类化合物是一类更大的化合物，归属于多酚。花青素在自然界中主要以异质谱的形式存在。花青素的糖苷配基形式也称为花青素，在结构上包括不同位置的羟基和甲氧基。植物中存在最广泛的是6种花青素，即矢车菊色素、飞燕草色素、牵牛花色素、锦葵色素、芍药色素和天竺葵素。

4.2.3.2　树莓中所含花青素在人体生命活动中的重要作用

1）预防癌症。黑莓和红树莓中的花青素具有抗氧化、抗炎和化学修复的特性，对健康有益。黑树莓对食道癌、结肠癌和口腔癌的生物学活性已经得到证实（Bowen-Forbes et al.，2010）。目前已证实了花青素可以预防多种癌症的发生，这些癌症包括乳腺癌、前列腺癌（Reddivari et al.，2007）、肝癌、结直肠癌和肠癌、血液癌、宫颈癌（Rugina et al.，2012）、肺癌（Aqil et al.，2012）、纤维肉瘤和转移性黑色素瘤。例如，黑莓花青素对结肠癌HT-29、乳腺癌MCF-7、肺癌A549和白血病HL-60细胞具有抗增殖作用（Bunea et al.，2013）。Barrios等（2010）的研究表明，热带植物中提取的花青素能够显著地降低喉癌HEp-2、胃癌MKN45和乳腺癌MCF-7细胞的数量。蓝莓花青素提取物显著诱导小鼠黑色素瘤B16-F10和人类结肠癌HT-29细胞凋亡（Dai et al.，2009）。最近的一项研究表明，原儿茶素是一种主要的花青素代谢物，能够有效抑制大鼠食管癌的发生（Peiffer et al.，2014）。

2）抗氧化作用。Biswas等（2018）进行了LPO抑制活性测定实验，证实：花青素只是植物系统中多种化合物的一种，而这种化合物有助于提高植物的抗氧化能力。此外，关于水果中花青素的抗氧化能力也有许多报道，树莓的抗氧化机制包括淬灭单线态氧，清除活性氧与自由基产生有关的微量金属螯合物，抑制活性氧促进酶活性。

3）抗炎作用。炎症反应是一系列连锁反应，由多种因素控制，包括细胞因子、酶、脂质介质和血管活性物质等。NO 的过量产生似乎与许多炎症疾病的进展有关（Biswas et al.，2018）。许多流行病学和实验研究显示，食品中花青素的抗炎活性能改善炎症反应的疾病或障碍，如结肠炎、阴茎纤维性海绵体炎、牙周疾病、咽喉逆流症、餐后炎症反应和疼痛行为。

4）神经保护。树莓花青素具有神经保护作用，可以改善认知、记忆和运动能力，并且可用于预防各种神经系统变性疾病，如帕金森病和阿尔茨海默病（Youdim et al.，2004）。帕金森病是一种神经退行性疾病，涉及中脑区域多巴胺神经元的丧失。多巴胺神经细胞死亡可能与帕金森病的进展有关。树莓中富含的花青素能够促进胶质细胞活化，改善线粒体功能障碍，显著抑制鱼藤酮诱导的多巴胺神经细胞死亡。由氧化应激引起的线粒体功能障碍也可能引起缺血性中风后的神经元损伤。

5）预防心脑血管疾病。花青素摄入量与降低心脑血管疾病发病风险之间具有一定的关系。最近一项针对中青年妇女的研究表明，花青素的高摄入量可使心肌梗死发病风险降低 32%（Cassidy et al.，2013）。此外，艾奥瓦州一项针对 34489名妇女的健康研究表明，摄入富含花青素的树莓可显著降低心脑血管疾病死亡率。在预防动脉粥样硬化中起主要作用，而花青素对人体的肝脏有益，减轻外部因素对肝脏造成的损伤（Li et al.，2017）。

6）抗肥胖和抗糖尿病。花青素摄入量与肥胖和糖尿病发病风险之间呈负相关。在一项针对 1997 名英国女性的研究中，花青素的摄入量越高，高敏感性 C 反应蛋白（CRP）的浓度就越低，而 CRP 是肥胖和糖尿病的标志，浓度越低，肥胖和糖尿病发病风险越低（Wang and Stoner，2008）。肥胖是代谢水平不平衡导致的脂肪组织堆积过多的结果，通常与各种代谢紊乱有关。Alzaid 等（2013）发现，急性暴露于浆果中富含花青素的提取物显著减弱了 Caco-2 细胞中 Na^+ 依赖性和 Na^+ 独立性葡萄糖摄取，从而减少了脂肪组织过多堆积。

4.2.3.3　树莓中花青素的种类、含量及动态变化

（1）树莓中花青素的种类

花青素的种类多种多样，其中树莓果实中含有以天竺葵素、矢车菊素、飞燕草素、芍药素、矮牵牛素及锦葵素 6 种非配糖体为主的花青素。

（2）树莓中花青素的含量

树莓中的花青素含量丰富，在红树莓中发现了 6 种含量较为丰富的花青素类型，如表 4.12 所示（Bowen-Forbes et al.，2010）。

表 4.12　红树莓果实中花青素的含量（单位：mg/100 g FW）

花青素	树莓				
	R. jamaicensis	R. rosifolius	R. racemosus	R. acuminatus	R. idaeuscv. Heritage
矢车菊素-3-O-葡萄糖芸香苷	—				163
矢车菊素-3-O-葡萄糖苷	1501	17	1437	1639	151
矢车菊素-3-O-芸香糖苷			445	560	
天竺葵素-3-O-葡萄糖苷	—	81			
天竺葵素-3-O-芸香糖苷		48			
矢车菊素-3-O-葡糖基丙二酸酯	172	—	—	—	—
总量	1673	146	1882	2199	314

（3）树莓中花青素的动态变化

树莓果实在储存过程中花青素的损失或褐色化合物的形成是由许多因素造成的，如 pH、多酚化合物、糖和糖降解产物、氧气、抗坏血酸、果实成熟和解冻时间等（Garca-Viguera et al.，1998）。Withy 等（1993）针对红树莓中 6 种花青素在果汁中的动态变化进行研究，发现在高于 20℃条件下储存 3 个月后，矢车菊素-3-O-槐糖苷显著降低，矢车菊素-3-O-葡萄糖苷升高。相比之下，树莓贮藏在–20℃条件下提取液中花青素的含量改变较小。储存时形成的矢车菊素-3-O-葡萄糖苷比其他花青素反应性更强，因此比其他花青素更容易聚合，建议树莓提取物的储存温度为–20℃，以减少矢车菊素-3-O-葡萄糖苷的形成。当树莓提取物以–20℃的温度储存时，平均损失了总单体花青素的 80%，这表明树莓提取物的颜色质量有相当大的下降。

4.2.4　树莓酮

4.2.4.1　树莓酮的概念

树莓酮被发现具有分解和转化脂肪的功能，被称为"天然脂肪转换物"。树莓是人类已知的最古老的水果之一，几个世纪以来一直被用于药用。与草莓和蓝莓一样，树莓含有丰富的糖分、维生素、矿质元素和多酚。树莓成分的生物效应研究已经取得了许多成果。树莓酮是树莓的主要芳香化合物之一，其结构类似于辣椒素和肾上腺素，这两种化合物具有抗肥胖和改变脂质代谢的作用，广泛应用于化妆品和食品中作为香味剂和调味剂。在一项关于树莓酮（1 mmol/kg）灌胃的研究中，其大约 90%的剂量是作为代谢物在 24 h 之内通过大鼠、豚鼠和兔子的尿液排出的。

4.2.4.2　树莓中所含树莓酮在人体生命活动中的重要作用

肥胖是一种复杂的代谢紊乱，是能量摄入和消耗不平衡的结果。这种失调可能有遗传或行为上的原因，包括食物摄入的质量和数量及生活方式。肥胖的特点是体重增加、脂肪组织增生和肥大、脂肪储存过多。树莓酮的主要作用是减轻体重和改善代谢水平。Morimoto（2005）的研究表明，小鼠在食用高脂肪的食物之后会增加内脏脂肪（如附睾、腹膜后和肠系膜脂肪组织）。小鼠在被喂食高脂肪食物和树莓酮（2%）后，前6周的体重升高显著降低，内脏脂肪组织的最终质量明显低于仅喂食高脂肪食物的小鼠，表明食用含有树莓酮的食物能够降低脂肪含量，对健康有益。另有一项研究表明，给雄性小鼠喂食树莓酮可以防止高脂肪饮食引起的体重升高，并增加白色脂肪细胞的脂肪分解。为了阐明树莓酮抗肥胖作用的可能机制，Park（2010）研究了其对 3T3-L1（小鼠脂肪细胞）中脂联素的表达、分泌、脂解和脂肪酸氧化的影响。树莓酮的处理显著增加了分化的3T3-L1 细胞的脂溶作用，树莓酮有助于预防肥胖和减轻肥胖、治疗高血脂等疾病（Park，2010）。

4.2.4.3　树莓中树莓酮的含量及生物合成途径

（1）树莓中树莓酮的含量

虽然树莓酮最初是在树莓中被发现的，但含量不高。相比于其他多酚化合物而言，树莓中树莓酮的含量只占很少一部分，见表4.13（李斌等，2013）。

表 4.13　树莓中树莓酮的含量　　　　　　（单位：g/kg）

样品序号	树莓酮含量
1	240.0
2	101.7
3	154.3
4	203.9
5	123.5
6	71.4
7	158.4
8	90.4
9	170.6
10	200.5

（2）树莓酮的生物合成途径

研究人员在肺炎链球菌冻干细胞中发现了一种二级醇脱氢酶（ADH），还检测到了产品中同位素标记的 4-对羟基苯基-2-丁醇，表明仲醇脱氢酶也可能存在于其他物种中，以及其他协同催化来合成树莓酮。该催化方法与其他植物中的树莓酮的合成路线不同，催化 C6-C3 结构至 C6-C1 结构的转换目前没有报道。此外，研究发现乙酰辅酶 A 羧化酶抑制剂抑制丙二酰-CoA 的合成，同时亚苄基丙酮的产率下降，说明侧链延伸的底部使得该真菌合成树莓酮。丙二酰辅酶 A 是侧链合成树莓酮的底物，不同之处在于前者需要缩合侧链的丙二酰-CoA 的两个分子，在合成树莓酮的情况下，只有一个丙二酰-CoA 分子是必需的，这表明两种不同的生物合成途径中树莓酮的合成使用不同的底物，且催化方法也不同。树莓酮不仅可以在植物中合成，也可以在微生物中合成，但是合成方式不同。分别用 1-^{13}C、2-^{13}C 和 3-^{13}C 标记的苯丙氨酸进行检测，结果表明，只有使用 3-^{13}C 标记的苯丙氨酸时才能检测到同位素标记的亚苄基丙酮，因此树莓酮的真菌催化合成过程中使用含 C6-C1 结构的化合物（如马尿酸）作为底物比使用含 C6-C3 结构的化合物更有效。与 C6-C3 结构的化合物相比，C6-C1 结构的化合物可能更容易通过细胞膜。有趣的是，含 C6-C2 结构的化合物不能作为合成亚苄基丙酮的底物，这表明树莓是在真菌中合成的。在合成树莓酮的情况下，最有可能的是 C6-C3 结构的化合物首先被分解成 C6-C1 结构的化合物，然后侧链延伸并且分解为两个碳。一个是亚苄基丙酮的合成，另一个是丙二酰辅酶 A 的合成，其中丙二酰辅酶 A 是通过乙酰辅酶 CoA（AACase）形成的。CoA 在两个底物作用下通过脱羧缩合反应（BAS）被转换，然后亚苄基通过亚苄基还原酶产生树莓酮。树莓酮在植物中的生物合成底物是通过苯丙氨酸途径获得的，即苯丙氨酸经过一系列的作用后产生肉桂酸（张奋强等，2017）。

4.3　树莓的生物活性物质与人类重大疾病的防治

随着生活水平的不断提高，人们对绿色保健食品的需求不断加大，更注重保健和养生，而通过绿色有机食品来获得健康是普遍的选择。当今，癌症发病率不断上升，心脑血管和糖尿病的患者也不断增多，食用含有生物活性物质的绿色健康的果蔬尤为重要，这也是国内外研究人员的热点研究方向。树莓中因含有大量的有益于人体健康的营养和生物活性物质而具有平衡膳食结构，调节人体机能，维持机体良好代谢，防治人类重大疾病等一系列功效。本节总结了有关树莓的生物活性物质在防治人类重大疾病中的一些现有报道，希望这些内容能为读者了解树莓的生物活性物质在防治人类重大疾病中的重要作用提供信息，为相关领域的未来研究工作提供参考，为进一步开发利用树莓的医药价值奠定基础。

4.3.1　树莓中生物活性物质与心脑血管疾病防治的研究进展

生物活性物质是指对人类高级生命活动具有调节功能的生理活性成分。广义上讲，只要是对生物体具有某种活性的物质都可以称为生物活性物质；狭义上讲，生物活性物质一般指对人体及动物有药理或其他生理活性、对昆虫有杀灭活性或驱避活性、对杂草有杀灭活性等生物活性较强的物质。心脑血管的发病率普遍升高，尤其在北方寒冷地区。目前一些心脏病的发病率也不断提高，包括先天性和后天性的，每年死于这些疾病的人数不断攀升（Grundy et al.，1999）。目前一些危险因素如止血因素、炎症、胰岛素抵抗和氧化低密度脂蛋白在降低心脑血管疾病发病率和死亡率方面的作用和必要性日益得到认识。在对浆果研究的早期工作中，探究了树莓的抗氧化特性和潜在的健康益处（Zafra-Stone et al.，2007）。

4.3.1.1　树莓中与防治心脑血管疾病有关的生物活性物质

（1）树莓中的重要生物活性物质

花青素对传粉者和播种者的视觉吸引力及食物的审美价值等方面都发挥着重要作用。花青素的结构不能被完全确定和证实，所以要借助化学分析和其他方法来鉴定（Stintzing and Carle，2004）。目前经过鉴定检测的花青素有 20 多种。

黄酮类化合物是植物中一类重要的次生代谢产物，以两种形态存在于瓜果蔬菜等植物中。其中有一种黄酮类化合物是槲皮素，它是非常典型的，能结合糖分子在 C3 位羟基上形成植物中很常见的成分——芸香苷（芦丁）（Rice-Evans，2001）。黄酮类化合物本就是能力很强的抗氧化剂，在人体中的功能机理还不清楚，它可以作为哪一种作用物还有待进一步研究。还应该强调的是，黄酮类化合物的还原特性可能有助于细胞内氧化还原调节，而与抗氧化特性无关，因此其可能通过与细胞内还原剂网络协同工作来防止细胞老化。

树莓酮是树莓果实的主要香气成分，模拟这一成分的形成过程是通过酶饱和双键的 4-对羟基亚苄基丙酮，使用多种微生物进行发酵。在树莓植物提取物中，C6-C4 不饱和生物合成前体是通过 C6-C5 产物与丙二酰-CoA 缩合后水解脱羧而形成的。另外，天然树莓酮可以通过酶氧化产生甲醇（Fronza and Fuganti，1998）。

鞣花酸能够抵抗导致癌症发生的物质，并且能够抵抗引起突变的物质。红树莓中有些物质能够抗癌，其功能性远超核桃和越橘等水果，是目前被发现的天然鞣花酸含量最高的水果。美国研究人员证明，红树莓提取物可以减少人体内产生的不正常的细胞，防止癌细胞的扩散，是抑制癌症发生很有效的绿色保健方式。近些年，科学家还发现了红树莓可以降低白细胞浓度。美国有研究表明树莓中的鞣花酸成分对抑制和预防各种癌症有非常显著的效果，西方人称其为"癌症克星"（宣景宏等，2007）。

（2）树莓中与防治心脑血管疾病相关的生物活性物质

　　研究发现树莓中的鞣花酸会影响 N-亚硝基甲基苄胺的代谢。这种化学预防作用主要归因于树莓中的鞣花酸，它被证明可以抑制几种致癌物诱发的啮齿动物癌症。研究发现，鞣花酸和黑树莓的甲醇在转化过程中产生了剂量依赖性的减少，这可能是通过干扰致癌物质的吸收、激活和解毒或者干预 DNA 结合和 DNA 修复实现的。对蓝莓和 6 种浆果混合物的进一步研究证实，当将浆果果粉处理的内皮瘤细胞注入小鼠体内时，蓝莓和 6 种浆果混合物在血管瘤的体内模型中具有抗血管生成的特性。Kirakosyan 等（2018）认为，浆果中的生物活性物质有抵抗癌症和抗心脑血管疾病的作用，花青素可能是这些作用的部分原因。然而，没有文献证实这些浆果中的花青素具有抗血管生成活性。研究证实，没食子酸是一种抗血管生成化合物，对黑树莓的抗血管生成活性发挥部分作用，而在黑树莓中还存在另一种活性化合物，其也对黑树莓的抗血管生成活性发挥部分作用。这些多活性化合物是否通过添加或者协同的方式发挥抗血管生成作用，在阐明其结构时值得研究。研究发现精制黑树莓提取物 WBR-95 在抑制血管生成方面比粗提取物更有效。然而，WBR-95 单个亚组分的活性均没有超过最初的 WBR-95，这可能表明关键成分在抑制血管生成的能力上是相加或协同的。此外，这也解释了进一步分离这部分会导致抗血管生成活性降低。对 WBR-95 提取物进行化学表征，并对关键活性化学标记物进行标准化，可为临床实验提供可靠的抗血管生成提取物。黑树莓中的活性抗氧化化合物可通过饮食获得。然而，生物活性成分的吸收可能很小，因此可能达不到治疗剂量。事实上，在临床研究中饮食干预经常失败，这可能是由于在测试的浆果饮食中，未知活性化合物的水平较低，且具有较大的可变性。强烈建议提取物必须标准化，并包含活性化合物的治疗浓度，以产生一致的临床效果。在临床环境中，当提取物中的活性成分含量较低且大剂量不可行时，最可能出现剂量不足。当浓度达到一个剂量时，能够增加抗血管疾病的成分。精制黑树莓提取物转化为 1 g WBR-95 提取物与 100 g WBRs 近似当量。这种精制的提取物在设计治疗或预防实验的剂量方案方面具有很大的优势，对于预防心脑血管疾病具有重要的作用（Liu et al.，2005）。

4.3.1.2　树莓中生物活性物质防治心脑血管疾病的机理

　　1）氧化应激。氧化应激的特征是活性氧和抗氧化防御之间的不平衡。氧化应激能破坏细胞，使细胞的功能丧失，改变细胞中的成分，细胞可能会突变或者死亡，这样就增加了患上疾病的风险（Singh and Jialal，2006）。在血管壁内，不同的氧化剂可以来自细胞和细胞外及酶和非酶途径（Stocker and Keaney，2004）。单线态氧、超氧化物、过氧基和羟基自由基及过氧亚硝酸盐是产生活性氧并对人体造成损害的因子。血管壁来源包括过度刺激烟酰胺腺嘌呤二核苷酸磷酸氢氧化酶和黄嘌呤氧化酶，线粒体电子传递链产物泄漏，以及未偶联的内皮一氧化氮合酶（Ungvari et al.，2007）。还有一种氧化物酶作为氧化源，由白细胞和免疫细胞分泌得到，能造成动脉粥样硬化（Heinecke，1999）。总的来说，未处理的活性氧可产生几种修饰产物，其中一些与低密度脂蛋白（LDLs）的氧化有关，LDLs参与泡沫细胞和斑块的形成，但也与刺激还原氧化敏感通路有关，该通路可上调促炎基因的表达。

2）炎症反应和氧化应激的关系是紧密的，炎症的主要因子是 NF-κB。其作为一种转录因子可以刺激多种基因，如产生细胞因子、趋化因子、免疫感受器、细胞黏膜及急性期的蛋白质。NF-κB 的氧化还原性很强，并且能够激活炎症反应，一些模式识别受体或激酶也可以作为重要的炎症介质。炎症反应可由多种刺激引起，包括细菌的细胞壁成分、ROS、脂肪酸、细胞因子、生长因子和致癌物浓度的变化。在血管壁中，氧化的 ldl 作为重要的刺激物，可引起血管炎症和一系列导致动脉粥样硬化的致动脉粥样硬化事件（Kris-Etherton et al.，2004）。有人认为花青素可以作为促氧化剂（通过增加亲电化合物），改变细胞氧化还原状态（Kern et al.，2007），导致各种氧化还原敏感的细胞信号反应，包括刺激内源性抗氧化防御系统。转录因子核因子红细胞 2 相关因子 2（Nrf2）对氧化还原反应敏感。在基本条件下，Nrf2 主要在细胞质中被隔离。Nrf2 在受到氧化还原状态变化的挑战时，可以通过转运到细胞核内，促进负责谷胱甘肽合成的限速酶的表达，诱导抗氧化应答元件转录（ARE）依赖的抗氧化防御机制，从而增强谷胱甘肽的合成。花青素的肠道微生物代谢产物，如 A 环中的间苯三酚醛，可能直接刺激 Nrf2/ARE信号（Kropat et al.，2013）。因此，Nrf2 依赖机制可能在树莓体内效应中发挥重要作用。在检测树莓提取物或饮食中的冻干水果的研究中，有两项研究显示，树莓经过 1 个月的处理后能够降低脂质和蛋白损伤及炎症反应，氧化应激降低。在相关研究中发现，关节炎大鼠模型是由胶原所诱导的炎症，可以通过食用树莓提取物显著降低其发生，并可降低骨骼的吸收及减少骨增殖的形成，进而减少对动物关节的破坏（Figueira et al.，2014）。

3）血管内皮调节。血管内皮是血管稳态的重要调节因子。内皮具有多种功能，如调节血栓形成和纤维蛋白溶解、血管生成和血管扩张器张力（Tousoulis et al.，2012）。NO 是 l-精氨酸在 eNOS 作用下合成的，是这些功能的中心中介。因此，内皮功能障碍的关键机制是缺乏生物可利用的 NO。过度的 ROS 会导致 NO 被氧化降解，这是改变 eNOS/NO 信号通路从而导致内皮功能受损的机制之一。降低NO 生物活性将有利于血管收缩，但可能导致缺血。这些物质对于促进血管炎症、白细胞黏附力及泡沫细胞形成具有重要的作用，而且都是动脉粥样硬化的前体物质。因此，减少内皮细胞 ROS 的生成或保护内皮细胞免受 NO 和 ROS 损伤或降解，对维持内皮平衡及其功能具有重要意义。体外研究和体内动物模型的目的是测试红树莓多酚化合物或红树莓果实或提取物对内皮功能的重要影响。鞣花酸是树莓体内模型的成分之一（Panchal et al.，2013）。

4.3.1.3　树莓中特有生物活性物质防治心脑血管疾病的研究现状

Kirakosyan 等（2018）评估了树莓果实作为心血管代谢风险模型对肥胖、祖克尔糖尿病脂肪大鼠的影响。树莓果实可降低空腹甘油三酯和空腹血糖水平，但对空腹胰岛素、低密度脂蛋白或体重增加无明显影响。相对于时间匹配的组克尔大鼠，树莓果实可明显降低心率。红树莓多酚化合物可诱导丝状肌动蛋白细胞骨架的重排，且测试浓度越高，其各向同性越强。Sousa（2016）证实了树莓多酚化合物的抗血管生成潜能，并为其对内皮细胞的作用模式提供了新的见解。

4.3.2　树莓中生物活性物质与癌症防治的研究进展

癌症每年都在世界范围内夺去大量的生命，通过饮食干预可减少被癌症夺去的生命。关于饮食对癌症影响的研究发现，已经有近 1000 种具有预防癌症作用的植物化学物质，但在临床实验中测试的植物化学物质不足 25 种（Fotschki et al.，2018）。越来越多的证据表明，植物细胞防御可能类似于脊椎动物和昆虫的自然免疫反应。除了细胞结构相似外，植物和哺乳动物的防御反应也有相同的功能（Seeram et al.，2006）。

4.3.2.1　树莓中与防治癌症有关的生物活性物质

树莓富含抗氧化剂，如多酚、花青素和鞣花酸。Coates 等（2007）采用液相色谱-质谱联用技术对植物化学成分进行了检测。与原树莓汁相比，结肠癌患者体内的花青素和鞣花酸含量降低，但其他多酚和多酚分解产物的含量增加，胃肠道消化更加稳定。采用单细胞微凝胶电泳检测 HT29 结肠癌细胞，起始护理对过氧化氢诱导的 DNA 损伤具有显著的保护作用。促进护理显著降低了细胞周期 G1 期 HT29 细胞的数量，有效减少了进入细胞周期的细胞数量。然而，通过记录 CACO-2 单层细胞的跨上皮抵抗（TER），发现 CARE 对上皮完整性（屏障功能）没有影响。采用基质凝胶浸润实验，发现浸润护理对 HT115 结肠癌细胞浸润有明显抑制作用。结果表明，树莓的植物化学物质可抑制结肠癌的几个重要阶段（Bibi et al.，2018）。

4.3.2.2　树莓中生物活性物质防治癌症的机理

1）*PTEN*-AKT 途径。肝细胞癌是以肝细胞为起源细胞的最常见的原发性肝脏恶性肿瘤。在全球范围内，它是第五类常见的癌症类型和癌症相关死亡的第二大主要原因。此外，近年来肝癌的发病率和死亡率有所上升。亚洲是肝癌发病率最高的地区之一，占全球新增病例的 70%以上。中国人口众多，统计数据表明，大量的肝癌患者都是中国人。树莓提取物能够减少 HepG2 细胞和 Huh7 细胞的数量，

RRE 能够抑制细胞增殖生长，在特定的 S 期诱导细胞增殖的发生。这种效应部分是由于 *PTEN* 基因启动子甲基化状态的降低或 *DNMT1* 表达被抑制导致 *PTEN* 上调。Zhang 等（2018）的研究结果也表明，调节 *PTEN-AKT* 通路对于 RRE 的抗肿瘤作用是必要的。因此，树莓植物化学制剂对肝癌细胞具有潜在的抑制作用，有望作为肝癌患者的辅助治疗药物。

2）Erk1/2 信号途径。头颈部癌症在全球癌症相关死亡的主要原因中排名第六，每年报道的新病例为 50 万例。大约 95% 的头颈癌病例是口腔癌。在癌症的早期阶段，手术或放疗可被用于治疗该类疾病（Nowak et al., 2017）。癌细胞具有一定的特性，即转移性和反复性，这是指该类细胞能够在不同组织细胞间进行转移，并将其清除之后仍然具有再次发生的可能性。一般癌症患者在接受治疗 5 年之后，其生存率不超过 50%，细胞转移及复发问题也是临床治疗上需要考虑的主要问题之一。癌细胞转移的高度复杂机制与细胞外基质降解、重组、细胞侵袭和迁移有关。

3）对细胞增殖具有抗性。细胞增殖是生物体一个重要的生命活动过程，一个细胞可以进行分裂形成两个细胞，并不断地进行分裂。对于单细胞生物而言，可以通过细胞分裂，不断地产生新的个体，用来抵抗体内衰老细胞功能的丧失及代谢减慢，从而增加植物体内的细胞的生命活力。Teixeira 等（2017）研究发现，大量鞣花酸可以通过摄入树莓提取物进行补充，增加树莓中提取物的含量，并且将这些物质通过尿液排出体内。此外，尿液提取物对 MDA-MB-231 人乳腺癌细胞增殖具有抑制作用。

4.3.2.3　树莓中特有生物活性物质防治癌症的研究现状

Wedge 等（2001）研究发现，草莓、蓝莓、树莓果实乙醇提取物均对 CaSki 和 SiHa 宫颈癌细胞系、MCF-7 和 T47-D 乳腺癌细胞系有较强的抑制作用。树莓水提物和蓝莓醇提物通过直接作用和代谢激活的致癌物质显著抑制突变。食用水果和蔬菜可以降低患几种癌症的风险，尤其是结肠癌和直肠癌，这可能与水果和蔬菜的植物化学成分有关。流行病学数据表明，消化道癌最易受饮食改变的影响，这可能是由于消化道可直接接触到食品中生物活性物质，因此研究这些生物活性物质对流行的结肠和直肠癌的影响是可行的。Brown 等（2012）研究发现，浆果中的多酚化合物可能调节癌细胞存活所必需的细胞过程，如增殖和凋亡。

4.3.3　树莓中生物活性物质与阿尔茨海默病防治的研究进展

阿尔茨海默病是常见的一种痴呆症，据估计占全部痴呆症病例的 60%～80%，临床表现为进行性记忆丧失，认知功能逐渐下降，最终过早死亡。阿尔茨海默病的神经病理学特征包括含有 β-淀粉样蛋白的细胞外斑块的存在，主要由异常磷酸化的 t 蛋白组成的细胞内神经纤维缠结，以及神经元和突触，尤其是海马和皮质中的神经元和突触的巨大损伤和损失（Selkoe，2001）。由此产生的疾病被认为是由积累的 β-淀粉样蛋白导致的级联反应，即淀粉样级联假说。疾病的发展和进展速度因人而异。阿尔茨海默病的危险因素类似于其他常见的慢性病。除了由已知基因突变引起的罕见病例外，阿尔茨海默病是多种因素共同作用的结果，是经过多年的发展而形成的。年龄增长是最大的风险因素，但阿尔茨海默病不是正常衰老的一部分。其他危险因素包括家族史、ApoE 基因型、轻度认知障碍和心脏代谢危险因素。心脑血管疾病在发生的过程中常伴随一些并发症，如肥胖、血脂升高、血压偏高或胰岛素发生代谢损伤等，这些都会对人体机能造成一定的损伤，这对于人体的生命健康不利，也不利于正常的生命活动。人们常将这些并发症或者是风险性疾病称为代谢综合征。据研究数据表明，患有代谢综合征的人群患有心脑血管疾病的风险是正常人的两倍，而患有糖尿病的风险更高，是它的 5 倍（Cooper et al.，2015）。代谢综合征也与认知障碍、痴呆和阿尔茨海默病的发展有关。虽然心脏代谢异常和受损的中央处理之间的相互关系的机制仍有待充分表征，但外周血胰岛素信号和炎症的改变似乎是阿尔茨海默病病理的主要因素，且两者都与 β-淀粉样蛋白沉积加速或者清除减少以及 t 蛋白磷酸化和积累增加有关。因此，降低阿尔茨海默病风险的关键是减少周围炎症和恢复胰岛素敏感性。与年龄相关的氧化应激和炎症增加，可能对减少与年龄相关的正常认知能力下降也有好处。经常食用中等到大量的水果与降低患阿尔茨海默病的风险有关，而大量食用蔬菜似乎可以减缓认知能力下降的速度。这最有可能是由于存在大量的抗氧化剂和生物活性维生素及低水平的饱和脂肪。

4.3.3.1　树莓中与防治阿尔茨海默病有关的生物活性物质

多酚与阿尔茨海默病的防治有密切的关系。多酚是一种植物次生代谢产物，是一类结构复杂的具有芳香环和羟基的化合物。自然界产生的多酚是最常见的植物化学物质。它们构成了一大类植物化学物质，在高等植物中已经鉴定出 8000 多种天然多酚。天然多酚分为几个组分：维生素、黄酮类化合物和鞣花酸等。这些化合物具有广泛的活性，如自由基清除、过渡金属螯合和/或增强内源性抗氧化系统。多酚被认为是可能的神经保护因子。从植物中能够获得大量的基础提取物质及一些化学成分，它们数量巨大，对人体健康有着重要的作用。另外，它们已经被证明对人类大脑具有重要的保护作用，例如，白藜芦醇、姜黄素等对人体具有神经保护作用。关于阿尔茨海默病，过去十年的研究主要集中在能够促进 β-淀粉样蛋白聚集的分子上，一些植物多酚已经显示出这种特性（Ravi et al.，2018）。

4.3.3.2　树莓中特有生物活性物质防治阿尔茨海默病的研究现状

事实上，红树莓或其多酚成分与氧化应激、炎症和胰岛素信号改善之间关系的研究应该被认为是有希望降低阿尔茨海默病患病风险和减缓衰老过程的，这些生物标志物的改善应与认知行为的临床相关改善和病理改变（如 β-淀粉样蛋白清除或沉积减少）相一致。Fortalezas 等（2010）评估了鞣花酸对 SH-SY5Y 细胞的影响，并报道了鞣花酸抑制 β-淀粉样蛋白低聚体的形成和相关的神经毒性。树莓提取物（乙醇提取物或从红树莓中提取的矢车菊素-3-O-葡萄糖苷）为它们潜在的神经保护属性提供了病变模型：一项研究使用了 SKN-MC 人类神经母细胞瘤细胞系及大鼠脊髓损伤模型。结果表明，与对照组相比，树莓提取物提高了细胞存活率，减少了神经元的损失，降低了氧化应激，改善了功能恢复。给老鼠喂食剂量为 100 mg/7 d 的鞣花酸，在创伤性脑损伤方面可显著预防记忆衰退，这与海马损伤及减少脑创伤性有着重要关联。总之，树莓在脑损伤方面有重要的作用。

4.4　树莓的科学利用

4.4.1　树莓的加工

树莓果实除了直接鲜食之外，还可以进行加工利用，制成人们喜爱的各种食品，包括各种糖制品、罐头制品等。在生活中，还可以将树莓这种不耐储存的水果制作成树莓果酒、果醋等。树莓的果渣还可以做成果酱、果冻等，树莓果酱可以用于制作蛋糕、面包类食物。另外，树莓也可以用于医疗保健等方面，其中的一些营养成分和活性物质对于人体有重要的保健作用。但是，加工过程会对树莓中的营养物质造成一定的破坏，这是传统的果品加工中应该给予高度关注的问题。这里主要介绍树莓果实可能的加工利用途径及其产品的营养特点，以引起大家对上述问题的高度关注。

4.4.1.1　树莓罐头

树莓新鲜果实经过一定的工艺流程加工处理后，装入密封的容器，脱气密封并经过高压灭菌，即可制成树莓罐头。树莓罐头在市场上较为少见，但是基本的工艺流程也是首先进行原料的选择，选择大小相适宜的果子进行分级处理，随后对其进行简单的清洗，除去果实表面的尘土和病菌，再进行热烫和漂洗、整理及分选装罐，向罐中加入糖水，随后进行真空封装，杀菌冷却后，进行保温或者是商品无菌检验，入库后进行相应的贴商标处理。用于罐头加工的树莓要求色泽鲜艳、香味适宜、含糖量高。一般酸度略高有利于罐头的加工，加工后可以使其外观良好。

4.4.1.2　树莓汁及其饮料制品

树莓汁及其饮料制品是通过榨取果实的汁液，经过一定的工艺流程密封杀菌或者浓缩后再密封杀菌保存的树莓汁及其稀释或者是混合制成的饮料制品。目前栽培的所有树莓品种都可以进行鲜榨，榨取的果汁可以根据个人口味进行调节，并调整至合适的糖酸比，以达到最佳的风味。

（1）树莓汁

树莓汁的营养和风味都非常接近果实的本身风味，是果品加工中最能保持天然成分的制品之一。它能够保留树莓中丰富的营养物质及多酚物质，对于预防癌症及心脑血管疾病具有重要的作用。另外，树莓中含有大量的矿质元素，对于人体健康也有众多的好处。树莓中丰富的维生素可使人们获得更加健康的生活方式，例如，替代保健品，减少保健品中的一些食品添加剂对于人体的伤害等。树莓汁的制备步骤主要是首先进行树莓的清洗，其次挤压出汁，最后过滤掉果渣即可（Wrolstad et al.，1993）。将树莓汁进行冷藏之后风味更佳。

（2）树莓饮料

树莓饮料的制作通常需要以下原料：新鲜的树莓、白砂糖（依据个人口味决定）、纯净水。树莓饮料的制备通常按以下步骤进行：首先将树莓清洗干净，倒入锅中，加入适量的白砂糖和纯净水，大火熬煮至水沸腾，随后改为小火，熬煮15 min 左右，将果渣及树莓籽过滤干净，随后将得到的树莓汁冷却至常温，将树莓汁放在冰箱冷藏，使口感更佳。饮料的制备过程主要是通过调节糖酸比来获得最佳的风味，自制的树莓饮料中不会添加防腐剂及香精等成分，保留了树莓原本的风味（Anekella and Orsat，2013）。

4.4.1.3　树莓糖制品

通过高浓度的糖对树莓果实进行加工处理，制成的产品主要包括蜜饯、果酱等。树莓果实适合制作糖制品，主要是因为树莓的储藏保鲜较为困难，商品货架期较短，更适合进行加工利用（Quintanilla et al.，2018）。

（1）树莓蜜饯

树莓蜜饯的制作工艺包括原料的筛选、护色、烫漂、硬化、漂洗、渗糖、浸糖、烘干、整形及包装。在原料的筛选方面，应选择成熟度一般、果实大小一致、同品种、无斑疤及虫害的果实。将树莓浸入 1%的柠檬酸溶液中护色 20～30 min，用 0.1%的氯化钙和 0.2%的亚硫酸氢钠溶液浸泡 4 h 左右，进行护色和硬化处理，并且将树莓用清水清洗干净，将其表面的农药残留去除掉。在沸水中进行 2～3 min 的热烫处理，主要是为了去除或破坏多酚氧化酶，以更好地保护树莓中的活性物质及颜色。将树莓果实从热水中取出后在冷水中放置至常温，防止过度热烫对树莓造成损伤。随后进行渗糖和浸糖处理以增加树莓中的糖含量，将处理好的树莓铺平晾干于包装纸上，将沥干的树莓摆到干燥盘上，在 70℃下干燥 4 h。包装材料要选用不透气的复合膜材质，封口要严密不透气。树莓蜜饯可以作为生活中的小食，使人们在享受美味的同时又获得了人体所需的营养物质。

（2）树莓果酱

树莓果酱的制备主要需要用到树莓、白砂糖及柠檬汁（Zafrilla et al., 2001）。将树莓过水清洗一遍之后放在淡盐水中浸泡几分钟，沥干树莓果实上的水分，将白砂糖与树莓混合均匀，包上保鲜膜或者放置在保鲜盒中，置于冰箱中保存。放置一晚后树莓会溢出果汁，倒入破壁机料理杯中，选择果汁功能，几秒钟就可打成汁。随后将所有树莓都打成汁；玻璃瓶冷水入锅，煮开后再煮一两分钟消毒，取出后进行晾干处理。将树莓汁全部放置在容器中，用中火煮开之后进行小火熬制，当汁液黏稠时关火，其间需要不断搅拌。并且在该过程中倒入柠檬汁，等到完全冷却后放置在冰箱中保存。

4.4.1.4 树莓果酒

树莓果酒色泽鲜艳，含有大量的花青素和多酚物质，适合女性饮用。树莓果酒一直是西方国家的高档果酒，是果酒中的精品（Duarte et al., 2010）。树莓果酒属于非粮食型的低度酒，色、香、品俱佳，味道独特，饮之满口含香，观之色艳如火。树莓果酒有礼品酒、情侣酒、普通酒等多种包装，以满足不同人群的个性消费需求。

树莓果酒中含有大量的有机酸和花青素，具有解酒的功效。有机酸能够与乙醇发生作用，转化成脂类物质，还能通过人体的代谢排出体外，降低血液中的乙醇含量。花青素属于抗氧化剂，能够减少肝脏产生的大量自由基，有利于保护肝脏。树莓果酒中主要的成分能够治疗肝炎等一些肝脏疾病，具有保护肝脏的作用。目前，刘明教授的"覆盆子治疗肝癌课题研究"已经取得了显著的成效。树莓具有降血压、降血脂、降血糖的重要功效。树莓酒的主要成分鲜树莓（即覆盆子）富含浓缩单宁酸，该成分可在胃壁形成保护膜，并抑灭幽门杆菌。常饮树莓果酒，还有利于胃炎、胃溃疡等胃病愈和，降低胃癌发生率（Kim et al., 2009）。

4.4.2 问题与展望

近年来，政府给予了树莓产业足够的重视，因此农民种植树莓的热情高涨，种植面积急剧增加，并且很多农民和企业已经取得了很好的经济效益，同时，向国外出口树莓果汁和速冻果的销路也越来越好。尽管如此，我们也应该冷静地看到仍然存在以下问题：贮藏保鲜和果实加工技术相对落后；缺乏优质丰产配套栽培技术，地区发展不均衡；大众对树莓的认识不够，宣传力度不大。在未来的发展中，可以从以下几方面进行：首先增加优良品种的引种工作，其次改善整个产业结构，最后加大宣传力度，让广大民众接受树莓这种水果。按照未来的发展趋势，人们应从树莓的保健功能着手进行研究。

参 考 文 献

程勇杰, 陈小伟, 王珍珍, 等. 2017. 树莓酵素与蓝莓酵素有机酸分析及其体外抗氧化性能. 食品工业科技, 38(20): 141-145, 165.

迟超, 杨宪东, 王萍, 等. 2018. 不同品种红树莓籽油理化性质及脂肪酸组成比较. 中国粮油学报, 33(2): 36-43.

丁莉莉, 彭丽, 孔庆军. 2014. 膳食纤维与糖尿病的研究进展. 医学综述, 20(7): 1265-1268.

冯韧. 2016. 膳食纤维对 2 型糖尿病的治疗作用. 职业与健康, 32(9): 1294-1296.

冯书珍, 卢宇凤, 刘南英, 等. 2019. 海藻多糖的单糖组成对体外抗氧化活性的影响. 天然产物研究与开发, 31(1): 116-121, 169.

郭军战, 彭少兵, 陈铁山. 2004. 树莓和黑莓引种品种果实营养成分分析. 西北林学院学报, 19(1): 108-109, 112.

韩加, 新华·纳比, 阿里木·帕塔尔, 等. 2008. 新疆树莓果实营养成分及其提取物抗氧化性研究. 营养学报, (4): 410-413.

韩晓鹏, 牟德华, 赵英莲, 等. 2015. HPLC 法检测树莓果汁和果酒中的有机酸. 酿酒科技, (5): 107-110.

冀凤杰, 周汉林. 2015. 有机酸对肠道内源菌的影响及作用机理. 饲料工业, 36(24): 58-59.

贾仕杰, 张海华, 张焕, 等. 2019. 东北 6 种红树莓叶酚类化合物的鉴定及抗氧化活性分析. 食品科学, 40(20): 227-233.

旷慧, 李亮亮, 吕长山, 等. 2016. RP-HPLC 法测定东北地区 6 种红树莓果实中有机酸组成. 食品科学, 37(22): 126-130.

旷慧, 王金玲, 吕长山, 等. 2016. 东北地区红树莓果渣的营养成分分析. 中国林副特产, (1): 14-18.

李斌, 王小杰, 杨磊, 等. 2013. HPLC-MS/MS 法测定树莓中树莓酮含量的研究. 生物技术进展, 3(6): 439-442.

马欢杰. 2010. 多糖类抗肿瘤作用的研究进展. 海峡药学, 22(2): 102-104.

满姗姗, 程芳, 王立新. 2015. 多糖类化合物对肝损伤保护作用的研究进展. 天津药学, 27(5): 75-78.

曲鹏宇, 李丹, 李志江, 等. 2018. 膳食纤维功能、提取工艺及应用研究进展. 食品研究与开发, 39(19): 218-224.

王坚, 王金陵, 包晗. 2003. 反相高效液相色谱法测定利福昔明的含量. 中国新药杂志, 12(11): 932-934.

肖志刚, 张秀玲, 马成业. 2004. 浅述食用脂肪的分类和合理用量. 食品研究与开发, 25(5): 12-14.

辛秀兰, 陈亮, 吴迪, 等. 2011. 红树莓籽油的脂肪酸成分分析. 食品研究与开发, 32(7): 100-103.

辛秀兰, 李小萍, 马越, 等. 2009. HPLC-ELSD 法测定红树莓果实中水溶性糖含量. 吉林农业大学学报, 31(5): 624-627.

宣景宏, 孟宪军, 刘春菊, 等. 2007. 树莓的主要功效成分及开发利用前景. 中国果业信息, 24(1): 26-28.

翟巍, 李冰华, 闫臻, 等. 2012. 有机酸与人体健康. 医学研究杂志, 41(7): 18-20.

张奋强, 刘欢, 黄丽娜, 等. 2017. 树莓酮生物合成途径及关键酶功能研究进展. 生物技术进展, 7(2): 111-115.

张海涛. 2017. 多糖类化合物抗氧化作用及其机制的研究进展. 天津药学, 29(3): 60-63.

张宏梅. 2007. 糖类物质对固定化脂肪酶的保护作用. 粮油食品科技, 15(4): 38-39, 48.

张小强. 2016. 膳食纤维的定义、分类和理化特性. 科技展望, 26(20): 285.

张玉华, 凌沛学, 籍保平, 等. 2006. 糖类对胰激肽原酶稳定作用的研究. 中国药学杂志, 41(17): 1347-1350.

Alzaid F, Cheung H M, Preedy V R, et al. 2013. Regulation of glucose transporter expression in human intestinal Caco-2 cells following exposure to an anthocyanin-rich berry extract. PLoS One, 8(11): e78932.

Anekella K, Orsat V. 2013. Optimization of microencapsulation of probiotics in raspberry juice by spray drying. LWT—Food Science and Technology, 50(1): 17-24.

Aqil F, Gupta A, Munagala R, et al. 2012. Antioxidant and antiproliferative activities of anthocyanin/ellagitannin-enriched extracts from *Syzygium cumini* L. (Jamun, the Indian Blackberry). Nutrition and Cancer, 64(3): 428-438.

Aspinall G O. 1983. Classification of Polysaccharides. Manhattan: Academic Press.

Bakkalbasi E, Mentes O, Artik N. 2009. Food ellagitannins—occurrence, effects of processing and storage. Critical Reviews in Food Science and Nutrition, 49(3): 283-298.

Barclay L R C, Vinqvist M R. 2003. Phenols as antioxidants//Rappoport Z. The Chemistry of Phenols. Chichester: John Wiley & Sons, Ltd.

Barrios J, Cordero C P, Aristizabal F, et al. 2010. Chemical analysis and screening as anticancer agent of anthocyanin-rich extract from Uva Caimarona (*Pourouma cecropiifolia* Mart.) fruit. Journal of Agricultural and Food Chemistry, 58(4): 2100-2110.

Bibi S, Du M, Zhu M J. 2018. Dietary red raspberry reduces colorectal inflammation and carcinogenic risk in mice with dextran sulfate sodium-induced colitis. Journal of Nutrition, 148(5): 667-674.

Biswas D, Sarkar S, de Silva A, et al. 2018. Cyanidin-3-*O*-glucoside rich extract from haskap berry improves glucose homeostasis and insulin sensitivity in diet-induced obese mice. Canadian Journal of Diabetes, 42(5): S55.

Bowen-Forbes C S, Zhang Y, Nair M G. 2010. Anthocyanin content, antioxidant, anti-inflammatory and anticancer properties of blackberry and raspberry fruits. Journal of Food Composition and Analysis, 23(6): 554-560.

Browna E M, Gilla C I R, McDougallb G J, et al. 2012. Mechanisms underlying the anti-proliferative effects of berry components *in vitro* models of colon cancer. Current Pharmaceutical Biotechnology, 13(1): 200-209.

Bunea A, Rugină D, Sconta Z, et al. 2013. Anthocyanin determination in blueberry extracts from various cultivars and their antiproliferative and apoptotic properties in B16-F10 metastatic murine melanoma cells. Phytochemistry, 95: 436-444.

Calleja M A, Vieites J M, Montero-Melendez T, et al. 2013. The antioxidant effect of beta-caryophyllene protects rat liver from carbon tetrachloride-induced fibrosis by inhibiting hepatic stellate cell activation. British Journal of Nutrition, 109(3): 394-401.

Cassidy A, Mukamal K J, Liu L, et al. 2013. High anthocyanin intake is associated with a reduced risk of myocardial infarction in young and middle-aged women. Circulation, 127(2): 188-196.

Ceriello A. 2004. Is oxidative stress the pathogenic mechanism underlying insulin resistance, diabetes, and cardiovascular disease? The common soil hypothesis revisited. Arteriosclerosis Thrombosis & Vascular Biology, 24(5): 816-823.

Coates E M, Popa G, Gill C I R, et al. 2007. Colon-available raspberry polyphenols exhibit anti-cancer effects on *in vitro* models of colon cancer. Journal of Carcinogenesis, 6(1): 4.

Cochet F, Peri F. 2017. The role of carbohydrates in the lipopolysaccharide (LPS)/toll-like receptor 4 (TLR4) signalling. International Journal of Molecular Sciences, 18(11): 2318.

Cooper C, Sommerlad A, Livingston G. 2015. Modifiable predictors of dementia in mild cognitive impairment: a systematic review and meta-analysis. American Journal of Psychiatry, 172(4): 323-334.

Dai J, Gupte A, Gates L, et al. 2009. A comprehensive study of anthocyanin-containing extracts from selected blackberry cultivars: extraction methods, stability, anticancer properties and mechanisms. Food and Chemical Toxicology, 47(4): 837-847.

de Jager S, Coetzee N, Coetzee V. 2018. Facial adiposity, attractiveness, and health: a review. Frontiers in Psychology, 9: 2562.

Duarte W F, Dias D R, Oliveira J M, et al. 2010. Raspberry (*Rubus idaeus* L.) wine: yeast selection, sensory evaluation and instrumental analysis of volatile and other compounds. Food Research International, 43(9): 2303-2314.

Fortalezas S, Tavares L, Pimpao R. 2010. Antioxidant properties and neuroprotective capacity of strawberry tree fruit (*Arbutus unedo*). Nutrients, 2(2): 214-229.

Fotschki B, Laparra J M, Sojka M. 2018. Raspberry polyphenolic extract regulates obesogenic signals in hepatocytes. Molecules, 23(9).

Fronza G, Fuganti C. 1998. Natural abundance ^{2}H nuclear magnetic resonance study of the origin of raspberry ketone. Journal of Agricultural and Food Chemistry, 46(1): 248-254.

Garca-Viguera C, Zafrilla P, Artés F, et al. 1998. Colour and anthocyanin stability of red raspberry jam. Journal of the Science of Food and Agriculture, 78(4): 565-573.

God J, Tate P L, Larcom L. 2010. Red raspberries have antioxidant effects that play a minor role on the killing of stomach and colon cancer cells. Nutrition Research, 30(11): 777-782.

Grover J K, Yadav S, Vats V. 2002. Medicinal plants of India with anti-diabetic potential. Journal of Ethnopharmacology, 81(1): 81-100.

Grundy S M, Pasternak Fuster V. 1999. Assessment of cardiovascular risk by use of multiple-risk-factor assessment equations. Journal of the American College of Cardiology, 34(4): 1348-1359.

Hager T J, Howard L R, Prior R L. 2008. Processing and storage effects on monomeric anthocyanins, percent polymeric color, and antioxidant capacity of processed blackberry products. Journal of Agricultural and Food Chemistry, 56(3): 689-695.

Häkkinen S, Karenlampi S, Mykkanen H, et al. 2000. Influence of domestic processing and storage on flavonol contents in berries. Journal of Agricultural and Food Chemistry, 48(7): 2960-2965.

Han F, Shan X Q, Zhang J, et al. 2005. Organic acids promote the uptake of lanthanum by barley roots. New Phytologist, 165(2): 481-492.

Harasymowicz N S, Dicks A, Wu C L, et al. 2019. Physiologic and pathologic effects of dietary free fatty acids on cells of the joint. Annals of the New York Academy of Sciences, 1440(1): 36-53.

Heinecke J W. 1999. Mass spectrometric quantification of amino acid oxidation products in proteins: insights into pathways that promote LDL oxidation in the human artery wall. The FASEB Journal, 13(10): 1113-1120.

Kern M, Fridrich D, Reichert J. 2007. Limited stability in cell culture medium and hydrogen peroxide formation affect the growth inhibitory properties of delphinidin and its degradation product gallic acid. Molecular Nutrition & Food Research, 51(9): 1163-1172.

Kim J Y, Lee M Y, Hwang K T. 2009. Production of γ-aminobutyric acid in black raspberry juice during fermentation by lactobacillus brevis GABA100. International Journal of Food Microbiology, 130(1): 12-16.

Kirakosyan A, Seymour E M, Kondoleon N, et al. 2018. The intake of red raspberry fruit is inversely related to cardiac risk factors associated with metabolic syndrome. Journal of Functional Foods, 41: 83-89.

Kris-Etherton P M, Lefevre M, Etherton T D. 2004. Bioactive compounds in nutrition and health-research methodologies for establishing biological function: the antioxidant and anti-inflammatory effects of flavonoids on atherosclerosis. Annual Review of Nutrition, 24(1): 511-538.

Kropat C, Mueller D, Boettler U. 2013. Modulation of Nrf2-dependent gene transcription by bilberry anthocyanins *in vivo*. Molecular Nutrition & Food Research, 57(3): 545-550.

Lage H, Duarte N, Coburger C. 2010. Antitumor activity of terpenoids against classical and atypical multidrug resistant cancer cells. Phytomedicine, 17(6): 441-448.

Li D, Wang P, Luo Y, et al. 2017. Health benefits of anthocyanins and molecular mechanisms: update from recent decade. Critical Reviews in Food Science and Nutrition, 57(8): 1729-1741.

Liu Z, Schwimer J, Liu D, et al. 2005. Black raspberry extract and fractions contain angiogenesis inhibitors. Agricultural and Food Chemistry, 53(10): 3909-3915.

Ludwig I A, Mena P, Calani L, et al. 2015. New insights into the bioavailability of red raspberry anthocyanins and ellagitannins. Free Radical Biology and Medicine, 89: 758-769.

Mansuri M L, Parihar P, Solanki I, et al. 2014. Flavonoids in modulation of cell survival signalling pathways. Genes & Nutrition, 9(3): 400.

Meyer A S, Heinonen M, Frankel E N. 1998. Antioxidant interactions of catechin, cyanidin, caeic acid, quercetin, and ellagic acid on human LDL oxidation. Food Chemistry, 61(1-2):71-75.

Morimoto C, Satoh Y, Hara M, et al. 2005. Anti-obese action of raspberry ketone. Life Sciences, 77(2): 194-204.

Nowak A, Sójka M, Klewicka E, et al. 2017. Ellagitannins from *Rubus Idaeus* L. exert geno- and cytotoxic effects against human colon adenocarcinoma cell line Caco-2. Journal of Agricultural and Food Chemistry, 65(14): 2947-2955.

Panchal S K, Ward L, Brown L. 2013. Ellagic acid attenuates high-carbohydrate, high-fat diet-induced metabolic syndrome in rats. European Journal of Nutrition, 52(2): 559-568.

Park K S. 2010. Raspberry ketone increases both lipolysis and fatty acid oxidation in 3T3-L1 adipocytes. Planta Medica, 76(15): 1654-1658.

Peiffer D S, Zimmerman N P, Wang L S, et al. 2014. Chemoprevention of esophageal cancer with black raspberries, their component anthocyanins, and a major anthocyanin metabolite, protocatechuic acid. Cancer Prevention Research, 7(6): 574-584.

Quintanilla A, Mencia A, Powers J, et al. 2018. Vacuum impregnation of firming agents in red raspberries. Journal of the Science of Food and Agriculture, 98(10): 3706-3714.

Raphael T J, Kuttan G. 2003. Effect of naturally occurring triterpenoids glycyrrhizic acid, ursolic acid, oleanolic acid and nomilin on the immune system. Phytomedicine, 10(6-7): 483-489.

Ravi S K, Narasingappa R B, Vincent B. 2018. Neuro-nutrients as anti-Alzheimer's disease agents: a critical review. Critical Reviews in Food Science and Nutrition: 1-20.

Reddivari L, Vanamala J, Chintharlapalli S, et al. 2007. Anthocyanin fraction from potato extracts is cytotoxic to prostate cancer cells through activation of caspase-dependent and caspase-independent pathways. Carcinogenesis, 28(10): 2227-2235.

Rice-Evans C. 2001. Flavonoid antioxidants. Current Medicinal Chemistry, 8(7): 797-807.

Roleira F M, Tavaresdasilva E J, Varela C, et al. 2015. Plant derived and dietary phenolic antioxidants: anticancer properties. Food Chemistry, 183: 235-258.

Ross K, Siow Y, Brown D, et al. 2015. Characterization of water extractable crude polysaccharides from cherry, raspberry, and ginseng berry fruits: chemical composition and bioactivity. International Journal of Food Properties, 18(3): 670-689.

Roth F X, Kirchgessner M. 1998. Organic acids as feed additives for young pigs: nutritional and gastrointestinal effects. Journal of Animal and Feed Sciences, 7(1): 25-33.

Rugina D, Sconta Z, Leopold L, et al. 2012. Antioxidant activities of chokeberry extracts and the cytotoxic action of their anthocyanin fraction on hela human cervical tumor cells. Journal of Medicinal Food, 15(8): 700-706.

Scherer R, Rybka A C P, Ballus C A, et al. 2012. Validation of a HPLC method for simultaneous determination of main organic acids in fruits and juices. Food Chemistry, 135(1): 150-154.

Seeram N P, Adams L S, Zhang Y, et al. 2006. Blackberry, black raspberry, blueberry, cranberry, red raspberry, and strawberry extracts inhibit growth and stimulate apoptosis of human cancer cells *in vitro*. Journal of Agricultural and Food Chemistry, 54(25): 9329-9339.

Selkoe D J. 2001. Alzheimer's disease results from the cerebral accumulation and cytotoxicity of amyloid beta-protein. Journal of Alzheimer's Disease: JAD, 3(1): 75-80.

Singer-Englar T, Barlow G, Mathur R. 2018. Obesity, diabetes, and the gut microbiome: an updated review. Expert Review of Gastroenterology & Hepatology, 13(1): 3-15.

Singh U, Jialal I. 2006. Oxidative stress and atherosclerosis. Pathophysiology, 13(3): 129-142.

Sousa M, Machado V, Costa R, et al. 2016. Red raspberry phenols inhibit angiogenesis: a morphological and subcellular analysis upon human endothelial cells. Journal of Cellular Biochemistry, 117(7): 1604-1612.

Stintzing F C, Carle R. 2004. Functional properties of anthocyanins and betalains in plants, food, and in human nutrition. Trends in Food Science & Technology, 15(1): 19-38.

Stocker R, Keaney J F, Jr. 2004. Role of oxidative modifications in atherosclerosis. Physiological Reviews, 84(4): 1381-1478.

Teixeira L L, Costa G R, Dorr F A, et al. 2017. Potential antiproliferative activity of polyphenol metabolites against human breast cancer cells and their urine excretion pattern in healthy subjects following acute intake of a polyphenol-rich juice of grumixama (*Eugenia brasiliensis* Lam.). Food & Function, 8(6): 2266-2274.

Tosi E A, Ré E, Ortega M E, et al. 2007. Food preservative based on propolis: bacteriostatic activity of propolis, polyphenols and flavonoids upon escherichia coli. Food Chemistry, 104(3): 1025-1029.

Tousoulis D, Kampoli A M, Tentolouris C, et al. 2012. The role of nitric oxide on endothelial function. Current Vascular Pharmacology, 10(1): 4-18.

Turner T F, Nance L M, Strickland W D, et al. 2013. Dietary adherence and satisfaction with a bean-based high-fiber weight loss diet: a pilot study. ISRN Obesity, 2013.

Ulubelen A. 2003. Cardioactive and antibacterial terpenoids from some salvia species. Phytochemistry, 64(2): 395-399.

Ungvari Z, Orosz Z, Labinskyy N, et al. 2007. Increased mitochondrial H_2O_2 production romotes endothelial NF-κB activation in aged rat arteries. American Journal of Physiology Heart & Circulatory Physiology, 293(1): 37-47.

Wang L S, Stoner G D. 2008. Anthocyanins and their role in cancer prevention. Cancer Letters, 269(2): 281-290.

Wedge D E, Meepagala K M, Magee J B, et al. 2001. Anticarcinogenic activity of strawberry, blueberry, and raspberry extracts to breast and cervical cancer cells. Journal of Medicinal Food, 4(1): 49-51.

White U, Ravussin E. 2019. Dynamics of adipose tissue turnover in human metabolic health and disease. Diabetologia, 62(1): 17-23.

Wisniewski P J, Dowden R A, Campbell S C. 2019. Role of dietary lipids in modulating inflammation through the gut microbiota. Nutrients, 11(1): 117.

Withy L M, Nguyen T T, Wrolstad R E, et al. 1993. Storage changes in anthocyanin content of red raspberry juice concentrate. Journal of Food Science, 58(1): 3.

Wrolstad R E, Mcdaniel M R, Durst R W, et al. 1993. Composition and sensory characterization of red raspberry juice concentrated by direct-osmosis or evaporation. Journal of Food Science, 58(3): 633-637.

Yoshimura Y, Bise T, Shimazu S, et al. 2019. Effects of a leucine-enriched amino acid supplement on muscle mass, muscle strength, and physical function in post-stroke patients with sarcopenia: a randomized controlled trial. Nutrition, 58: 1-6.

Youdim K A, Shukitt-Hale B, Joseph J A. 2004. Flavonoids and the brain: interactions at the blood-brain barrier and their physiological effects on the central nervous system. Free Radical Biology and Medicine, 37(11): 1683-1693.

Zacchino S A, Butassi E, Liberto M D, et al. 2017. Plant phenolics and terpenoids as adjuvants of antibacterial and antifungal drugs. Phytomedicine, 37: 27-48.

Zafra-Stone S, Yasmin T, Bagchi M, et al. 2007. Berry anthocyanins as novel antioxidants in human health and disease prevention. Molecular Nutrition & Food Research, 51(6): 675-683.

Zafrilla P, Ferreres F, Tomasbarberan F A, et al. 2001. Effect of processing and storage on the antioxidant ellagic acid derivatives and flavonoids of red raspberry (*Rubus idaeus*) jams. Journal of

Agricultural and Food Chemistry, 49(8): 3651-3655.

Zhang H, Liu J, Li G, et al. 2018. Fresh red raspberry phytochemicals suppress the growth of hepatocellular carcinoma cells by PTEN/AKT pathway. The International Journal of Biochemistry & Cell Biology, 104: 55-65.

第 5 章 黑 穗 醋 栗

黑穗醋栗（*Ribes nigrum* L.）是茶藨子科（Grossulariaceae）茶藨子属（*Ribes*）的一种落叶灌木。黑穗醋栗又称为黑加仑，抗寒性强、色泽好、风味独特，是东北地区广泛栽培、极具寒地特色的小浆果树种，为第三代新兴果树（刘洪章等，1998）。它的果实常见为黑色，形状近球形，酸甜可口，富有清香气味。黑穗醋栗营养丰富，加工后可制成饮料、果酒、香精等产品。黑穗醋栗在国外已有数百年的食用史，国内仅有不到一百年的历史（霍俊伟等，2011）。黑穗醋栗果实含有丰富的有机酸、氨基酸、维生素 C、花青素。除此之外，黑穗醋栗还含有多种活性矿质元素及部分特殊芳香成分，因此其果实营养价值颇高且医疗功能繁多。黑穗醋栗种子中的 γ-亚麻酸和亚油酸在脂肪酸中占重要地位。γ-亚麻酸是一种人体难以合成的特有成分，入药用可保健身体；亚油酸则可降低人体内血清蛋白醇和甘油三酯的含量。

现代科学研究初步证明，黑穗醋栗果实具有重要的营养、医学、健康和美容价值。黑穗醋栗果实不仅能为人体提供氨基酸，还能降低血脂、抑制血小板聚集、减少血栓形成、强化人体免疫系统、抑制肿瘤的生长（刘凤芝等，2008），对哮喘、心脑血管疾病、心脏病和高血压有预防和医治作用。

5.1 黑穗醋栗的营养成分

新鲜黑穗醋栗果实的主要风味物质是可溶性糖和有机酸，它们直接影响其酸甜味，是水果品质的重要指标（赵素华和司琴图亚，2002）。

5.1.1 糖类

5.1.1.1 糖类的概念

糖是聚羟基醛或聚醛酮及其缩合物和部分衍生物的总称。按照分子结构，糖类通常可分为单糖、寡糖和多糖。

5.1.1.2 糖类在人体生命活动中的重要作用

糖类广泛分布于自然界，是组成人体的最重要的成分之一，对人体的生命活动具有重要的作用。

　　糖类的主要功能是提供能量，是人体生命活动的能量来源。糖类可提供人体所需要的 70%左右的能量，1g 葡萄糖在人体内被氧化后可产生 17 kJ 能量。在机体中枢神经系统和肌肉高强度负荷时，糖类是主要能量来源。糖类是糖脂和糖蛋白的组分，参与细胞的许多生命活动。糖脂是细胞膜和神经组织的组成部分。糖蛋白是部分重要功能物质的成分，如部分抗体、酶和激素。糖类是人体重要的解毒物质，葡糖醛酸是葡萄糖代谢的氧化产物，它可与吗啡、水杨酸和磺胺类药物结合，生成葡糖醛酸衍生物，以产生排泄和解毒作用（Szajdek and Borowska，2008）。

5.1.1.3　黑穗醋栗中糖的种类及含量

　　糖类是生命体的主要组成物质，黑穗醋栗果实含有多种糖类。据报道，黑穗醋栗果实含糖量为 7%～13%，含有葡萄糖、果糖、半乳糖、甘露糖、木糖等单糖，蔗糖等寡糖和鼠李糖、阿拉伯糖、半纤维素等多糖。各种糖组分对人体而言都有特定的保健价值（Dixon et al.，2005）。例如，葡萄糖可以直接补充人体的能量；果糖可用于运动员和体力劳动者的营养补充，还可促使乙醇的分解，有利于开发抗乙醇饮料。小肠中果糖的吸收速度较慢，肝脏中果糖代谢较少依赖胰岛素，不会引起血糖升高，这对于糖尿病患者来说是非常有利的。在对黑穗醋栗细胞壁多糖的研究中发现，黑穗醋栗果胶物质中含半纤维素 0.20～1.79 mg/100 g，其种子中甘露糖的含量相当高，且含有很多阿拉伯糖侧链结构的多糖。鼠李半乳糖 II 作为一种果胶二聚物存在于黑穗醋栗的细胞壁、果汁中，这种多糖具有酶抑制活性，它也可用作果胶的交联剂（Ai et al.，2006）。黑穗醋栗果汁中的白细胞介素 1B 具有高诱导活性，阻碍小鼠中实体瘤细胞的生长（Dixon et al.，2005）。黑穗醋栗中的多糖还有抗氧化活性，其抗氧化能力的强弱与浓度有量效关系。黑穗醋栗与其他浆果含糖量比较见表 5.1（姚利阳等，2016）。

表 5.1　不同浆果的含糖量比较　　　　　　　（单位：mg/g）

样品	蓝莓	黑穗醋栗	黑果花楸
含量	1.315	1.455	1.764

5.1.2　有机酸

　　有机酸广泛存在于不同种类的食物及其制品中，它对人体生命活动的重要性主要体现在以下几个方面。

　　1）促消化。食物中含有多种有机酸，例如，水果中的草酸和柠檬酸有利于食物的消化和增加食欲。同时，有机酸可保护维生素 C 的稳定性，有利于维生素 C

各项生理功能的发挥。

2）止血作用。有机酸中的柠檬酸具有收缩、强化毛细管和降低其渗透性的功能。同时，柠檬酸还可以增加血小板数量、增强凝血功能，进而缩短凝血时间和出血时间，达到止血效果（Appelhagen et al.，2005）。

3）保护人体血管内皮细胞。有机酸中的柠檬酸、苹果酸、绿原酸（一种植物性酸）等对氧化低密度蛋白诱导的内皮细胞损伤具有预防性保护作用。其中，绿原酸作用效果最佳，柠檬酸次之，其作用机制可能与有机酸的抗氧化作用有关，也可能与有机酸对内皮细胞的直接作用有关，相关问题值得进一步研究。

黑穗醋栗果实含有较多的有机酸及少量的草酸、琥珀酸和水杨酸。有机酸在果实成熟过程中的相对含量随果实发育和成熟而增加，只是前期增加较快，后期增加缓慢，直至成熟时不再增加，这可能是黑穗醋栗果实大部分都以酸味为主的重要原因（Brugliera et al.，2002）。

有机酸的存在有利于维生素 C 的保存，且决定了黑穗醋栗果实具有较高的酸度。这种酸度与人体胃液的酸度相近，是蛋白质分解的适宜酸度，因而这些有机酸的存在也有利于消化。有机酸在体内较快的氧化有利于促进钙的吸收。有机酸不仅能分泌血液中积累的乳酸，还能抑制新乳酸的产生，进而清洁血液，调节人体酸碱平衡，维持体液的稳定性和酶系统的正常运转。此外，它还能促进食欲、恢复体力、缓解疲劳、改善便秘。不同品种黑穗醋栗的有机酸含量比较见表 5.2（李贺等，2016）。

表 5.2　不同黑穗醋栗品种果实的有机酸含量比较 （单位：mg/g）

指标	绥研 1 号	奥依宾	黑丰	丹丰	寒丰
草酸	0.11±0.02	0.12±0.06	0.09±0.05	0.10±0.01	0.09±0.04
奎尼酸	1.70±0.47	1.32±0.16	0.86±0.18	1.49±0.38	1.25±0.15
苹果酸	1.71±0.28	1.20±0.36	0.92±0.52	1.79±0.41	2.27±0.67
维生素 C	2.53±0.40	4.77±1.25	2.98±1.22	3.71±0.80	8.80±1.59
柠檬酸	22.11±4.10	24.3±4.60	21.25±4.07	21.74± 4.50	19.16±5.94
总酸	28.17	31.71	26.10	28.83	31.57
甜度/总酸	225.30	179.23	214.86	225.81	261.01
味感评价	甜酸	偏酸	甜酸	甜酸	偏甜

5.1.3　膳食纤维

人类饮食中的纤维素主要存在于蔬菜和粗加工谷物中，它能促进肠道蠕动与粪便排泄。食草动物依赖消化道中的共生微生物来分解、吸收和利用纤维素。食用纤维素是一种不易消化的物质，在保护人体健康和延长寿命方面发挥着重要作用（白超等，2008）。

1）预防和医治便秘：一方面，大量的膳食纤维具有促进肠道蠕动，减少肠道食物滞留时间的作用。另一方面，膳食纤维由大肠中的细菌发酵，其直接从纤维吸收水并产生排便效果。

2）有利于减肥：大多数肥胖人群与食物中能量摄入量增加或体力活动减少有关。增加膳食纤维含量可减少肠内营养的摄入和消化吸收，并最终减少体内脂肪的消耗。

3）预防结肠癌和直肠癌：肠道中致癌物的长期滞留会导致癌症发生率升高。增加膳食纤维含量能够让致癌物质的浓度降低，同时刺激肠道蠕动，从而达到缩短致癌物质和肠壁接触时间的效果。

4）痔疮的预防和医治：便秘引起的长期阻塞和血液淤滞容易引起痔疮。膳食纤维的通便作用能够减轻肛门周围的压力，使血液流动更加顺畅，进而起到预防和医治痔疮的作用。

5）促进钙吸收：一般摄入的膳食钙只有30%被吸收和利用。水溶性膳食纤维通过促进肠道钙吸收，维持钙平衡和增加骨密度，提高钙的利用度。

6）减轻糖尿病症状：膳食纤维中的果胶可降低肠道对食物的吸收效率，使饭后血糖不会急剧上升，有利于减轻糖尿病症状。

5.1.4　脂肪

5.1.4.1　脂肪在人体生命活动中的重要作用

脂肪可对人体能量进行储存和供应：脂肪氧化释放热量，其产生的热量是蛋白质或碳水化合物的 2.2 倍；脂肪是组成人体各个重要器官和组织的重要成分；皮下脂肪组织是防止体温释放的保护屏障；脂肪还为身体储存"燃料"，在需要热量时，身体将重复使用储存在体内的难以食用的脂肪部分；保留的脂肪储存在皮下肌肉空间和内脏空间中，可保护内脏，使关节和神经免受外部摩擦和碰撞伤害；脂肪可延长食物在胃中停留的时间，并在饥饿耐受时发挥明显作用；脂肪还可以溶解营养素，部分维生素只能在脂肪存在下才能被吸收利用（付银龙，2003）。

5.1.4.2　黑穗醋栗中脂肪的种类及含量

（1）黑穗醋栗中脂肪的种类

黑穗醋栗含有多种中性脂肪物质，既有饱和脂肪酸，也有丰富的不饱和脂肪酸（高雅琴，1985）。

（2）黑穗醋栗中脂肪的含量

黑穗醋栗的脂肪酸中不饱和脂肪酸约占 2/3，不仅含有 ω-3 和 ω-6 两个系列的多种不饱和脂肪酸，更是富含 15%～20% 的人体必需脂肪酸 γ-亚麻酸（单永年，1988）。黑穗醋栗中主要脂肪酸类型及所占的比例见表 5.3（柴军红等，2017）。

表 5.3 黑穗醋栗中主要脂肪酸含量　　　　　（单位：%）

脂肪酸	含量	脂肪酸	含量
肉豆蔻酸	0.10	反式亚麻酸	12.10
棕榈酸	6.82	顺-11-二十烯酸	1.00
棕榈油酸	0.10	亚麻酸	13.00
十七烷酸	0.10	十八碳四烯酸	13.10
硬脂酸	1.58	顺-11, 14-二十碳二烯酸	0.20
油酸	16.01	二十二烷酸	0.22
亚油酸	48.27	二十四烷酸	0.10
花生酸	0.30	神经酸	0.10

根据表 5.3，亚油酸含量最高，具有降血压、降血脂和抗动脉粥样硬化功能，还可抑制血小板聚集、降低血清胆固醇、增加亚油酸合成、软化血管和预防血栓形成。目前，黑穗醋栗籽油已被制成软胶囊。黑穗醋栗种子中含有的 γ-亚麻酸是人体难以合成的独特成分，它不仅能抵抗心脑血管疾病，还能抑制原发性高血压的形成，也能抑制淋巴细胞的活化，对类风湿性关节炎具有医治作用，如缓解关节疼痛和关节肿胀。提高 γ-亚麻酸在三酰甘油和胆固醇酯中的比例可使血清中低密度脂蛋白胆固醇的浓度明显降低（Raija et al.，2005）。

5.1.5　氨基酸

5.1.5.1　氨基酸在人体生命活动中的重要作用

氨基酸是生物功能性大分子蛋白质的基本成分。人体需要约 22 种氨基酸，包括非必需氨基酸和必需氨基酸。

1）氨基酸参与人体代谢。蛋白质在食物营养中的作用是显而易见的，但蛋白质难以直接用于人体，而是通过小分子的氨基酸作用于各个生理现象。

2）医疗作用。氨基酸主要用于制备医药中的复合氨基酸输液，作为医治和合成多肽的药物。

3）氨基酸是蛋白质的基本结构单元。人体缺乏必需的氨基酸，就会导致生理功能异常，影响身体的正常代谢，最终导致疾病。即使没有部分非必需氨基酸，也可能发生代谢紊乱。

5.1.5.2　黑穗醋栗中氨基酸的种类及含量

黑穗醋栗果实中氨基酸的种类和含量也相当丰富，氨基酸总量为 1.63%。8 种必需氨基酸含量较高，尤其是赖氨酸，含量为 64.6 mg/kg。黑穗醋栗中的氨基酸是人体合成蛋白质的重要成分，也是黑穗醋栗重要的营养成分之一。黑穗醋栗中的氨基酸含量见表 5.4（朱智明，1989）。

表 5.4　黑穗醋栗中的氨基酸含量　　　　　　（单位：mg/L）

氨基酸	含量	氨基酸	含量
谷氨酸	311.3	缬氨酸	66.8
色氨酸	15.4	蛋氨酸	19.2
天冬氨酸	92.4	异亮氨酸	37.4
苏氨酸	29.2	亮氨酸	20.9
甘氨酸	6.4	赖氨酸	12.5
丙氨酸	209.8	精氨酸	36.4
胱氨酸	38.2		

5.1.6　蛋白质

5.1.6.1　蛋白质在人体生命活动中的重要作用

蛋白质是构成细胞的基本结构、生命活动的主要承担者、人体组织和器官的支架、人体生命活动中的重要有机高分子物质。一般而言，蛋白质约占总体重的 18%。也就是说，60 kg 的成年人体内含有 9.6～12 kg 的蛋白质。

1）承运作用。载体蛋白维持身体的正常代谢和体内多种物质的运输，对于维持正常的人类生命活动至关重要。它携带体内的多种物质，如运输氧和脂蛋白的血红蛋白、细胞膜上的受体和转运蛋白。

2）抗体免疫。当蛋白质充足时，白细胞、淋巴细胞、巨噬细胞、抗体（免疫球蛋白）、补体、干扰素等可在数小时内增加 100 倍用于机体免疫。

3）酶催化。蛋白质构成人体必需的酶。酶有利于食物的消化、吸收和利用。如果相应的酶足够，反应将平稳而快速地进行，保持人体精力充沛且不易生病。

4）激素调节。蛋白质调节体内各种器官的生理活性。胰岛素由 51 个氨基酸分子合成，生长激素由 191 个氨基酸分子（独立于生长素）合成。

5）提供营养与能量。无论是植物蛋白质还是动物蛋白质，都可提供人体生命活动必不可少的营养和能量。

5.1.6.2 黑穗醋栗中蛋白质的种类

蛋白质种类繁多，至今还没有统一的分类标准。按功能可将蛋白质分为活性蛋白和非活性蛋白两大类。活性蛋白是指在生命活动过程中具有活性的蛋白质，主要种类有：酶蛋白、激素蛋白、运输和储存蛋白、运动蛋白、防御蛋白、膜蛋白、受体蛋白、组蛋白等。这些蛋白质主要的生理功能有催化生物体内各种化学反应；调节机体各种代谢过程；承担运输和储存各种小分子物质、离子、电子的责任；防御异物侵入机体；接受和传递信息；控制生长分化的蛋白等。但迄今我们未见系统研究黑穗醋栗果实中蛋白质种类的报道。

5.1.7 维生素

5.1.7.1 维生素在人体生命活动中的重要作用

维生素是一种微量有机物质，必须从食物中获得，以维持人类和动物的正常生理功能。它们在人类生长发育和新陈代谢中起着重要作用。

维生素 A 有利于视觉细胞中光敏色素的形成，也有助于医治肺气肿和甲状腺功能亢进，增强免疫力。维生素 A 还可以中和有害自由基，有抗氧化作用的效果。

维生素 B 有利于生长发育，维持神经系统、消化系统的健康和人体的正常代谢等一系列重要作用。

维生素 C 的主要功能是帮助身体完成氧化还原反应，进而改善大脑和智力。同时，维生素 C 在预防感冒和癌症方面也有一定的作用。

5.1.7.2 黑穗醋栗中维生素的种类及含量

黑穗醋栗果实中含有多种维生素，是饮料行业的常青树，几大品牌的维生素 C 橙汁、固体冲剂、泡腾冲剂都是以它作为主要卖点。如果使用黑穗醋栗作为原料，黑穗醋栗自身便是一种天然的维生素 C 饮料。维生素 C 是细胞色素氧化酶的辅酶或辅助因子，能够促进胶原蛋白的合成，有调节生理机能及多种辅助疗效功能。它与黄酮类化合物协同作用，可消除疲劳、保护血管、疏通微循环、活化脑和器官细胞、抵抗脂质氧化和减肥。黑穗醋栗的维生素含量见表 5.5（朱智明，1989）。

表 5.5　黑穗醋栗的维生素含量　　　　（单位：mg/100 g）

维生素	含量	维生素	含量	维生素	含量
维生素 B_1	0.087	维生素 C	337.480	维生素 δ-E	0.039
维生素 B_2	0.222	总维生素 E	0.682	维生素 γ-E	0.031
β-胡萝卜素	0.405	维生素 α-E	0.612		

5.1.8　矿质元素

矿质元素是指除 C、H 和 O 外主要由土壤根系吸收的元素。矿质元素可促进营养吸收，是植物生长的必要元素。植物中有 16 种必需的矿质元素，包括 N、P、K、S 等主要矿质元素和微量元素。

5.1.8.1　黑穗醋栗中矿质元素的种类

黑穗醋栗中含有多种对人体有益且含量丰富的无机元素，其中 Zn 含量达到 23.6 mg/kg，还有 K、Ca、Na、Mg、Cu、Fe 及 Ni、B、Ba、Rb、Sr 等微量元素。Zn 有助于生长发育，增强伤口组织的再生能力，加速组织愈合，增强人体免疫功能等。Ca 能维持人体骨骼和牙齿的健康。Mg 被称为"生命之舟"，对高血压和心肌梗死具有一定的预防和医治作用。Cu 能增强人体防御功能。Mn 是酶的重要组成部分，能促进机体的正常发育。Ni 能稳定细胞的超微结构。B 参与维生素和酶的作用。视网膜主要含有与视力有关的 Ba。Rb 参与中枢神经系统的结构和功能，适当增加 Rb 的吸收有利于延长寿命。

5.1.8.2　黑穗醋栗中主要矿质元素和微量元素的含量

黑穗醋栗中的主要矿质元素和微量元素含量见表 5.6（朱智明，1989）。黑穗醋栗中含有 Na、Mg、K、Ca、Zn、Fe、Mn、Cu 等人体必需元素（Feng et al.，2013）。其中 Na 元素含量达 260mg/100g，它在维持血压、血管功能的提高以及促进能量代谢等方面发挥重要作用。黑穗醋栗中含量最高的必需元素是 K 元素，其含量高达 360mg/100g，主要在维持血液的酸碱度、电解质平衡、心肌的正常功能以及细胞的正常渗透方面发挥重要作用（刘洪海等，2009）。除此之外，微量元素 Zn、Fe、Mn、Cu 对于维持人体生命健康同样具有重要作用。

表 5.6　黑穗醋栗果实和浓缩汁中的矿物质含量（单位：mg/100 g）

成分	钾	钠	钙	镁	铁	铜
果实	360	260	61	25	14	0.41

5.2　黑穗醋栗的重要生物活性物质

黑穗醋栗果实富含多种生物活性物质。现有研究表明，黑穗醋栗果实生物活性物质种类和数量受种类、品种、果实的生长发育期、环境因子和采后运输、贮存、加工及食用方法等许多因素影响。本节将对黑穗醋栗果实中主要的生物活性物质的种类、含量做简要介绍，供进一步研究参考。

5.2.1 植物生物活性物质的概念、种类及其在人体生命活动中的重要作用

生物活性物质是指参与人体新陈代谢，调节相关生理活动，在人体健康和疾病预防中发挥重要作用的天然功能物质。植物果实中的生物活性物质可被简单地分为多酚化合物、萜类化合物和维生素。

5.2.1.1 多酚化合物及其在人体生命活动中的重要作用

多酚化合物通常有特殊的芳香气味，呈弱酸性且在环境中容易被氧化。多酚摄入量与人体健康息息相关，因此在植物性食品中是最具有研究价值的成分之一（Kadomura-Ishikawa et al.，2015）。

黑穗醋栗除了果实中存在丰富的多酚化合物外，其芽和叶片中的含量也较高，总量达到 2863 mg/100 g。多酚化合物包括酚酸类、黄酮醇类、儿茶素和鞣质。酚酸类主要有 6 种：对羟基苯丙烯酸、3, 4-二羟基肉桂酸（咖啡酸）、4-羟基-3-甲氧肉酸、对羟基苯甲酸、没食子酸和鞣花酸。黄酮醇类主要包括杨梅黄酮、槲皮素和山奈黄素，其中杨梅黄酮的含量最丰富，三者在黑穗醋栗不同栽培品种的含量变化范围分别为 8.9～24.5 mg/100 g FW、5.2～12.2 mg/100 g FW、0.9～2.3 mg/100 g FW。黑穗醋栗果实中含有多酚化合物逆没食子酸。Loarca-Piña 等（1996）研究发现逆没食子酸具有明显的抑制黄曲霉毒素 B_1 的诱变作用，证明其具有抗癌活性。

1）花色苷。黑穗醋栗果实中含有丰富的色素。果皮中约有 91%的色素存在，榨汁后有近 75%的色素留在果皮中。黑穗醋栗果皮中含有 39 种花青素，其中包括 22 种单糖苷、6 种二糖、4 种吡喃花青素、3 种乙酰化花青素、2 种香豆素花青素和 2 种丙二酰花青素。不同黑穗醋栗品种含有的花色苷种类明显不同，黑穗醋栗果皮中的花色苷主要以锦葵素花色苷种类最多，天竺葵素花色苷种类最少，矢车菊素和翠雀素的含量在总量中占有绝对优势，两种花色苷的含量占花色苷总量的 70%以上。大多数品种的黑穗醋栗果皮中都含有矢车菊素-3-O-己糖苷、锦葵素-3-O-（6-O-乙酰基）葡萄糖苷和翠雀素-3-O-阿拉伯糖苷。Rune 和 Haavard（2002）从黑穗醋栗中分离出的 4 种主要成分是矢车菊素-3-O-葡萄糖苷、矢车菊素-3-O-芦丁糖苷、飞燕草素-3-O-葡萄糖苷和飞燕草素-3-O-芦丁糖苷，这 4 中主要成分占花色苷总量的比例大于 97%。生产中花青素作为天然色素（张亚楼和温浩，2004）和抗氧化剂（李文鹏等，2008）而被广泛应用。研究表明，花青素不仅是一种良好的天然食用红色素，而且具有重要的生理功能，如降脂（赵宇瑛和张汉锋，2005）、减肥（Winkel-Shirley，1998）和抗衰老（Luigia and Vasapollo，2005），现已被国内外公认为是合成食用色素的理想替代品。花青素还具有药理活性，如改善血液循环、抗溃疡、抗炎，并能显著改善眼疲劳。

黑穗醋栗中花青素对心脑血管疾病具有预防作用。从黑穗醋栗叶中分离的原花青素是抗炎物质（Jiang et al.，2013）。其抗炎活性可以解释为抑制内皮分子的

黏附。花青素还能抑制和阻断胶原蛋白进而防止血小板凝固引起的血栓形成和动脉粥样硬化。

2）非花色苷多酚。黑穗醋栗果皮中非花色苷多酚主要以单糖苷的形式存在，主要由黄酮醇构成。在黑穗醋栗果皮中其种类非常丰富，但不同品种果皮中所含有的非花色苷多酚在数目上存在一定差异，研究发现，黑穗醋栗各品种种大致可鉴定出 24 种以上，但不同品种中含量差异较大，大多数含量则较低（庞薇等，2012）。

从黑穗醋栗中分离出多种非花色苷多酚化合物（苏云珊，2012）。Agnieszka 和 Borowska（2008）在成熟黑穗醋栗果实中鉴定出 7 种非花色苷多酚化合物，包括肉桂酸衍生物、水杨酸、没食子酸和鞣花酸，以及 3 种苯甲酸衍生物。Smith（1982）在黑穗醋栗果实和叶子中检测到了 12 种非花色苷多酚化合物。黑穗醋栗果皮中非花色苷多酚种类见表 5.7（赵剑辉，2017）。

表 5.7　黑穗醋栗果皮中非花色苷多酚种类

序号	种类	非花色苷
1	黄酮醇类	杨梅酮-3-O-芸香糖苷、杨梅酮-O-戊糖苷、山柰酚-3-O-半乳糖苷、槲皮素-3-O-葡萄糖苷、山异鼠李素-O-芸香糖苷、槲皮素-O-木糖苷、山柰酚-3-O-（6-乙酰基）己糖苷、槲皮素-3-O-（6-丙二酰基）葡萄糖苷、槲皮素-3-O-葡萄糖醛酸苷、异鼠李素-O-鼠李糖苷等 27 种
2	黄烷-3-醇类	棓儿茶素、儿茶素、表儿茶素等 6 种
3	苯甲酸类	丁香亭-3-O-葡萄糖苷、香草酸己糖酯、原儿茶酸己糖酯
4	羟基肉桂酸类	对香豆酰奎尼酸、阿魏酸己糖酯
5	缩合单宁类	原花青素 B_2

黄酮醇不仅是果实和花的颜色来源，还具有比美学更多的功能。植物中，黄酮醇的作用是保护植物抵抗环境的各种刺激；人体中，黄酮醇的作用是对人体的生物反应起辅助作用（Solfanelli et al.，2006）。

黄酮醇可调节机体对部分化合物的反应性，如过敏原、病毒、致癌物质。换言之，黄酮醇具有抗过敏、抗炎症和抗癌性能。最近的研究表明黄酮醇对许多疾病有医治作用，其中包括糖尿病。黄酮醇如槲皮素，可提高胰岛素的分泌。黄酮醇的营养作用包括提高细胞内维生素 C 的水平、降低小血管的渗漏和破损，进而预防皮肤青紫；黄酮醇还能提高机体的免疫系统功能。黄酮醇的这些作用有益于糖尿病患者。糖尿病患者除了要吃富含黄酮醇的饮食外，还要每天补充额外的黄酮醇 1～2 g。

可将 27 种黄酮醇分为 7 类。槲皮素在癌症和心脑血管疾病的临床医治中发挥着重要作用，在这里主要介绍槲皮素。第一是抗癌作用，槲皮素可有效抑制自由基产生，明显降低胃癌的发病率，直接抑制癌细胞的生长或可能作用于癌细胞增殖的细胞转导途径，增强抗癌药物的作用，显著提高药效。第二是槲皮素抗氧化功能，槲皮素可参与体外抗氧化，降低体内组织中过氧化物浓度，保护组织免受氧化损伤。第三大作用是保护心脑血管、保护神经、抗炎、抗病毒等。此外，在人体免疫系统对抗细菌入侵时，槲皮素对脂多糖引起的炎症反应具有抑制作用，起到广谱抗菌的作用，可用于防治各种细菌感染性疾病。槲皮素还能够对抗多种病毒，如 HIV 病毒、抗肉瘤病毒、人单纯疱疹病毒、副流感病毒 3 型、呼吸道合胞病毒等（Xie et al.，2003）。

3）多酚化合物在人体生命活动中的重要作用。多酚化合物是小浆果代谢过程中的次要副产物。它们广泛分布在浆果的茎、叶、果肉和种皮中，通过调节细胞的氧化还原状态来减少或消除氧自由基，抑制活性氧自由基，进而减少疾病的发生。

多酚化合物通过抑制低密度脂蛋白的氧化可降低动脉粥样硬化的发生概率、扩张血管、降低血压（Dou et al.，2015）、降低心血管发病危险、抑制肝癌和肠癌等癌细胞增殖扩散（秦改花等，2011）、抑制病毒的繁殖、减缓炎症反应（Sivam et al.，2012）、改善视力、放松平滑肌、降低餐后血糖等。多酚化合物在人体的生命活动中具有抗氧化活性、调节血脂、保护血管等作用。

1）抗氧化活性。酚羟基的还原性是多酚化合物的共性之一，也是其抗氧化的化学基础。首先，多酚化合物很容易被氧化，特别是在水溶液中和多酚氧化酶存在的条件下。酚羟基解离形成氧阴离子，然后进一步失去氢，生成有颜色的邻醌，使酚的颜色加深。体系溶液的 pH 是影响多酚化合物氧化速率的主要因素，pH 约为 2.5 时氧化速率最低，pH 为 3.5～4.6 时氧化速率迅速增加（Nohynek et al.，2006）。多酚化合物作为氢供体，能进一步加强对连苯三酚或邻苯二酚的结构还原性，甚而能被空气所氧化。果实储运过程中机械损伤等造成的组织褐变就是多酚化合物被氧化的最好例子（Jiang et al.，2016）。其次，多酚化合物具有很强的自由基清除能力。多酚化合物使用大量酚羟基作为氢供体，其对各种活性氧物质具有清除作用。它们可产生较少的自由基，也是各种自由基的有效清除剂，可阻断自由基的链式反应。此外，多酚化合物的邻二苯基羟基可与金属离子（Fe^{3+}和 Cu^{2+}）结合，进而降低金属离子对氧化过程的催化作用。例如，植物单宁对黄嘌呤氧化酶和酪氨酸酶等催化生物体内氧化过程的酶有强烈抑制能力，但基本不影响具有清除活性氧作用的超氧歧化酶的活性。最后，多酚化合物的抗氧化性除了与活性氧的清除有关外，还与维生素类（维生素 C 和维生素 E）抗氧化剂之间的相互还原有关，其可产生协同效应，具有增效剂的作用。多酚化合物在植物中的另一种生理功能是保护植物中的维生素 C。维生素 C 类似于多酚化合物，容易被氧化而其氧化产物又容易被还原，因而维生素 C 又反过来可保护多酚化合物的氧化，两者具有协同作用。维生素 C 和多酚化合物（包括花青素）都是存在于黑穗醋栗中的抗氧化剂。黑穗醋栗中的维生素 C 含量比其他浆果的含量更稳定，这可能是花青素和其他黄酮类化合物保护性作用的结果。

2）抗癌作用。作为抗氧化剂和抗诱变因子，多酚化合物可减少或消除致癌物质的毒性。它抑制了癌症发展的三个阶段。现有的流行病学研究和动物实验表明，葡萄多酚可预防和抑制癌症的发生，例如，苹果果肉和原花青素都可抵抗癌细胞的增殖。

5.2.1.2　萜类化合物及其在人体生命活动中的重要作用

萜类化合物是所有异戊二烯聚合物及其衍生物的通用名称。萜类化合物不仅以萜烯的形式存在，而且以各种含氧衍生物的形式存在。萜类化合物在自然界中广泛分布，是天然物质中最多的一类（Winkel-Shirley，1998）。

据现有的报道，萜类化合物在人体生命活动中具有如下几个方面的重要作用。

1）抗肿瘤、抗突变。类胡萝卜素在人体内有抗癌功能；柠檬烯、薄荷醇和 α-松萜等可抑制人体肿瘤生长；紫杉醇是一种强效抗癌药物；柠檬苦素、熊果酸和皂苷等也具有抗肿瘤活性。熊果酸具有良好的抗肿瘤活性，其以剂量依赖性方式诱导静息巨噬细胞释放 NO 和 TNF-α，增加 NO 合成酶（iNOS）和 TNF-α 水平，然后上调 iNOS 和 TNF-α 的表达，增加 NO 和 TNF-α 的产生，增强抗肿瘤活性。柠檬苦素和诺米林具有抑制化学物质的致癌作用。用柠檬苦素和诺米林喂养豚鼠的结果表明，两者均可增强肠黏膜和肝脏中谷胱甘肽转移酶的活性。熊果酸通过化学预防、抗突变和抑制细胞生长来抑制肿瘤的生长和增殖。熊果酸剂量依赖性抑制作用在停药以后能部分逆转，此外，熊果酸还能抑制细胞及慢性髓性白血病细胞的增殖、拮抗白血病活性、抑制人类克隆肿瘤细胞系。

2）保护肝功能。齐墩果酸对急慢性肝损伤具有明显的保护作用。它还减少急性和慢性肝损伤中肝细胞的球囊变性反应，减少肝脏中甘油三酯的积累，增加糖原的含量。齐墩果酸医治的肝纤维化大鼠肝脏胶原含量降低，表明齐墩果酸具有预防和医治肝硬化的作用。乙醇可导致肝细胞生存力下降 48%～54%，同时生化指标如谷草转氨酶、谷丙转氨酶和活化因子蛋白下降 42%～54%。熊果酸对乙醇诱导的离体肝细胞毒性具有保护作用。齐墩果酸和葫芦素可用于肝病医治。

3）增强机体免疫力。研究报道，熊果酸可显著增强机体的免疫机能。尿酸可显著改善小鼠巨噬细胞的吞噬作用。齐墩果酸在部分人类过敏和自身免疫疾病中起重要作用。实验表明，齐墩果酸对 I、III 和IV型过敏反应具有明显的抑制作用。齐墩果酸由拮抗可的松诱导的胸腺和脾脏萎缩，增加 IgG 抗体的含量，抑制 I 型小鼠的过敏反应。大量实验和初步临床观察表明，齐墩果酸有利于动物的淋巴细胞增殖和迟发型超敏反应，并与白细胞介素有协同作用。齐墩果酸对抗过敏性休克的机制与其抑制血清抗体产生和降低组胺含量有关。预计齐墩果酸可能在临床青霉素过敏反应的预防和医治中发挥重要作用，特别是对过敏患者的过敏性休克，可弥补脱敏医治或肾上腺素医治的不足（白凤梅和蔡同一，1999）。

4）抗菌、抗虫、消炎和抗病毒。熊果酸抑制细菌的浓度最小为 128～2000 g/L，真菌为 128 g/L。该提取物有显著的抗炎活性，其衍生物也有抗 HIV 作用。青蒿素是医治疟疾的特异性药物。

5.2.2 黄酮类化合物

5.2.2.1 黄酮类化合物的概念

黄酮类化合物有 4000 多种，是重要的植物次生代谢物。其主要的化合物类型如下：①花色苷及黄烷醇类；②微量黄酮类化合物包括查耳酮（chalcones）和二氢查耳酮类、黄烷酮类和二氢类黄酮；③异黄酮；④类黄酮和黄酮醇类；⑤单宁类（陈嘉景等，2016）。本节着重介绍类黄酮。

类黄酮是以 2-苯基色酮为母体的一类化合物，广泛分布于自然界部分植物和浆果的根、茎、叶、花和果实中，且被认为在生物体的反应中具有抗氧化、部分抗炎特性等功能，被称为"维生素 P"。研究表明，类黄酮具有许多生物活性。类黄酮是一种天然抗氧化剂，可安全有效地防止油脂及其产品的氧化和酸化，保证油性食品的感官品质和营养价值，延长油性食品的保质期。类黄酮更可保护身体免受运动压力的损伤，预防运动中疼痛扭伤。例如，减少因长期在计算机键盘上打字而引起的肌肉炎症，在临床实验中常被用来医治疲劳、关节炎、肾结石、痛风和肺部疾病。表 5.8 是桑葚、蓝莓和黑穗醋栗中多酚和类黄酮含量的比较（范金波等，2015）。

表 5.8 不同种类水果多酚和类黄酮含量比较

名称	多酚含量/（mg/g）	类黄酮含量/（mg/g）
桑葚	88.78±3.75	19.89±1.26
蓝莓	38.13±2.132	1.81±0.17
黑穗醋栗	44.53±1.90	1.66±0.26

5.2.2.2 黑穗醋栗中所含黄酮类化合物在人体生命活动中的重要作用

现代医学研究表明，黑穗醋栗中的黄酮类化合物可降低血清胆固醇、软化血管、维持良好的血管通透性、降低心脑血管疾病的发生率、防止血管内血小板凝固引起的血栓形成。

1）抗氧化作用。黄酮类化合物的抗氧化作用的机理主要包括与其他物质的相互作用、在抗氧化作用较弱时通过其他途径发挥生理作用等。另外，黄酮类化合物的体内利用率并不是摄取等量后就能显示出同样的效果，因其种类不同各异。

2）抗癌作用。基因损伤的主要致病因素是放射线、紫外线、微生物及食品中的致癌物质产生的自由基，它能够使细胞异常增殖，最终导致癌症。细胞癌变的早期阶段是从 DNA 损伤产生变异开始的，经过快速癌变阶段后，进入恶性癌细胞转化的进行性阶段。在该过程中，始终伴随着自由基的参与。由于黄酮类化合物强大的抗氧化特性，关于其在抗癌方面所起到的作用已经报道并证实。

研究发现，体内微量的黄酮类化合物及其代谢物可通过干涉细胞的基本功能，阻碍癌细胞的发生和发展。黄酮类化合物主要通过调节细胞周期、诱导细胞凋亡、抑制血管生成和调节细胞内信号级联放大等方式干扰癌细胞的功能（Rosati et al.，1997）。例如，许多黄酮类化合物、原花青素、槲皮素等，都可阻滞癌细胞增殖，进而产生抗癌作用。黄酮类化合物还诱导癌细胞凋亡，影响癌细胞增长，干涉细胞基本功能的进行，抑制及转移与癌细胞有关的酶，阻止癌细胞的侵入和转移，与促癌基因或抑癌基因相互作用。除此之外，黄酮类化合物还具有预防化学致癌的功效。

3）抗过敏和抗炎。研究表明，抗炎作用与黄酮类化合物呈剂量依赖性，化合物显著抑制溶酶体酶分泌和膜上花生酸的释放。在炎性细胞中则抑制花生酸释放，降低脂质加氧酶和环加氧酶途径底物，进而不仅减少前列腺素、蛋白质和凝血酶的含量，而且减少氧化作用。

4）调节内分泌。黄酮类化合物可促使胰岛 β 细胞的恢复，医治糖尿病及其并发症。黄酮类化合物也可用于医治骨病。其作用机制如下：黄酮类化合物抑制前列腺素 E_2 胶原合成，促进前列腺素 E_2 非胶原合成的减少；提高甲状腺对雌激素的敏感性，抑制骨吸收；抑制由膳食缺钙和维生素 D 引起骨密度和骨钙含量的降低。

5.3　黑穗醋栗的生物活性物质与人类重大疾病的防治

丰富多样的水果和蔬菜饮食对部分严重的流行疾病如心血管病、癌和其他老年化过程中的变性疾病提供保护作用。果蔬保护作用的机理之一是它们的抗氧化剂活性抵抗细胞氧化反应。果蔬中具有营养功能的抗氧化剂一般包括维生素 C、维生素 E、多酚（包括花青素等黄酮类化合物）和类胡萝卜素。研究表明，许多潜在的健康影响明显归因于花青素和其他多酚化合物，这些物质与抗氧化活性直接相关，如预防癌症、改善视力、控制糖尿病、改善循环、控制炎症，以及包括疾病、健忘、一般老年化过程中的迟缓效应（Lepiniec et al.，2006）。

黑穗醋栗对人体具有良好的预防医治作用。例如，黑穗醋栗种子含有 γ-亚麻酸，食用新鲜或晒干的果实、果酱及罐头制品可抗坏血病、医治高血压和高血脂等心脑血管疾病。新鲜果实还可医治胃炎（胃酸过少症）。叶片煮开后，趁热饮用能医治浮肿，经常饮用可预防肾结石、膀胱炎、足痛风和风湿病。除此之外，黑穗醋栗的医治功能还包括痛风、肾炎、肾绞痛、出疹热、蛋白尿、贫血病、初期流产、全身乏力、关节炎疼痛、痢疾、肠胃炎、口腔和咽喉疾病。黑穗醋栗长期被认为具有非常好的保健作用，主要是由于其维生素 C 含量高。

5.3.1　黑穗醋栗中生物活性物质与抗肿瘤的研究进展

肿瘤是致瘤因子引起的细胞异常增殖，导致基因的变化和对其生长的正常调节的丧失。肿瘤的组织起源特异性决定了肿瘤的生物学特性和每种肿瘤的特异性。通常，根据肿瘤的实质形态来鉴定各种肿瘤的组织学起源，并且根据分化程度和成熟度及异型性的大小来确定肿瘤的良性和恶性程度。肿瘤细胞具有三种不同的基本特征：永生、迁移和失去接触抑制。此外，肿瘤细胞具有许多不同于正常细胞的生理、生化和形态特征。恶性肿瘤迅速生长，可转移到身体的其他部位威胁生命。根据《2018 年我国卫生健康事业发展统计公报》，恶性肿瘤是城市地区死亡的主要原因。最常见和有害的肿瘤是肺癌等。目前，国内外肿瘤的主要医治方法是手术、放疗和化疗。还有部分正在研究的新疗法，如抑制血管生成、促使癌细胞分化、免疫疗法、基因疗法等。这些医治方法存在一系列问题，如疼痛剧烈、毒副作用大、剂量依赖性等。寻找用于癌症医治的天然化学品是国内外癌症医治研究中最重要的热门话题之一（Jia et al.，2012）。

5.3.1.1　黑穗醋栗中的重要生物活性物质

生物活性物质是具有生物活性的化合物与机体作用后能引起各种生物效应的天然功能性物质。在植物中，生物活性物质主要包括多酚化合物、萜类化合物和维生素类化合物等几个大的类型。黑穗醋栗果实是植物生物活性物质的重要来源之一，含量丰富、种类繁多，主要包括黄酮类化合物、黄酮醇、槲皮素、花色苷、膳食纤维和果胶。

黄酮类化合物是植物中一种重要的次生代谢产物，是指碱性母核中的 2-苯基色酮（2-phenylchrome）化合物，现在通常指一系列具有酚羟基的化合物。这些化合物由中心三碳原子连接，以缀合或游离的形式存在。到目前为止，已经鉴定了超过 4000 种不同的黄酮类化合物。黄酮类化合物可进一步分为黄酮醇、黄烷酮、黄烷醇、花青素、原花青素和异黄酮等。槲皮素是最典型的黄酮类化合物，异黄酮已被证明具有抗乳腺癌和抗骨质疏松的作用。黄酮类化合物抑制有害低密度脂蛋白的产生，进而有效抑制冠心病的发生。此外，黄酮类化合物还可以减少血栓形成。

黄酮醇是一类数量最多、分布最广泛的黄酮类化合物，目前已发现的约有1700 多种。黄酮醇类主要存在于洋葱、苹果、甘蓝及花椰菜中。黄酮醇类可细分为槲皮素、杨梅素、山柰酚、二氢槲皮素、二氢山柰酚、异鼠李素和西伯利亚落叶松黄酮。槲皮素和杨梅素的相对含量在黄酮醇类中占绝对优势。槲皮素存在于许多植物的花、叶和果实中，并且主要以苷（如芦丁）、金丝桃苷和其他高含量植物的形式存在。槲皮素具有降低血压的作用，还可医治慢性支气管炎。此外，槲皮素可显著抑制腹水癌细胞中癌症启动子、DNA、RNA 和蛋白质的合成（Holtung et al.，2011）。

花色苷是由花青素和糖之间的糖苷键形成的一组化合物，使花、果实、茎、叶呈现出从红色到紫色的不同颜色。矢车菊素和翠雀素的含量占花色苷总量的70%以上。膳食纤维是指含有非淀粉多糖的许多植物物质。膳食纤维可吸收消化系统中的水分；增加肠胃内食物量，增加饱腹感；督促胃肠蠕动，缓解便秘。果胶是一种线型聚半乳糖醛酸和聚 L-鼠李糖半乳糖醛酸，是一种很好的增稠剂和稳定剂，也可被用作止血剂和血浆代用品。另外，果胶对医治腹泻和重金属中毒有很好的疗效。

5.3.1.2　黑穗醋栗中生物活性物质防治肿瘤疾病的机理

现有文献已报道了与抗肿瘤有关的黑穗醋栗生物活性物质，主要有白细胞介素 1b、花色苷提取物、逆没食子酸及其他提取物。

白细胞介素 1b 可减缓荷瘤小鼠实体肿瘤细胞的生长速度（Shimada et al.，2003）。花色苷提取物可清除自由基、抑制肝细胞癌生长和胃癌细胞增殖。除此之外，其他黑穗醋栗的提取物也可通过诱导细胞凋亡抑制人食管癌细胞系的生长，且对正常肝细胞的存活和蛋白质合成无不良影响（Lu et al.，2005）。

从形态学方面观察黑穗醋栗提取物的抗肿瘤机制，其提取物可诱导 4 种肿瘤细胞凋亡。流式细胞仪定量分析进一步证实了诱导 4 种肿瘤细胞凋亡是提取物抑制肿瘤生长的主要原因之一。研究证实，细胞凋亡蛋白酶级联反应的核心蛋白酶是蛋白酶 caspase-3，caspase-3 激活后可降解、解离核酶抑制剂 ICAD，进入细胞核，降解 DNA 成为片段（Poter and Janicke，1999）。研究认为，Bcl-2/Bax 主要通过抑制细胞色素 C 从线粒体的释放，调控线粒体渗透性转换孔的开启，进而抑制 caspase-3 的活化（Nakamura et al.，2002），也可能参与抑制 caspase-3 的合成，这对决定细胞是否进入凋亡状态具有重要意义（Miller et al.，2011）。

5.3.2　黑穗醋栗中生物活性物质与抗高血压的研究进展

高血压是一种全身性疾病，其特征在于动脉压升高，伴随着心脏、血管、脑和肾的功能或有机变化。同时，高血压也是导致心血管病最主要的危险因素。常用的降压药物在治病的同时给患者带来各种毒副作用。因而，寻找更有效、更安全抗高血压疾病的天然活性物质是当前抗高血压疾病防治的重要科学问题之一（Nakatsuka et al., 2003）。

研究发现，内皮功能障碍是引起高血压的原因之一。调节内皮相关因子可在一定程度上改善高血压症状（Vanhouue, 2009）。在高血压的病理状态下，一氧化氮的合成量和释放量明显减少，收缩因子增加，导致血管功能障碍从而引起血压升高。近年来，研究还发现脂质过氧化可能参与高血压的发病机制和发展。SOD是清除自由基的重要酶，可清除超氧阴离子，减少脂质过氧化物的产生，减少自由基的形成。它的活动间接反映了身体清除氧自由基的能力（Hove et al., 2005）。丙二醛是脂质过氧化的重要产物，其含量反映了自由基攻击的严重性。Deferne和 Leeds（1996）及 Nakatsuka 等（2003）发现黑穗醋栗籽油中的 γ-亚麻酸具有清除自由基达到降压的作用。实验结果显示，黑穗醋栗籽粉组具有抗高血压作用，且 4～8 周无反弹，降压效果温和持久。经灌食后的高血压大鼠体内丙二醛含量显著降低，一氧化氮含量明显升高，SOD 活力无显著性增强。由此可知，黑穗醋栗籽粉对高血压大鼠有一定的降压作用，其抗高血压途径可能是通过抗氧化作用，同时增加一氧化氮来保护血管内皮细胞，改善血管内皮功能，进而降低血压，而对于 SOD 的结果仍需进一步验证。

5.3.3 黑穗醋栗中生物活性物质与抗炎的研究进展

炎症是具有血管系统的活体组织对损伤因子的防御反应。普通人说"炎症"是人体对刺激的防御反应，表现为红色、肿胀、灼热和疼痛。血管反应是炎症过程的中心环节，分为急性和慢性炎症。目前国内外对黑穗醋栗果实生物活性物质消炎功能进行了广泛研究。

核因子-κB 是一种普遍存在的转录因子，几乎所有体内细胞都参与了许多炎症细胞和炎症介质的转录调节，这些介质可诱导炎症反应。它可调节多个基因的表达，是多个信号转导途径的汇合点，并在调节炎症反应基因中起关键作用（Goebeler et al., 2001）。肿瘤坏死因子-α（TNF-α）是主要由单核巨噬细胞和淋巴细胞产生的细胞因子。

黑穗醋栗提取物可降低高强度运动引起的血清中肿瘤坏死因子-α 的含量，抑制炎症反应。在小鼠力竭运动后 24h 研究中，发现肾组织结构和超微结构的病理变化。补充黑穗醋栗提取物后，核因子-κB 和肿瘤坏死因子-α 的表达显著下降，修复肾脏组织结构和预防炎症损伤，显示黑穗醋栗提取物可在力竭运动后 24h 抑制肾组织炎症因子的表达。在控制肺部炎症的医治中，黑穗醋栗表现同样显著。研究表明，黑穗醋栗品种中含有的天然化学物质能够有效改善哮喘患者的呼吸状况并减轻炎症并发症。研究人员对新西兰不同品种的黑穗醋栗进行了离体研究分析，发现许多品种均能减轻过敏性哮喘相关的炎症反应。通过对这些黑穗醋栗的成分分析，发现其中控制炎症的关键可能是两种特定花青素的比例，即黑穗醋栗中存在的某些花青素比例在控制肺部炎症中起着重要作用。

5.3.4　黑穗醋栗中生物活性物质对视力的研究进展

我国青少年视力低下问题十分严重。根据最新调查数据，截至 2018 年，近视总人数超过 4 亿。视力低下、眼睛干涩和疲劳经常影响人们的学习、生活、就业、心理和婚姻，同时也增加了老年性白内障和青光眼的发病率。其中，中度和高度近视会导致眼球突出、眼睑松弛，影响美观；而且，近视的遗传性非常大，特别是中度和高度近视，遗传概率超过 80%。引起失明最重要的原因是近视。在我国，近视失明的年轻人数量已超过 30 万。黑穗醋栗含有多种抗氧化生物活性物质，如花青素、黄酮类化合物、酚酸等。这些营养素具有补充人体抗氧化剂、保护视觉的功能。花青素是保护视力的最佳营养元素，因而建议长期使用计算机的人多食用黑穗醋栗，这样对保护视力有很大的帮助。目前医治视力问题的主要手段是激光手术，但激光手术价格高昂，且伴随相应的后遗症。现国内外对黑穗醋栗果实中医治视力的功效成分进行了深入研究（Lentsch and Ward，2000）。

经过对 4 种主要的花青素研究发现，花青素对光感受器的作用主要是使视紫红质再生，对 cGMP-磷酸二酯酶的活性并无影响。Matsumoto 等（2006）在一项实验中，对小鼠和家兔通过口服、静脉、腹腔内途径给入黑穗醋栗的花青素后，发现在血浆和整个眼组织中均有花青素的存在，且存在眼组织中的量要大于血浆中的量，结构也相当完整。另外，花青素中的飞燕草素、鼠李葡糖苷能够刺激由内皮素 B 受体释放的一氧化氮，进而抑制肌球蛋白氢链的磷酸化或加速脱磷酸作用。因而，黑穗醋栗中的花青素对视觉功能有良好的作用，是医治近视和青光眼的有效药物（Matsumoto et al.，2005）。

5.3.5　黑穗醋栗中生物活性物质对降低血脂的研究进展

一般来说，血脂是人体血浆中中性脂肪（甘油三酯）和脂质（磷脂、糖脂、固醇、类固醇）的总称，但其主要成分是甘油三酯和胆固醇。其中甘油三酯参与人体的能量代谢，胆固醇主要用于合成细胞质膜、类固醇和胆汁酸。对于生物体来说，血脂对活细胞的基本代谢至关重要。黑穗醋栗种子中的多不饱和脂肪酸对心脑血管有良好的保护作用。类固醇可改善毛细血管的脆弱性和渗透性，降低血清胆固醇含量，降低动脉硬化程度，软化脆弱血管，改善血管通透性，防止动脉粥样硬化。因而，黑穗醋栗种子具有降低血脂、抑制血小板聚集和减少血栓形成的功能。

预防性高血脂模型法对黑穗醋栗的降脂作用进行研究，结果表明，黑穗醋栗果汁可降低高脂饮食诱导的小鼠血清中甘油三酯、总胆固醇和低密度脂蛋白胆固醇的含量，并能显著提高高密度脂蛋白胆固醇，降低高脂血症小鼠血脂。服用黑穗醋栗籽油，提高 γ-亚麻酸在三酰甘油和胆固醇酯中的比例，可使血清中低密度脂蛋白胆固醇的浓度明显降低（Raija et al.，2005）。据推测，黑穗醋栗果汁调节血脂的原因与维生素 C、花青素、黄酮类化合物等组分的功能有关。

富含黑穗醋栗籽油的食物可抑制血小板聚集，增加亚油酸合成，抑制血管壁血栓形成（Raija et al.，2005）。因此，黑穗醋栗中的多酚化合物具有预防血栓形成及抗动脉粥样硬化的功能。目前，已有人将黑穗醋栗籽油制成软胶囊剂。

除此之外，美国运动医学学院年会上的一篇研究报道显示，15 名骑行者每日食用不同剂量（300 mg、600 mg 和 900 mg）的黑穗醋栗提取物粉，其心血管功能的各项参数显示，脉搏输出量和心排血量随着剂量的增大而升高，收缩压、舒张压和心率方面的数据都不受剂量影响。连续一周补充黑穗醋栗籽油提取物的运动员，心血管功能能得到较好的改善。

5.3.6 黑穗醋栗中生物活性物质对提高免疫力的研究进展

德国斯塔勒实验证明，服用黑穗醋栗果汁可迅速提高婴儿的抵抗力和免疫力。中国疾病预防控制中心证实，幼儿定期饮用黑穗醋栗果汁可减少牙龈出血，有利身体发育；中老年人经常饮用黑穗醋栗果汁可软化血管，延缓衰老，增强免疫力。此外，黑穗醋栗还含有多种维生素和矿质元素。

在健康老年受试者的免疫应答研究中，发现在向食物中添加黑穗醋栗籽油后，受试者的免疫应答得到显著改善。外周血单个核细胞延迟皮肤过敏实验和体内免疫反应实验结果表明，服用黑穗醋栗的受试者外周血单个核细胞的增殖反应显著增加，前列腺素 E_2 的产生显著减少。因而，Seitz 等（2006）认为黑穗醋栗增强免疫力是由于它降低了前列腺素 E_2 的生成。

5.3.7 黑穗醋栗中生物活性物质对抗心律失常的研究进展

黑穗醋栗含有丰富的碳水化合物、有机酸（苹果酸、柠檬酸等），以及丰富的维生素 C、维生素 E、花青素、褪黑素等，有抗氧化、防病、改善亚健康状态等作用。其中大量的钾盐成分促使人体心肌的兴奋度处于正常范围内，进而减少心律失常症状的出现。大鼠心肌缺血可导致持续性心室颤动的敏感度，且敏感度会随年龄的增长而增加，黑穗醋栗籽油可预防年老大鼠的心律失常，服用含有多元不饱和脂肪酸的黑穗醋栗籽油可使敏感度降低。研究发现，其作用机理可能与籽油中的精氨酸转变成心肌类花生酸物质有关。

5.3.8　黑穗醋栗中生物活性物质的其他作用

研究表明，黑穗醋栗果汁能够提高生物体对沙门氏菌的抵抗力，日本的一家公司已经开发出一种预防感染的黑穗醋栗果汁并申请了专利。此外，1%含量的黑穗醋栗可明显改善糖尿病小鼠周围神经传导的异常（Dines et al.，1996）。从黑穗醋栗种子中分离的酸性高分子量的半乳糖抑制了幽门螺旋杆菌与人胃黏膜的黏附，这些糖的聚合体阻断了幽门螺旋杆菌的表面受体，因而具有抑制其与人的胃上皮特异性结合因子的相互作用，进而起到了保护胃的作用。除此之外，青少年经常饮用黑穗醋栗果汁可减少牙龈出血，有利于成长。黑穗醋栗酿酒后加入少许糖，可用于炎症导致的咽喉痛；黑穗醋栗叶子的浸液有清肠利尿的作用；生果汁可利尿发汗，是医治伤寒病的极好饮品；黑穗醋栗根皮的煎剂也可用于结石、水肿和痔疮的治疗；黑穗醋栗提取物也可用于抗疲劳。

5.4　黑穗醋栗的科学利用

黑穗醋栗原产于欧洲和北亚，主要分布在北半球寒冷的气候中，目前在黑龙江等地长期种植，是寒冷地区优良的绿化观赏植物。黑穗醋栗可直接新鲜食用，还有加工、药用、烹调、保健、美容、环保、礼品等各种用途。随着现代果树学、果品加工学、食品营养学、食品化学和医学等学科的发展，包括黑穗醋栗在内的各种水果的鲜食、加工、药用、保健、美容、环保和文化价值越来越受到世界各国消费者的广泛关注。本节所讲的黑穗醋栗果品是指黑穗醋栗鲜果及其延伸产品，包括鲜果、鲜果提取物、加工产品及其副产物等。全面、科学、合理地利用黑穗醋栗果品为人们的营养和健康服务，深入开展黑穗醋栗果品营养和生物活性物质的科学利用研究，对提高黑穗醋栗果品的营养、健康和经济价值都具有重要的意义。

5.4.1　黑穗醋栗的鲜食利用

鲜食是我国黑穗醋栗的传统消费方式，也是最主要的利用方式之一。全球每年生产的黑穗醋栗果实约有40%销往鲜食市场。在我国，黑穗醋栗果实除用于出口和加工外，大部分是新鲜出售。新鲜的黑穗醋栗因其外形美观、色泽鲜艳、香气浓郁、汁液丰富、甜度适中、酸味适中，是四季水果的上品（Tanaka et al.，2008）。下面就主要类型的果实特征、营养价值、使用方法和鲜食安全做简要介绍。

5.4.1.1　鲜食黑穗醋栗的特征和营养价值

黑穗醋栗在北欧进行人工驯化大约有400年历史。1611年，黑穗醋栗首次从荷兰引入英国。1826 年，英国皇家园艺学会的品种目录中描述了黑穗醋栗：果实常为球形或圆形，平均单重 1 g，最大结果重 2.5 g。果肉绿色，果紫红，出芽率70%。种子小，暗紫红色，千粒重 1.183 g。种子可榨油。果实含可溶性固形物 10%～11%，含糖 5.58%，含酸 3.15%，含维生素 C 130 mg/100 g FW，含果胶 1.57%，具有良好的加工性能（Li et al., 2013）。

　　黑穗醋栗中的营养极为丰富，其色素含量达到了 4.53%，维生素 C 含量达到120～200 mg/100 g（王志伟，2012），另外还含有丰富的维生素 B 和黄酮类化合物，营养丰富、风味独特，很受消费者欢迎。其基本化学成分详见表 5.9，各类维生素含量详见表 5.5（朱智明，1989）。从表 5.9 中看出，黑穗醋栗的总酸含量很高，就化学成分而言非常适宜加工果酱和果酒制品。表 5.5 说明黑穗醋栗果实的维生素 C 含量最高，可供制作果酒、饮料等饮品。

表 5.9　黑穗醋栗营养价值

成分	每 100g 含量	成分	每 100g 含量
水分	83～87g	单宁	0.24～0.36g
蛋白质	1.4～1.8g	果胶	1.1～2.8g
脂肪	0.1～2.0g	维生素 C	100～400mg
总糖	4.2～5.0g	尼克酸	20～94mg
柠檬酸	12～16g	胡萝卜素	2.0～7.5mg
苹果酸	53～240mg	灰分	0.4～0.8g
乌头酸	105～140mg		

　　黑穗醋栗不仅具有良好的营养成分，而且具有很强的保健作用。除了表 5.5中的各种维生素外，还有部分微量元素，如黄酮类化合物和矿质元素（王志伟，2012）。这些微量元素对预防癌症、保护视力和促进胰岛素分泌具有一定的作用，也有利于降血压和降血脂。黑穗醋栗果实含有大量的钾盐和镁盐。钾盐的主要功能是增强肌肉的兴奋性，稳定心肌细胞膜和纠正心律失常。镁盐对高血压和心肌梗死有一定的预防和医治作用。可的松的产生会给心脏病患者带来一定的健康影响，食用含有钾和镁含量的饮料可以抑制它的产生，进而保护心脏。黑穗醋栗果实含有大量的黄酮类化合物，能有效降低动脉粥样硬化程度，软化和稀释脆弱血管，提高血管通透性，预防动脉粥样硬化，并且与维生素 C 有协同作用。黑穗醋栗具有预防和医治心脑血管疾病的功能和抗癌活性及强大的抗癌保健作用。

　　α-亚麻酸和 γ-亚麻酸是一种能够在黑穗醋栗种子中提取的天然油类物质，它们能够起到聚集血小板、降压降脂和软化血管，预防和医治心脑血管疾病，还能对癌症（乳腺癌、直肠癌等）产生有力的抗癌作用，可以预防肿瘤，延缓衰老和调节人类的陈代谢，并对免疫力增加以及美容和减肥产生重大影响。黑穗醋栗具有很高的营养价值，也有很多鲜食方法。将黑穗醋栗洗净，剥皮后直接吃或喝果汁很方便。黑穗醋栗及其果汁是北美和欧洲许多家庭必不可少的水果和饮料。

5.4.1.2　黑穗醋栗的鲜食安全

农药残留是黑穗醋栗鲜食安全中最值得重视的问题。在黑穗醋栗生产过程中，因病虫害频繁，生产者必须增加农药喷施次数、加大喷施浓度和增加喷液用量，但这会导致农药残留。另外，更频繁地使用单一种杀真菌剂将使病原体的抵抗力增强，这将大大减少杀真菌剂对真菌的控制和防治效果。果农常交替或混配使用农药，这一举措会导致农药残留。尽管我国针对黑穗醋栗鲜果的农药残留制定了各种国家、行业或地方标准，也建立了相应的市场监管，但同世界发达国家相比，主要还存在以下不足（关莹等，2011）。

1）农业生产中生产者对农药的过量和不合理施用、滥用，以及无视国家法律法规使用高毒、高残留、难降解农药。生产者对防止病虫害、杂草或调节作物生长，提高农产品产量、增加收入的主观要求和生产者受教育水平低，缺乏正确、科学、安全施用农药的科学知识，以及对农药不科学、不系统的认知能力共同催生了农药的乱施滥用，进而导致农产品中农药残留超标，在食品加工过程中产生农药残留。

2）某些高毒农药杀虫效果好，成本较低，在经济利益的刺激下，生产商、经销商和农户之间形成了生产、销售、使用剧毒农药的利益链。同时，我国的产业结构正处于调整和升级的过渡时期，政府主要致力于发展生产，提高经济发展速度，在一定程度上忽视了食品质量安全监管。

3）政府和公众对农产品安全、农药和农药残留缺乏立法和政策，对我国现代食品加工技术和设备整体落后的认识不足，农产品加工和食品加工过程中农药残留降解技术匮乏等，为问题食品在市场上出现提供了可乘之机。

5.4.1.3　黑穗醋栗的加工

黑穗醋栗果实除直接鲜食外，新鲜的果实还可加工成各种产品。根据加工的方法和产品的特性，黑穗醋栗的加工品有罐头、果汁及饮料制品、糖制品、果酒、果醋等。除此之外，黑穗醋栗的果皮、果肉、种子等也可作为食品、医药、化工原料用于提取营养与活性物质（Ju et al.，2013）。

1）黑穗醋栗青熟果实可在6月中旬上市，其果实酸度高，含有大量的单宁物质，可做罐头。黑穗醋栗新鲜果实经一定的工艺流程加工处理后，装入密封容器中，脱气密封并经高压灭菌即可制成黑穗醋栗罐头。用于加工黑穗醋栗罐头的果实通常呈扁圆形，色泽鲜艳美观、香味良好、糖分含量高、糖酸比适度。黑穗醋栗罐头基本保留了鲜果的色泽和风味，营养丰富，色泽橙红，风味甜酸，但高温杀菌会对鲜果的部分营养和活性物质造成损失。

2）半成熟的黑穗醋栗果实酸甜可口，酸味纯正，含有丰富的果胶。黑穗醋栗果实成熟期集中，不耐贮运且不宜生食，适于加工成别具一格的果汁、果酱、蜜饯等（Singh et al.，2014）。

黑穗醋栗汁及其饮料制品是指榨取果实的汁液，经过一定的工艺流程密封杀菌或浓缩后再密封杀菌保存的黑穗醋栗汁稀释或混合制成的饮料饮品。浓缩黑穗醋栗汁的生产工艺如下：挑选好果→清洗果皮→破碎榨汁→过滤果渣→浓缩→调整浓度→杀菌→罐装保存→制成果汁（冷冻贮存）。

黑穗醋栗汁是果品加工中最能保存天然成分的制品。其色泽红艳，果味香，用冷开水冲饮或冰镇后饮用风味更佳；经过特殊工艺处理的黑穗醋栗果汁能解决制作果汁中存在的沉淀、褐变等问题，比同类果汁的原汁量显著提高，约能提高原果汁含量 10%～20%（Fossen et al.，1998），赋予了产品较好的果汁风味，增加了产品的营养。

加工黑穗醋栗饮料的工艺流程为：精选黑穗醋栗→清洗去杂→榨汁→热烫→离心分离→黑穗醋栗汁→混合调配→均质→灌装→脱气→高温瞬时灭菌→真空封盖→冷却→成品。加入果汁后，常添加适量的白砂糖、柠檬酸及稳定剂，再向果汁中加入一定比例的果胶酶。黑穗醋栗饮料清甜爽口，果香浓郁。若将果皮、种子一并磨碎，可在一定程度上增加不溶性固体物含量及营养成分。

3）完熟的果实味较甜，可生食或酿酒。果汁小香槟的工艺流程为：饮用水→水处理→汽水混合→溶化白糖→过滤→配料→第一次灌装→第二次灌装→压盖→产品检查。

4）黑穗醋栗的果实经过去皮、粉碎及榨汁后剩下的果肉就是黑穗醋栗的果渣，果实风味有明显的中药味道，果实口感较酸，不建议直接鲜食（Acosta et al.，2016）。黑穗醋栗果渣可制成果酱、果冻、果丹皮、果羹等系列产品，以进一步提高经济效益，为黑穗醋栗深加工提出一条综合利用的新途径，使丰富的食品家族中喜添新秀。除此之外，果渣的进一步加工具有投资少、见效快的优点，因而特别适于乡镇企业或个体经营。

黑穗醋栗果羹的生产工艺流程为：热糖加豆沙→加果渣→加琼脂、饴糖、糖精→加防腐剂→成型→包装→出厂。经过处理的果渣制成的成品酸甜可口，还具有黑穗醋栗独具一格的清香和爽口。

果丹皮的生产工艺流程为：果渣→煮沸→加糖溶化→调制→成型→烘烤→整型→包装。原料为处理过的黑穗醋栗的果渣，在果渣里加入微量白糖（占总糖量的 10%）煮至沸开 15 min 后，加入余量的白糖在锅里溶化，大火熬成黏稠状，再加入糖和果胶（用水溶化）及山梨酸，搅拌均匀后倒入并匀摊于平板玻璃或烘盘上，凝固后在干燥室内烘烤，当干燥至有一定韧性的皮状时揭起。

5.4.2　黑穗醋栗的药用

黑穗醋栗因种子富含 γ-亚麻酸即维生素 F，而引起了美国、加拿大、日本、英国等 30 多个国家的高度重视。英国的黑穗醋栗研究和生产栽培一直处于世界领先地位。最早的记载是在 17 世纪，当时黑穗醋栗的果实和叶片作为草药，特别是对扁桃腺炎具有显著疗效。目前，白俄罗斯科学院果树研究所已培育出白俄罗斯、喀秋莎等十余个黑穗醋栗品种，其果实外观非常诱人、风味颇佳、果肉多汁、中等香气、甜美细腻。黑穗醋栗籽油已在美国、日本等国家广泛应用于制造各种药物，并在临床上应用（王静华等，2010）。成熟的黑穗醋栗的叶子富含维生素 C和黄酮类化合物，总黄酮类化合物含量为每 100 g 新鲜叶子 11.2 mg。经常食用黑穗醋栗和葡萄干产品可预防坏血病。

由于黑穗醋栗的营养成分和显著的药理作用，其果实享誉世界（古丽江等，2003）。随着科学研究的深入，其药理成分日益引起人们的重视，主要有人体生长发育不可缺少的脂肪酸 γ-亚麻酸和不饱和脂肪酸亚油酸两种成分。人体难以制造 γ-亚麻酸，但是 γ-亚麻酸却能参与人体各种代谢过程，增强人体免疫力，有效地预防各种疾病，是人体内一系列前列腺素的前体物质。它仅在极少数植物中存在，其药理作用目前已得到国内外临床实验认可（贾娜等，2012）。由 γ-亚麻酸制成的药物可预防和医治冠心病、高血压、雷诺综合征引起的血管痉挛、糖尿病、胆固醇减少、溃疡、胃出血、经前期综合征和乳房疾病。γ-亚麻酸制成营养补充剂可改善人类食品结构，纠正脂类代谢，增强体质和免疫功能。例如，日本将一定量的 γ-亚麻酸加入老人和儿童服用的奶粉制品中。亚油酸能降低人体血清蛋白和甘油三酯、软化血管、预防血栓形成，经常食用还可预防坏血病及其他疾病。

1）坚固牙龈和保护牙齿。牙龈健康最重要的一个方面是确保维生素 C 足量的摄入，黑穗醋栗果实中维生素 C 及其他生物活性物质含量较高，能够发挥较强的抗氧化作用使维生素 C 更好地发挥作用来保护牙龈。人体内维生素 C 含量不足时，对牙齿最大的影响就是引起牙龈营养不良、萎缩变形，肿胀、出血等牙龈疾病（Kirca and Cemeroğlu，2003）。

2）保护肝功能。肝脏是人体中最重要的器官，肝功能损害严重威胁人体健康。各种肝损伤与体内氧自由基和脂质过氧化密切相关，因而增加抵抗人体过氧化作用的营养素数量对保护肝功能至关重要。黑穗醋栗含有丰富的抗氧化生物活性物质，如花青素、维生素 C、黄酮类化合物和酚酸。

3）保护视力。近视是世界上最普遍的屈光不正。美国超过 25% 的成年人患有近视。在部分亚洲国家和地区，近视发生率高达 70%。在中小学生中，近视的发生率随着年龄和年级的增加而增加。近视危及中小学生的身心健康，已成为一个越来越严重的社会问题。相关调查结果显示，中国学生的近视率位居世界前列。中小学生近视率为 34.6%，高中生近视率为 70%，中国中小学生近视失明人数已达 30 万人。由于近视已成为严重的公共卫生问题，世界卫生组织已将近视的预防和医治纳入全球防盲计划。预防近视是国内外公众关注的问题，其医治方法层出不穷，但好坏难以区分。人眼是接受光刺激的器官。在环境中，部分光线可能导致视网膜受损，这一过程被称为视网膜光化学损伤。大量的光子被人眼的视网膜吸收后，会刺激视网膜产生大量的自由基并加快脂质过氧化的活性氧的形成，最终会影响视网膜光感受器细胞功能，视力受损。黑穗醋栗果实中含有花青素、维生素 C、黄酮类化合物和酚酸类物质，这些生物活性物质具有较强的抗氧化功能，人体可以通过补充黑穗醋栗果实中的生物活性物质来保护视觉功能。

4）提高免疫力。在健康老年受试者的免疫应答研究中，向食物中添加黑穗醋栗籽油后，受试者的免疫应答得到显著改善。此外，黄酮类化合物还可增强人体免疫力。这是因为黄酮类化合物具有抗生素作用，可抑制细菌，进而增强抵抗传染病的能力。

5）延缓衰老。人体衰老是其实就是一种过氧化损伤，这个过程较为复杂，主要是由自由基导致的（白超等，2008）。人体可通过自身机制清除过多的自由基，但清除自由基的能力随着年龄的增长而降低。当人体不能清除体内过多自由基时，可以通过从食物中摄取大量含有较多抗氧化的生物活性物质，来延缓衰老。黑穗醋栗籽油也可防止过早衰老，减少皱纹形成和修复组织损伤。黑穗醋栗果实含有很多抗氧化功能的生物活性物质，如花青素、维生素 C、黄酮类化合物、槲皮素、杨梅素、酚酸、儿茶素和多糖等，是一种有良好抗氧化功能的生物活性物质。例如，黄酮类化合物是食物中的有效抗氧化剂，可通过增加大脑和肝脏中超氧化物歧化酶的活性来延缓衰老，该功效仅次于维生素 E。

5.4.3　问题与展望

我国虽然黑穗醋栗种质资源丰富，但是栽培历史很短，只有 80 多年，种植面积小，产量很低（Kirca et al.，2007）。20 世纪 80 年代末 90 年代初，黑穗醋栗种植业受到天然果汁饮料和葡萄酒市场萧条的严重影响，种植面积明显减小。此外，黑穗醋栗产品缺乏密集加工的能力，未形成产业链，导致具有明显保健功能的高附加值产品减少。此外，黑穗醋栗品种市场和栽培的规模受其品种选育和加工产品的研发减缓的制约。在欧美、日本等发达国家和地区，黑穗醋栗的深加工技术已经较为成熟。相反，我国黑穗醋栗的生产加工技术发展较为缓慢，为了解决这一问题，要从根源问题入手：我国黑穗醋栗产品加工制备黑穗醋栗功能性成分的关键技术不成熟，缺乏环境友好型提取工艺技术；保健品加工专用品种尚待开发；高附加值加工技术尚不成熟，缺乏功能明确、成分清晰、性能稳定的黑穗醋栗保健品。总之，我国的黑穗醋栗产业虽然取得了一定的成绩，但也面临着科研、发展、成果转化、产业化、产品单一、科技含量低、附加值低等诸多问题，没有明显优势参与国际市场竞争，因而加强和提高黑穗醋栗产品的综合利用和开发是十分必要的。

鉴于上述问题，未来我国黑穗醋栗产业的发展方向可从以下几方面考虑：深入研究黑穗醋栗果实的营养价值及制备和提取工艺；育成适合各种加工产品的专用品种；加大黑穗醋栗深加工产品的研发力度，尤其是在其生物活性成分的提取和开发利用上下功夫，加快我国黑穗醋栗产业发展和提升国际市场竞争力（卢晓梅等，2005）。

参 考 文 献

白超, 祖洪元, 黄玉敏. 2008. 中国黑穗醋栗浆果资源开发. 酿酒, (2): 10-12.

白凤梅, 蔡同一. 1999. 类黄酮的生物活性及其机理的研究进展. 食品科学, (8): 11-13.

柴军红, 何婷婷, 钟读波, 等. 2017. 黑加仑果渣活性成分及金属离子含量变化初步研究. 食品研究与开发, (6): 142-146.

陈嘉景, 彭绍欣, 石梅艳, 等. 2016. 柑橘中类黄酮的组成与代谢研究进展. 园艺学报, 43(2): 384-400.

范金波, 蔡茜彤, 冯叙桥, 等. 2015. 桑葚、蓝莓、黑加仑中多酚类物质的抗氧化活性. 食品与发酵工业, 41(2):157-162.

付银龙. 2003. 黑穗醋栗籽油开发利用. 粮食与食品, 83(3): 40-41.

高雅琴. 1985. 六种栽培月见草种子的化学成分分析. 沈阳药学院学报, (3): 218-221.

古丽江, 古丽森, 古丽米热. 2003. 新疆黑穗醋栗产业的现状及前景. 中国林副特产, (1): 14-15.

关莹, 张冬雪, 张军, 等. 2011. 黑穗醋栗、蓝莓复合果醋饮料的研制. 中国酿造, (5): 183-186.

霍俊伟, 李著花, 秦栋, 等. 2011. 黑穗醋栗营养成分和保健功能及产业发展前景. 东北农业大学学报, 42(2): 139-144.

贾娜, 孔保华, 刘骞, 等. 2012. 加热对黑穗醋栗花色苷含量及抗氧化活性的影响. 食品科学, (21): 73-77.

李贺, 李歆昕, 陆璐, 等. 2016. 5 种黑穗醋栗果实中糖酸组成与含量分析. 食品工业科技, 349(5): 132-136, 142.

李文鹏, 张艳, 程建军. 2008. 黑穗醋栗果中花青素的提取及其抗氧化性的研究. 食品工业科技, 6: 220-222.

李霞, 王欣, 刘亚菊, 等. 2014. 甘薯花青苷生物合成调控研究进展. 分子植物育种, (3): 567-576.

刘凤芝, 顾广军, 张武杰, 等. 2008. 黑穗醋栗种质资源主要经济性状鉴定与评价. 黑龙江农业科学, (1): 40-42.

刘洪海, 张晓丽, 杜平, 等. 2009. pH 示差法测定烟 73 葡萄中花青素含量. 中国调味品, (4):

110-112.

刘洪章, 文连奎, 郝瑞, 等. 1998. 黑穗醋栗果实营养成分研究. 吉林农业大学学报, (3): 1-4.

刘丽. 1993. 黑穗醋栗籽油中脂肪酸成分的研究. 分析化学, (3): 339-341.

卢晓梅, 张亚楼, 张琰, 等. 2005. 新疆天然植物黑穗醋栗对食管癌细胞增殖、凋亡的影响. 营养学报, 5: 68-70, 75.

庞薇, 侯智霞, 李国雷, 等. 2012. 氮肥对蓝莓树体生长及果实品质的影响. 中国农学通报, 28(13): 225-229.

秦改花, 黄文江, 赵建容, 等. 2011. 石榴果实的糖酸组成及风味特点. 热带作物学报, 32(11): 2148-2151.

单永年. 1988. 月见草种子油开发利用简史. 中国野生植物, (3): 19-22.

苏云珊. 2012. 澄清型黑穗醋栗果汁的研制. 加工贮藏产业化, (11): 128-131.

王静华, 陈杏禹, 刘景芳. 2010. 蓝莓果醋酿造工艺的研制试验. 中国调味品, (1): 68-70.

王志伟. 2012. 黑穗醋栗果汁的研制. 科研农用科学, (10): 71-72.

姚利阳, 张宇, 张立宇, 等. 2016. 黑果花楸与 2 种小浆果中黄酮类物质及多糖含量比较. 安徽农业科学, 506(1): 132-134.

张亚楼, 温浩. 2004. 黑穗醋栗营养成分及保健功能研究进展. 国外医学卫生学分册, (2): 108-111.

赵剑辉. 2017. 黑穗醋栗酚类物质的分析. 哈尔滨: 东北农业大学.

赵素华, 司琴图亚. 2002. 黑穗醋栗、无花果、桑椹和啤酒花苦味酸及制品抗氧化作用研究. 食品科学, 2: 35-37.

赵宇瑛, 张汉锋. 2005. 花青素的研究现状及发展趋势. 安徽农业科学, 33(5): 904-905, 907.

朱智明. 1989. 黑穗醋栗的化学成分及营养价值综述. 中国林副特产, (2): 13-15.

Acosta M L C, Smith L, Miller R J, et al. 2016. Drinks containing anthocyanin-rich blackcurrant extract decrease postprandial blood glucose, insulin and incretin concentrations. Journal of Nutritional Biochemistry, 38: 154-161.

Ai T N, Naing A H, Arun M, et al. 2016. Sucrose induced anthocyanin accumulation in vegetative tissue of petunia plants requires anthocyanin regulatory transcription factors. Plant Science, 252: 144-150.

Appelhagen I, Nordholt N, Seidel T, et al. 2015.Transparent test 13 is a tonoplast P3A-ATPase required for vacuolar deposition of proanthocyanidins in *Arabidopsis thaliana* seed. The Plant Journal, 82 (5): 840-849.

Brugliera F, Barri-Rewell G, Holton T A, et al. 2002. Isolation and characterization of a flavonoid 3′-hypertensive cDNA clone corresponding to the Ht1 locus of Petunia hybrida. The Plant Journal, 19(4): 441-451.

Deferne J L, Leeds A R. 1996. Resting blood pressure and cardiovascular reactivity to mental arithmetic in mild hypertense males supplemented with blackcurrant seed oil. Journal of Human Hypertension, 10(8): 531-537.

Dines K C, Cotter M A, Cameron N E. 1996. Effectiveness of natural oils as sources of γ-linolenic acid to correct peripheral nerve conduction velocity abnormalitics in diabetic rats: modulation by thromboxane A2 inhibition. Leukotrienes and Essential Fatty Acids, 55(3): 159-165.

Dixon R A, Xie D Y, Sharma S B, et al. 2005. Proanthocyanidins—a final frontier in flavonoid research? New Phytologist, 165(1): 9-28.

Dou D, Leng P, Li Y, et al. 2015. Comparative study of antioxidant compounds and antiradical properties of the fruit extracts from three varieties of *Crataegus pinnatifida*. Journal of Food Science and Technology, 52(1): 430-436.

Engler M M. 1993. Comparative study of diets enriched with eveningprimrose, black currant, borage or fungal oils on blood pressure and pressor responses in spontaneously hypertensive rats. Prostaglandins Leukotrienes Essential Fatty Acids, 49 (4): 809-814.

Feng F, Li M, Ma F, et al. 2013. Phenylpropanoid metabolites and expression of key genes involved in anthocyanin biosynthesis in the shaded peel of apple fruit in response to sun exposure. Plant Physiology and Biochemistry, 69: 54-61.

Fossen T, Cabrita L, Eyvind M. 1998. Colour and stability of pure anthocyanins influenced by pH including the alkaline region. Food Chemistry, 63(4): 435-440.

Goebeler M, Gillitzer R, Kilian K, et al. 2001. Multiple signaling pathways regulate NF-κB-dependent transcription of the monocyte chemoattractant protein-1 gene in primary endothelial cells. Blood, 97(1): 46-55.

Holtung L, Grimmer S, Aaby K. 2011. Effect of processing of black currant press-residue on polyphenol composition and cell proliferation. Journal of Agricultural Food Chemistry, 59(8): 3632-3640.

Jia N, Xiong Y L, Kong B H, et al. 2012. Radical scavenging activity of black currant (*Ribes nigrum* L.) extract and its inhibitory effect on gastric cancer cell proliferation via induction of apoptosis. Journal of Functional Foods, 4 (1): 382-390.

Jiang F, Wang J Y, Jia H F, et al. 2013. RNAi-mediated silencing of the flavonone 3-hydroxylase gene and its effect on flavonoid biosynthesis in strawberry fruit. Journal of Plant Growth Regulation, 32(1): 182-190.

Jiang M, Reb L, Lian H, et al. 2016. Novel insight intothe mechanism underlying light controlled anthocyanin accumulation in eggplant (*Solanum melongena* L.). Plant Science, 249: 46-58.

Ju Y, Zhuo J, Liu B, et al. 2013. Eating from the wild: diversity of wild edible plants used by Tibetans in Shangri-la region, Yunnan, China. Journal of Ethnobiology and Ethnomedicine, 9(1): 28.

Kadomura-Ishikawa Y, Miyawaki K, Noji S, et al. 2013. Phototropin 2 is involved in blue light-induced anthocyanin accumulation in *Fragaria x ananassa* fruits. Journal of Plant Research, 126(6): 847-857.

Kirca A, Ozkan M, Cemeroglu B, et al. 2007. Effects of temperature, solid content and pH on the stability of black carrot anthocyanins. Food Chemistry, 101 (1): 212-218.

Lentsch A B, Ward P A. 2000. The NFkappa Bb/Ikappa B system in acute inflammation. Archivum Immunologiae et Therapiae Experimentalis, 48(2): 59-63.

Lepiniec L, Debeaujon I, Routaboul J M, et al. 2006. Genetics and biochemistry of seed flavonoids. Annual Review of Plant Biology, 57: 405-430.

Li N, Lynne T, Mario F, et al. 2013. Color and chemical stability of tea polyphenol epigallo catechin-3-gallate in solution and solid states. Food Research International, 53(2): 909-921.

Loarca-Piña G, Kuzmicky P A, de Mejia E G, et al. 1996. Antimutagenicity of ellagic acid against aflotoxin B$_1$ in Salmonella microsuspension assay. Mutation Research/Fundamental and Molecular,

360(1): 15-21.

Lu X M, Zhang Y L, Zhang Y. 2005. Effect of black currant on proliferation and apoptosis of human esophageal cancer cell line *in vitro*. Acta Nutrimenta Sinica, 27(5): 414-416, 421.

Luigia L, Vasapollo G. 2005. Determination of anthocyanins in *Ruscus aculeatus* L. berries. Journal of Agricultural and Food Chemistry, 53(2): 475-479.

Martincz-Amibas F, Nunez-Villar M J, Lacas A R, et al. 2003. Immunofuorometric study of Bcl-2 and Bax expression inclinical fresh tumor samples from breast cancer patients. Anticancer Research, (1): 565-568.

Matsumoto H, Kamm K E, Stull J T, et al. 2005. Delphinidin-3-rutinoside relaxes the bovine ciliary smooth muscle through activation of ETB receptor and NO/cGMP pathway. Experimental Eye Research, 80(3): 313-322.

Matsumoto H, Nakamura Y, Iida H, et al. 2006. Comparative assessment of distribution of blackcurrant anthocyanins in rabbit and rat ocular tissues. Experimental Eye Research, 83(2): 348-356.

Miller R, Owens S J, Rorslett B. 2011. Plants and colour: flowers and pollination. Optics and Laser Technology, 43 (2): 282-294.

Nakamura Y, Matsumoto H, Todoki K. 2002. Endothelium-dependent vasorelaxation induced by black currant concentrate in rat thoracic aorta. The Japanese Journal of Pharmacology, 89(1): 29-35.

Nakatsuka A, Izumi Y, Yamagishi M. 2003. Spatial and temporal expression synthase and dihydroflavonol 4-reductase genes in the Asiatic hybird lily. Plant Science, 165(4): 759-767.

Nohynek L J, Alakomi H L, Marja P K, et al. 2006. Berry phenolics-antimicrobial properties and mechanisms of action against severe human pathogens. Nutrition and Cancer, 54(1): 18-32.

Poter A G, Janicke R U. 1999. Emerpingroles of caspase-3 in apoptnsis. Cell Death and Differentiation, (6): 99-104.

Raija L T, Ursula S S, Kaisa M L, et al. 2005. Black currant seed oil and fish oil supplements differ in their effects on fatty acid profiles of plasma lipids, and concentrations of serum total and lipoprotein lipids plasma glucose and insulin. Journal of Nutritional Biochemistry, 16(6): 353-359.

Rosati C, Cadic A, Duron M, et al. 1997. Molecular cloning and expression analysis of dihydroflavonol 4-reductase gene in flower organs of *Forsythia × intermedia*. Plant Molecular Biology, 35(3): 303-311.

Rune S, Haavard S. 2002. Anthocyanins from black currants (*Ribes nigrum* L.). Journal of Agricultural and Food Chemistry, 50(11): 3228-3231.

Seitz C, Eder C, Deiml B, et al. 2006. Cloning, functional identification and sequence analysis of flavonoid 3'-hydroxylase and flavonoid 3', 5'-hydroxylase cDNAs reveals independent evolution of flavonoid 3', 5'-hydroxylase in the Asteraceae family. Plant Molecular Biology, 61(3): 365-381.

Shimada N, Aoki T, Sato S, et al. 2003. A cluster of genes encodes the two types of chalcone isomerase involved in the biosynthesis of general flavonoids and legume specific 5-deoxy (iso) flavonoids in Lotus japonicus. Plant Physiology, 131(3): 941-951.

Singh S, Khemariya P, Rai A. 2014. Process optimization for the manufacture of lemon based beverage from hydrolyzed whey. Journal of Food Science and Biotechnology, 51(4): 691-699.

Sivam A S, Sun-Waterhousea D, Perera C O, et al. 2012. Exploring the interactions between blackcurrant polyphenols, pectin and wheat biopolymers in model breads; a FTIR and HPLC investigation. Food Chemistry, 131 (3): 802-810.

Smith H. 1982. Light quality, photoperception, and plant strategy. Annual Review of Plant Physiology, 33(1): 481-518.

Solfanelli C, Poggi A, Loreti E, et al. 2006. Sucrose specific induction of the anthocyanin biosynthetic pathway in Arabidopsis. Plant Physiology, 140(2): 637-646.

Szajdek A, Borowska E J. 2008. Bioactive compounds and health-promoting properties of berry fruits: a review. Plant Foods Human Nutrition, (63): 147-156.

Tanaka Y, Sasaki N, Ohmiya A. 2008. Biosynthesis of plant pigments: anthocyanins, betalains and carotenoids. Plant Journal, 54(4): 733-749.

van Hove C, Carreer-Bruhwyler F, Géczy J, et al. 2005. Long-term treatment with the NO-donor molsidomine reduces circulating ICAM-1 levels in patients with stable angina. Atherosclerosis, 180(2): 399-405.

Vanhouue P M. 2009. Endothelial dysfunction: the first step toward coronary arteriosclerosis. Circulation Journal, 73(4): 595-603.

Winkel-Shirley B. 1998. Flavonoids in seeds and grains: physiological function, agronomic importance and the genetics of biosynthesis. Seed Science Research, 8(4): 415-422.

Winkel-Shirley B. 2001. Flavonoid biosynthesis. A colorful model for genetics, biochemistry, cell biology, and biotechnology. Plant Physiology, 126 (2): 485-493.

Xie D Y, Sharma S B, Paiva N L, et al. 2003. Role of anthocyanidin reductase, encoded by BANYULS in plant flavonoid biosynthesis. Science, 299 (5605): 396-399.

第6章 蔓越莓

蔓越莓(*Vaccinium macrocarpon* L.)是杜鹃花科(Ericaceae)越橘属(*Vaccinium*)的一种常绿灌木，又称小红莓、蔓越橘、北国红豆及酸果蔓等。蔓越莓的花朵很像鹤的头和嘴，因此其名称原为"鹤莓"。蔓越莓主要生长在北半球凉爽地区的酸性泥炭土壤中，在全球产区不到 4 万英亩（1 英亩=4046.86 m^2）。蔓越莓花钟状，白色或深粉色，总状花序，果实呈圆形、表皮鲜红，味道略带甜味和酸味。

蔓越莓是少数能在酸性土壤中生长的作物之一，它只适合在高酸性沙土中或潮湿的沼泽地和沙地中种植，而且长成鲜红的商品果实最少需要 3～5 年的栽培时间。蔓越莓的生长期为 3～9 月，7 月中旬花瓣脱落后树体开始发芽，直至果实成熟，一般从 9 月中旬到 10 月中旬收获。采收方法有湿收法和干收法两种。因完全成熟的优质蔓越莓果实内含空气，可漂浮在水面上，所以大多数果实是通过湿收法收获的。它们在成长过程中需要大量的水，收获时果农用水填充蔓越莓田，注水量要达到水面比蔓越莓藤高至 15～20 cm，此时蔓越莓浮在水面上，并用工具将蔓越莓果实圈拢到一块，通过传送带将采收之后的蔓越莓果实传送到卡车上。另一种方法是干收法，采摘机内装有梳子状的传送带，外部配有麻袋，可将蔓越莓果实从枝条上摘下，传送至麻袋后装车运输。干收法虽然较湿收法简便快捷，但缺点也较多，如收获的蔓越莓果实只占其总重量的 5%～10%（郭佳和丁庆波，2011）。一旦枝蔓的分支开始生长，将持续增长多年。有些枝蔓分支可以生长 75～100 年，还可结果。蔓越莓主要以鲜果形式销售。

蔓越莓在我国的大兴安岭地区也比较普遍，常被称为北国牙格达或北国红豆，可以称得上是当地特产之一。目前，我国大兴安岭地区野生蔓越莓储量约 2 万 t，育种和栽培还处于起步阶段，而智利蔓越莓因纯正的口味、稳定的品质，逐渐成为国内蔓越莓的主要生产来源。比较而言，我国蔓越莓及相关产品的利用不够，深加工转换技术需要进一步发展。

6.1 蔓越莓的营养成分

6.1.1 糖类

蔓越莓被称为第三代水果，它富含多种营养成分、种类齐全。其中，可溶性糖是影响果实风味的重要因素，也是人体能量的主要来源。研究表明，蔓越莓的可溶性糖含量相对较低，果实在生长发育过程中，大致在每年的 9 月其可溶性糖含量可达最高值 5.45%（尹琬婷和严志明，2018），且不同品种可溶性糖的总含量在果实发育过程中没有太大差异。

6.1.2　有机酸

有机酸是决定果实风味的重要组成成分，同时也是果汁中具有营养价值的重要化学成分。而有机酸含量在果实的发育过程中呈不断上升的趋势，在果实成熟过程中相对较高，大致在每年的 10 月，有机酸的含量最高可达 3.50%（Cesonienė et al.，2013）。

果实中糖酸比值是影响果实口感的重要因子。一般来讲，果实的糖酸比值在 8～20 时为甜酸适度，以鲜食为主，但是蔓越莓果实在成熟时不同品种糖酸比差异较大，有的品种偏甜，而另一些品种则未达鲜食水平。蔓越莓果实并不适宜鲜食，无论是从其果实中的可溶性糖含量、有机酸含量及糖酸比，还是出汁率和可溶性蛋白含量来看，蔓越莓果实的发展重点应该面向果汁、果酱、果酒等深加工产业等。

6.1.3　膳食纤维

利用酶解法提取蔓越莓总膳食纤维、不溶性膳食纤维和可溶性膳食纤维，采用红外光谱和高效液相色谱测定其官能团结构和分子量，采用质构仪和黏度计测定其凝胶性质和黏度，同时对膳食纤维吸附亚硝酸根离子、交换阳离子、胆固醇、重金属和葡萄糖的能力进行研究，以考察蔓越莓中膳食纤维的结构性质和功能性质，结果表明，蔓越莓果实中总膳食纤维和不溶性膳食纤维的提取率较高，分别为 54.67% 和 38.70%，膳食纤维具有凝胶性质和一定的黏度，同时在功能上有吸附亚硝酸根离子、交换阳离子，吸收胆固醇、重金属离子和葡萄糖的性能（朱凤妹等，2018）。因此，蔓越莓中的膳食纤维具有特殊的结构性质和很好的功能活性，可以开发蔓越莓新功能性食品。

6.1.4　氨基酸

研究表明，蔓越莓中含有 17 种人体所需的氨基酸，平均每 100 g 蔓越莓含 29.51 mg 组氨酸、96.59 mg 丙氨酸、55.73 mg 赖氨酸、52.67 mg 缬氨酸、41.34 mg 苯丙氨酸、23.42 mg 酪氨酸、13.98 mg 蛋氨酸、45.26 mg 苏氨酸、67.45 mg 亮氨酸、43.67 mg 异亮氨酸、68.79 mg 精氨酸、7.28 mg 胱氨酸、46.14 mg 甘氨酸、228.4 mg 谷氨酸、47.24 mg 脯氨酸、247.9 mg 天冬氨酸、72.65 mg 丝氨酸，此外，其果实内 β-胡萝卜素的平均含量为 36 µg/100 g（赵金海等，2018）。

6.1.5 维生素

蔓越莓果实中含有的维生素种类较多,含 18 μg/100 g 维生素 A、13.3 mg/100 g 维生素 C、5.1 μg/100 g 维生素 K,维生素 C 的含量是普通水果的 8 倍。但蔓越莓中维生素 C 的含量受采后处理、贮藏条件、采后损伤和采后病害等几方面的共同影响。蔓越莓的果实是维生素 C 的重要供应者,因此,果实采收后的处理对维生素 C 水平的影响是十分重要的。表面涂层和打蜡可以有效延长新鲜园艺产品的采后寿命。采后热处理已成功应用于各种水果和蔬菜,果实热处理会破坏附着在园艺产品表面的病原体并保持果实的整体品质和感官特性,根据不同果实的生长性和成熟度,一般热处理的温度介于 30~40℃。与如热处理等一些方法相比,辐射处理也具有一定的保鲜效果,研究表明,光线辐射具有快速、安全和经济有效的优点,且对大多数园艺产品的商品质量没有负面影响。

根据分析测定,每 100 g 蔓越莓鲜果实中含有 0.40 g 蛋白质、0.21 g 脂肪、12.67 g 碳水化合物和 4.60 g 膳食纤维。此外,蔓越莓属于高钾少钠的食品,对高血压患者有益,维生素 A 能维持正常的视觉功能、增强免疫力等。因此相比其他水果,蔓越莓具有较高的营养成分,对人体更健康。表 6.1 简要介绍了蔓越莓果实中的基本营养成分(朱凤妹等,2018)。

表 6.1　蔓越莓的基本营养成分表

营养成分	含量/(g/100 g)	比例/%
碳水化合物	12.67	4.20
膳食纤维	4.60	15.30
脂肪	0.21	0.15
维生素 A	18.00×10^{-6}	9.00
维生素 C	13.30×10^{-3}	16.00
维生素 K	5.10×10^{-6}	6.40
β-胡萝卜素	36.00×10^{-6}	0.03
钾	85.00×10^{-3}	1.80
钠	2.00×10^{-3}	0.10
磷	13.00×10^{-3}	1.90
锰	0.15×10^{-3}	7.00

注:比例指占 1 天人体所需量的百分数。

储存条件是影响采后浆果类果实的品质和营养特性的重要因素,其中储存温度和相对湿度是影响果实在储存过程中品质的最重要的条件。例如,低温储存可以降低代谢率和真菌生长，从而保持质量。特别地，果实采摘过程中的机械损伤和擦伤等，都会导致园艺产品质量的下降，另外，包装和运输也很容易造成蔓越莓果实商品质量的下降（杨培丽等，2018）。如果不把这些因素减至最小，就会影响果实中维生素等的含量，造成重大的经济损失。

6.1.6 矿质元素

蔓越莓果实中富含人体所必需的多种矿质元素，且不同种类的蔓越莓果实之间、同一果实的不同部位，矿质元素的含量和比例都有很大的差异，因此，研究蔓越莓果实中矿质元素的种类、含量、分布及其动态变化对蔓越莓果品的利用有重要意义。

研究表明，蔓越莓果实中的矿质元素含量较多，种类齐全，平均每 100 g 果实中含有 85 mg 钾、2 mg 钠、13 mg 磷、0.15 mg 锰、8 mg 钙、6 mg 镁。由此可见蔓越莓是一种高钾低钠的水果。研究表明，人体内含有过多的钠会造成血压升高，而高含量的钾则有降低血压的作用，因此，高钾低钠的食物源具有降血压、保护心血管等功能（姚立君等，2013）。这些元素都是构成集体组织和维持正常生理功能所必需的。

蔓越莓等富含花青素的果实在促进健康等方面的功效经常被比较，其中的矿质元素也是营养成分的重要组成部分。研究报道，在不同的环境因素下，蔓越莓果实的生产和收获，包括不同栽培和施肥方法，也可能对果实的矿质元素造成一定的影响。因此对不同种类蔓越莓的果实和叶片中的 12 种生物必需元素（氮、磷、钾、钙、镁、硫、铁、锰、锌、铜、钼、硼）的含量采用植物组织和果实分析方法进行评价。研究结果表明，在蔓越莓的果实和叶片的矿质元素分别分析中，表现出了显著的差异性（Jensen et al.，2002）。

在野生蔓越莓和栽培蔓越莓叶片样本之间发现了相似（甚至更高）的氮浓度。需要强调的是，生长在中等泥炭的野生蔓越莓中氮含量特别低。从目前的研究结果来看，野生蔓越莓在营养条件不理想的情况下，具有提高氮元素吸收的能力。与野生蔓越莓叶片（298.0 mg/kg）相比，栽培蔓越莓叶片（1531.8 mg/kg）中锰的含量要高得多（盖钰卓等，2017），这通常是生长基质 pH 的不同及物种间的遗传差异造成的。

野生和栽培品种的蔓越莓比较表明，蔓越莓中钾、钙和硫、氮、磷的浓度相近，并无显著差异。但美国蔓越莓中铁的平均浓度最高（0.72 mg/100 g FW），而欧洲蔓越莓中锰和硼的平均浓度最高（分别为 2.59 mg/100 g FW 和 0.09 mg/100 g FW）。研究果实作为一种膳食矿质元素来源的营养价值与它对推荐膳食限量（RDA）的贡献有关。研究表明，蔓越莓果实是人体营养中锰的极好来源，100 g 蔓越莓果实可提供 8.9%～18.1% 的 RDA。总而言之，不同产地的蔓越莓果实在元素组成上是不同的。栽培蔓越莓果实中铁、钼的含量较高，野生蔓越莓果实中钙、镁特别是锰的含量较高。此外，蔓越莓还可作为人体微量元素的良好来源。

需要注意的是，许多条件，如植物品种、生长环境、收获情况、成熟期都会影响果实的化学成分。此外，样品制备方法和化学分析方法也会影响所得结果。因此，比较和解释不同研究人员获得的结果可能比较复杂。

6.2　蔓越莓的重要生物活性物质

大量研究表明，蔓越莓果实中富含且能提取出多种具有生物活性作用的植物化学物质，但是蔓越莓果实中生物活性物质的种类和数量受其种类、品种、果实的生长发育期、环境因子和采后运输、储存、加工及食用方法等许多因素的影响。

我国作为蔓越莓野生资源的栽培中心之一，为更好地利用丰富的种质资源，加强对有关生物活性物质的提取分离、纯化、鉴定及其生理功能、药用与保健价值等方面的研究具有重要的科学意义和应用价值。因此，本节对蔓越莓中主要的生物活性物质的种类、含量、分布与动态变化做简要介绍，供科研工作者进一步研究参考。

6.2.1　原花青素

蔓越莓含有大量植物活性物质，尤其是具有独特的 A 型原花青素，因而被评为北美三大传统水果之一。作为一种低热量、高纤维、营养物质丰富的水果，由蔓越莓果实加工而成的产品也正逐渐进入中国市场。蔓越莓中独特的 A 型原花青素能有效保持泌尿系统的健康，近年来越来越受到人们的关注。

原花青素是一类复杂的类黄酮聚合物，也被称为缩合单宁。自然界大多数植物，如谷物、豆类和各种水果蔬菜中都含有比较多的原花青素类物质。其中，原花青素的含量在水果中最为丰富。例如，在葡萄酒和草莓汁中就存在着大量的原花青素类物质，其主要来自果实和种子，如葡萄籽。

6.2.1.1　原花青素在人体生命活动中的重要作用

鉴于蔓越莓果实中存在的物质具有很高的生物活性，因此，确定它们的成分对于发现新的潜在用途、开发新的加工方法和支持浆果及其提取物在食品、食品添加剂、化妆品等方面的应用创新十分重要。当前，原花青素被认为是最有效的天然抗氧化剂之一，可用于清除人体内的自由基，常用作如抗衰老、预防和治疗阿尔茨海默病和帕金森病、皮肤美白、免疫调节等的药品添加剂等。

近年来，原花青素已成为国内外的热点话题。研究最广泛的是葡萄籽中的原花青素，其主要用在如食品、保健品、化妆品等行业。原花青素在不同植物品种中的含量是完全不同的。例如，蔓越莓中原花青素的含量比蓝莓高，因此具有非常大的研究价值。

1）抗氧化作用。人体时刻都在进行新陈代谢，在这个过程中生物体内会产生大量的自由基，一般情况下，生物体本身具有一定的清除自由基的能力，从而使自由基的产生和消除处于动态平衡，所以在多数情况下，自由基的产生对生物体机能并不会呈现出损伤状态。而当受到外部因素的影响时，人体机能会加剧自由基的产生，此时如果无法及时、有效地对其进行清除，过多的自由基就会对人体造成比较大的伤害。研究原花青素的抗氧化作用，并与维生素 C 的抗氧化结果进行比较，发现在这一系列的抗氧化实验中，原花青素的抗氧化能力要高于维生素 C（陈梦雨等，2018）。

2）抗癌作用。癌症是指生物机体在各种致癌因素作用下，局部组织的细胞在基因遗传水平上失去了对自身生长的调节，基因突变或明显的遗传变异导致克隆异常的病理变化，通常分为良性和恶性肿瘤两大类。生物体在致癌的过程中，经常积累一系列基因突变，这可能涉及多种基因的变化，包括肿瘤抑制基因、凋亡基因和原癌基因等。近年来，人口老龄化、环境污染及城市化带来的生活习惯的改变，使癌症的患病率和恶性肿瘤引起的死亡率显著增加，已成为慢性疾病中的主要致死原因。目前，已发现原花青素对宫颈癌的细胞有明显的抑制作用，并且该抑制作用会随着原花青素浓度增加或者作用时间延长而明显升高；原花青素还可诱导直肠癌细胞凋亡来预防该类疾病的发生（宛美志和孟宪军，2018）。

3）降低血脂。高血压、肿瘤、高血脂、糖尿病等慢性疾病的患病率和死亡率逐年上升，严重危害人类的身体健康。将成年雄性高血脂大鼠作为观察对象，在40 天内采取经口灌喂原花青素的方式进行干预实验，发现实验组血脂各项指标和对照组具有显著性差异（Alston et al.，1955），这表明原花青素在一定程度上有改善心脑血管疾病的功效。

4）抗菌作用。研究表明，板栗壳中的原花青素物质具有抗菌作用，且随着浓度的增加，抗菌作用显著增强，抑菌效果和原花青素浓度呈一定正相关关系；而蔓越莓中的 A 类原花青素对牙周细菌的活动具有一定的抑制作用，从而达到抗炎、抑菌的功效。

5）改善睡眠的作用。有研究表明，葡萄籽原花青素能有效改善、治疗中老年人的睡眠问题。在 108 对阻塞性睡眠呼吸暂停综合征的研究中，实验组用不同剂量的葡萄籽原花青素进行处理，发现原花青素对阻塞性睡眠呼吸暂停综合征有一定的作用，并能改善睡眠质量。与对照组相比，用原花青素饲喂小鼠可显著延长其睡眠时间，提高其睡眠效率（钟文君和游伟程，2004）。

6.2.1.2　蔓越莓中原花青素物质的种类、含量及动态变化

蔓越莓果实中的原花青素含量高达 34.3 mg/100 g。与其他果实中的原花青素

不同，蔓越莓中富含的原花青素属于表儿茶素 $4\beta{\to}8$ 位和 $2\beta{\to}O{\to}8$ 位键合的寡聚体，含有独特的 A 型黄烷键，正是这种独特的连接方式，能够防止细菌与细胞受体结合，使得 A 型原花青素能与细菌纤毛的外源性凝集素相抵触，因而具有抗细菌黏附特性（魏燕等，2017）。

6.2.2　黄酮醇

黄酮醇主要存在于植物的叶片及地上光合作用的部分，地下部分含量很少。黄酮醇类物质具有许多重要的生物活性和药理作用。该物质的颜色、口感和风味与次生代谢物有重要的关系。定性定量分析对相关产品的质量控制和安全性评价至关重要，但其数量众多，结构也复杂多样，导致检测分析十分困难（方芳和王凤忠，2018）。植物黄酮醇具有广泛生物活性，对其生物合成及调控的研究日益增多，逐渐成为热点。

6.2.2.1　黄酮醇类物质在人体生命活动中的重要作用

1）抗癌作用。迄今，有关黄酮醇的摄入量与癌症的发病率之间的关系一直处于争议之中。在对 800 名年龄在 65~85 岁的老年人进行的为期 5 年的跟踪调查中发现，膳食纤维中类黄酮和黄酮醇的含量与癌症的发生率并没有显著相关关系（薛妹朗，1998）。洋葱是人类饮食中五羟黄酮的丰富来源，一系列的研究和调查表明，洋葱的摄入量与癌症的风险性呈负相关关系。来自饮食中其他来源的黄酮醇与癌症的发病率无关。在其他黄酮醇摄入量较高的地区，癌症的发病率并没有明显低于其他地区。

2）改善记忆障碍。采用被动回避反应障碍动物模型观察黄酮醇类物质对记忆障碍的改善作用表明，其能显著对抗最大电休克诱导的大鼠空间记忆障碍，同时对小鼠的自主活动及疼痛阈值无显著影响（Mei et al.，2015）。因此，黄酮醇类物质对不同化学品造成小鼠记忆获得、巩固和再现过程障碍均有良好的改善作用。但该类物质能抗最大电休克导致的大鼠记忆障碍和不同化学品导致的小鼠学习记忆过程损伤，行动机制是多方面的。一方面，它可能影响大脑中胆碱能神经功能产生抗记忆损害（谷洪顺等，2016）；另一方面，它可提高动物机体对缺氧的耐受性及钙拮抗、抗氧化及抗脑缺血再灌注损伤等（王明正等，1998），其确切机理需进一步研究。

3）预防心脑血管疾病。经过 5 年的研究，发现黄酮醇的摄入量与冠心病的死亡率呈显著负相关，与心脏病的患病率呈强烈负相关。黄酮醇摄入量的最高组患心脏病的概率是最低组的 1/3。然而，这项研究结果并不支持黄酮醇摄入量与心脏病风险性呈负相关的结论，可能黄酮醇只是对已患有冠心病的患者有益。越来越多的体外动物实验和人体干预实验表明，黄酮醇含量高的食物可以提高血清的抗氧化性,抑制血小板的聚集,降低低密度脂蛋白和胆固醇的氧化（曹运琳等,2018），从而降低心血管病的发病率。

6.2.2.2　蔓越莓中黄酮醇类物质的种类、含量及动态变化

蔓越莓中黄酮醇类物质主要是槲皮素，含量约为 25 mg/100 g（Jurikova et al.，2018）。槲皮素能预防和降低心血管系统疾病发生的风险，使血液中的甘油三酯含量降低。这是因为槲皮素的抗氧化水平较高，能抑制初级氧化和低密度脂蛋白胆固醇的合成（周强等，2017）。

6.2.3　酚酸

酚酸是水果和谷物中的一类酚类物质，广泛分布于人类饮食中，具有多种生物活性。近年来，大量研究报道酚酸具有如抗氧化、改善情绪、抑菌、减肥、提高免疫力、护肝、抗肿瘤、抗炎、抗病毒和保护心血管等功效。但是，由于酚酸种类较多，差异性较大，生物活性功能的强弱大有不同，酚酸活性物质的研究与酚类物质（如黄酮类化合物等）相比时间短且数量少，近年来国内外学者才逐渐了解到酚酸活性物质的功能并引起关注。

6.2.3.1　酚酸类物质在人体生命活动中的重要作用

1）抗氧化作用。酚酸的抗氧化作用与其自身的结构相关。一般来说，抗氧化能力的强弱与羟基数目相关，羟基数目越多抗氧化能力越强。如果羟基数相同而取代位置不同，抗氧化的能力就会受到取代位置不同所引起的空间位阻的影响，这是制约抗氧化作用的一个重要因素；相反取代基相同时，肉桂酸酚酸比苯甲酸酚酸的抗氧化活性高。此外，在计算 5 种酚酸的抗氧化活性时发现，该活性的差异与酚羟基的脱氢能力有关。此外，酚酸溶液的极性也会影响其清除氧化自由基（高媛等，2018）。一些研究还发现，酚酸的抗氧化能力会因条件的变化而发生变化。在某些条件下，酚酸的抗氧化作用会消失甚至转为促氧化作用。向浆果提取物的酚类混合物中添加十一种低浓度的酚酸后具有促氧化活性，而且酚酸的抗氧化活性不仅受自身浓度的影响，还受保护物质的氧化程度的影响。

2）抗癌作用。口腔癌和结肠癌的预防可以通过酚酸中的绿原酸控制、调节细胞的生长和周期以及诱导细胞凋亡等途径，增加抗癌的功效。癌细胞实验表明，没食子酸、绿原酸、咖啡酸及其苯基酯对肥大细胞瘤、神经胶质瘤、胃癌、纤维肉瘤、肝癌、前列腺癌、结肠癌和内皮细胞的抗癌作用机制是：控制癌细胞的侵袭和转移。有研究已证实，抗肿瘤生长和诱导细胞凋亡的活性与酚酸抗氧化作用的强弱有关；酚酸的化学预防作用还可能与抑制致癌物质摄入与激活、钝化解毒致癌物、阻止致癌物和 DNA 连接、提高遗传物质的修护保真度，清除自由基抗

氧化等方面相关（汪开拓等，2013），从而防止癌变。

3）增强免疫力，改善情绪。研究表明，早衰小鼠膳食补充富含酚酸的食物，可以保护其免疫细胞，增强免疫力，改善体内白细胞氧化-还原状态，增强功能，能够保持肌体健康，延长寿命。此外，富含绿原酸的咖啡还可以改善生物体情绪及认知能力。

4）抗病毒作用。咖啡酸具有很强的抗病毒能力，例如，对单纯疱疹病毒、腺病毒（HSV-1、HSV-2）和 ADV-3 的 EC50 值分别为 15.3 μg/mL、87.3 μg/mL 和 14.2 μg/mL（乔丽萍等，2013）。绿原酸对 11 型腺病毒的防治效果较强。此外，酚酸里的没食子酸可抵抗生殖器单纯疱疹病毒 HSV-2。香草酸也是一种毒液抑制剂。

5）预防心脑血管疾病的作用。已有研究表明，人体内由 ADP 诱导的血小板凝固可通过摄入香豆酸来抑制血液凝固。通过饮食进入人体血液循环的酚酸浓度小于 100 μg/mol 时，不会抑制抗血小板激活和聚集（姚立君等，2013）。小鼠实验结果还表明，酚酸能够显著增强内皮细胞、舒张血管和预防高血压等功能。

6）抗炎作用。研究发现，巨噬细胞和淋巴细胞繁殖过程中，绿原酸可抑制该过程中一氧化氮的产生，进而增强感染性关节炎的抗炎作用。已经证明绿原酸在基因和蛋白质分子水平对金属蛋白酶的表达发挥抑制作用，进而在软骨退化过程中发挥重要作用（曾慧婷等，2016）。

7）减肥、护肝作用。体外细胞实验表明，前脂肪细胞的生长和繁殖受到抑制是由于绿原酸、没食子酸和不同羟基取代的香豆酸发挥其抗氧化作用所致，并呈线性相关。体内动物模型证明，通过高脂肪膳食诱导患有血脂异常、肝脂肪变性和氧化应激等病症的小鼠，喂食摄入没食子酸和邻羟基香豆酸均可明显抑制这些反应，并使小鼠肝脏的多项指标趋于正常。由此可见，酚酸类物质不仅在抑制肥胖有较强功效，还具有保护肝脏的作用。

6.2.3.2　蔓越莓中酚酸类物质的种类、含量及动态变化

蔓越莓中的酚酸主要包括羟基肉桂酸和水杨酸，它们多以游离态存在。采用高效液相色谱法测定蔓越莓果实中酚酸的含量，约为 3.8 g/100 g（Huopalahti et al.，2000；赵金海等，2018）。

蔓越莓中的原花青素主要以半乳糖苷和花青素、芍药素的阿拉伯糖苷的形式存在（安艳等，2014）。此外，蔓越莓中还可检测到少量花青素和芍药素的 3-O-葡萄糖苷，以及飞燕草色素-3-O-半乳糖苷和阿拉伯糖苷（Sekizawa et al.，2013）。此外，蔓越莓果实中还含有许多其他成分，如白藜芦醇、果胶、鞣花酸、乌苏酸、木脂素、生育三烯酚和 ω-3 脂肪酸等活性物质（Jensen et al.，2002），具有潜在的保健功能和营养价值。

6.2.4　问题与展望

蔓越莓因富含各种营养和生物活性物质而具有重要的营养、医学和保健价值。纵观本节收集到的信息，可以看到，蔓越莓中重要的生物活性物质是其自身营养价值的体现（盖钰卓等，2017），因此在今后的研究中更应该注重探索蔓越莓中各种生物活性物质及其给人体带来的各种益处及其生理作用机制等，从而使其为人类健康发挥更大价值。

6.3　蔓越莓的生物活性物质与人类重大疾病的防治

普通蔓越莓一般被美洲原住民和早期欧洲人用作调味食物、染色材料，并作为一种传统药物。而近期对毛蒿豆亚属植物的研究表明，其对健康的益处很多，主要包括心脏保护作用、抗癌作用及逆转与年龄有关的运动行为缺陷等。然而，研究的重点集中在果实中富含的多酚类化合物，尤其是花青素。对单个花青素的研究表明，它们对血浆的生物利用度一般为消耗量的1%（王明正等，1998）。直到最近才有研究确定身体组织中花青素的浓度，而花青素在肠道末端的去向尚不清楚。尽管花青素的生物利用度较低，但血浆中的浓度似乎足以诱导体内信号转导和基因表达的变化，这表明它们在生理功能和健康结果中发挥了稳定的作用。

研究表明，蔓越莓中的各种生物活性物质可能影响体内多种生理反应，还包括内皮功能，但关于这些生物活性物质在人体中的药代动力学信息很少。一项研究涉及15名患有冠状动脉疾病的参与者。在基线0~4 h收集血液和尿液样本，在食用480 mL蔓越莓汁（54%的果汁；总多酚835 mg，花青素94.47 mg）后，血浆花青素药代动力学个体之间表现出显著差异，最高花青素浓度为1~3 h（谷洪顺等，2016）。蔓越莓中的花青素具有生物利用价值，但个体间在0~4 h曲线下的最高浓度和面积有显著差异。血浆和尿液中花青素糖苷的形态一般反映了果汁中花青素糖苷的相对浓度。单个花青素的血浆浓度为0.56~4.64 nmol/L。尿液中花青素的总回收率为给药剂量的0.79%~0.90%（薛妹朗，1998）。这些数据与从其他食物中提取的花青素的药代动力学一致，表明蔓越莓中的花青素的吸收率低，且能迅速从血浆中去除。观察到的血浆花青素浓度似乎不足以改变自由基负荷或氧化还原电位，但可能足以影响信号转导或基因表达。

6.3.1　蔓越莓中生物活性物质与抗尿路感染的作用

6.3.1.1　有关尿路感染的预防治疗研究进展

尿路感染是尿路上皮被细菌侵入导致的炎症反应。尿路感染根据感染部位分为上尿路感染和下尿路感染。复杂的尿路感染通常与其他疾病有关，如糖尿病和肾功能衰竭；由此产生的后遗症也多，最严重和致命的病症包括尿脓毒症和肾功能衰竭。

通常发病机制是细菌菌落扩散到肠道和尿道周围，并通过尿液回流。细菌是在泌尿道和绑定到泌尿道上皮细胞的相应受体逆行，局部地增殖，产生炎症，最后通过尿液在输尿管的紊流，细菌提升到肾脏，如炎症不及时被控制，将导致肾组织损伤，最终导致纤维化。这种革兰阴性杆菌与多种疾病有关，如尿路感染（UTIs）、脑膜炎等。大肠杆菌可产生黏附素，黏附素与膀胱和上尿路的细胞结合。膀胱炎时，尿路致病性大肠杆菌侵入表面伞状细胞，破坏先天防御，数量迅速增加，形成细胞内细菌群落。通过共同工作，生物膜中的细菌将自己构建成更牢固地固定在受感染细胞中的结构，对免疫系统攻击和抗生素治疗更有抵抗力，这通常是慢性尿路感染的原因。尿路感染通常可以通过短期的抗生素治疗，而常用的抗生素之间没有显著差异。尿路感染在妇女和儿童中很常见，它会对肾脏产生一些永久性的副作用（尹喜玲等，2003）。因此寻找一种天然生物活性物质用来抵御该类系列疾病具有重大意义。

6.3.1.2 蔓越莓的抗尿路感染作用及其作用机理

在尿路感染中，尿道的任何部分都可能被感染，其中膀胱和尿道感染是尿路感染中最常见的一类感染源。最近，一项关于蔓越莓成分的临床研究发现，蔓越莓 A 型原花青素中的特定活性成分被确定用来防止细菌，尤其是防止大肠杆菌黏附在膀胱壁上（李冰，2015），从而保持泌尿道的健康。但蔓越莓果汁中糖分相对较高，因此饮用蔓越莓果汁并不一定能达到预防尿路感染的理想效果，而含有高浓度的原花青素的浓缩蔓越莓汁则表现出良好的预防尿路感染效果（史书睿和项兴敏，2014）。在使用蔓越莓汁对反复发作的尿路感染的研究中，发现实验组和安慰剂组的发病密度分别为 0.02 和 0.05，所占的百分比分别为 0.4%和 95%，CI 为 0.22～1.13，尿路感染的风险减少了 60.3%。对反复发作的尿路感染儿童患者给予蔓越莓汁后，其发病密度降低了 65%（Micali et al.，2014），此外，蔓越莓汁也能有效降低复发性尿路感染的患者复发和使用相关抗生素的概率。蔓越莓中的原花青素可竞争性地结合肠道细菌的 P 菌毛，从而防止膀胱上皮微生物的黏附性，也可促进炎性的变化和肾脏瘢痕形成（蓝娜娜等，2017）。

在蔓越莓抑菌作用得到证实之后，研究人员开始对蔓越莓的抑菌成分和可能的抑菌机制进行了探索。目前认为蔓越莓的抗尿路感染机制可能为：蔓越莓汁对大肠埃希菌最明显的影响是减少了其与铁离子转移有关的基因表达。有研究提出，单宁酸和其水解物通过阻断微生物生长必需的金属离子的供应来达到抑菌效果。蔓越莓汁使大肠埃希菌铁离子转移的基因表达减少，同时蔓越莓汁中含有的原花青素具有强烈的铁离子螯合作用，使得大肠埃希菌在极度缺铁的环境下生长，这是蔓越莓发挥抑菌作用的一个主要机制（Stobnicka and Gniewosz，2018）。另外还有两个可能的机制（Huttunen et al.，2011），一是类似于单宁酸的作用，抑制氧化磷酸化进而影响代谢；二是使膜不稳定导致 ATP 合成需要的酶被破坏。

6.3.2　蔓越莓中生物活性物质与抗菌的作用

对欧洲蔓越莓提取物抗菌性能的研究表明，其能抑制多种人类致病菌的生长，其中包括革兰氏阴性菌（大肠杆菌和伤寒沙门氏菌）和革兰氏阳性菌（粪肠球菌、单核细胞增生李斯特氏菌、金黄色葡萄球菌和枯草芽孢杆菌）。现在普遍认为原花青素是蔓越莓中主要的抗菌成分。研究人员对原花青素做了大量研究，发现仅蔓越莓中的原花青素具有抗菌作用，因为其结构具有一定的特殊性。国外研究人员对蔓越莓抗菌作用做了大量研究。分别用蔓越莓浓缩汁、蔓越莓汁、蔓越莓提取物对包括大肠杆菌、金黄色葡萄球菌在内的数种革兰氏阳性菌、革兰氏阴性菌做了抑菌实验，证实了蔓越莓抑菌作用的存在（Sekizawa et al.，2013）。

在对基因芯片的研究中发现，蔓越莓汁使大肠杆菌与黏附有关的基因表达下调。下调的基因包括鞭毛基体蛋白（FlgB）、鞭毛动力蛋白（FliG）及色氨酸酶（TnaA）。FlgB 和 FliG 的下调会引起大肠埃希菌 P 菌毛的减少从而降低黏附性（周强等，2017）。而 TnaA 的失活会降低大肠埃希菌黏附不同生物表面的能力。

此外，研究已经证实蔓越莓中的酚类活性物质可以转化幽门螺杆菌的细菌形态为球形，从而抑制其生长和增殖。因此，将蔓越莓这种天然的抗生素用于治疗幽门螺杆菌的方法在今后必将越来越受到关注与使用。蔓越莓汁对不同的细菌有较强的抗菌活性。肺炎链球菌是一种重要的病原体，是肺炎、脑膜炎和中耳炎病症发生的最常见原因。以人支气管细胞为黏附模型，研究蔓越莓汁组分对肺炎链球菌黏附的抑制作用并测定果汁各组分的抗菌活性，结果表明所研究的果汁组分具有良好的抗黏附活性，其中蔓越莓汁的黏附抑制活性接近 90%；所制得的果汁提取物具有显著的抗菌活性，在浓度为 86 mg/g 时完全抑制了肺炎链球菌的生长（Ermis et al.，2015）。因此，蔓越莓汁具有抗肺炎链球菌感染的潜力。

还研究将蔓越莓浓缩物添加到商业低糖水果酱中并测试它们的抗真菌活性。选用羊角菌、青霉菌、酿酒酵母菌、白炭疽酵母菌和非嗜氧环境分离菌进行了抗性实验。初步测定了不同浓度的合成抗真菌剂、对羟基苯甲酸甲酯、山梨酸钾和丁基-4-羟基苯甲酸丁酯对不同 pH 的枸杞子的抑菌效果。随后，在含有不同浓度蔓越莓和越橘浓缩汁的果浆中进行了实验。研究结果表明，这些浓缩物能够抑制真菌的生长（杨晓龙和黄宁，2012）。蔓越莓浓缩汁是抗菌候选物，可以防止真菌在果实储存过程中的生长繁殖。

研究表明，欧洲蔓越莓可能具有抗微生物作用，可以控制多种病原体。蔓越莓是抵抗细菌的天然武器之一，而且当抗生素耐药性问题变得更加严重时，它更加珍贵。更深入地研究其抗菌机理、抗菌谱、耐药性等问题，将为蔓越莓产品作为药品的使用奠定理论基础。

6.3.3　蔓越莓中生物活性物质与口腔保护的作用

近来，研究人员发现了蔓越莓是一种针对蛀牙的新补救食品。从蔓越莓汁中分离提取的物质可以分解口腔中的细菌，防止变形链球菌附着在牙齿表面，抑制其繁殖，从而达到预防龋齿的效果（周洲，2018）。临床实验让测试者分别使用含有蔓越莓浓缩物的漱口水和普通漱口水，发现使用蔓越莓漱口水的测试者，唾液总细菌数及突变型链球菌数量显著减少，唾液变形链球菌的数量和细菌总数比安慰剂对照组显著降低（Popov and Ovodov，2013）。因此，蔓越莓汁可防止引起蛀牙的细菌进入牙齿表面。

此外，蔓越莓还可以抑制致酸细菌的产生（方瑾等，2016）。蔓越莓能抑制参与牙周疾病的宿主酶诱导促炎细胞因子和趋化因子（Milbury et al.，2010）。

6.3.4　蔓越莓中生物活性物质与抗癌、抗氧化衰老的作用

采用高效液相色谱、二极管阵列和电喷雾电离质谱联用技术对蔓越莓果实中的组分进行分析，发现在 2, 2-二苯基-1-苦参酰肼检测中，蔓越莓果实中的儿茶素、原花青素组分是良好的自由基清除剂（宛美志和孟宪军，2018）。蔓越莓的抗氧化活性较低，这主要是由于这些原花青素的含量相对较低。越橘、蔓越莓和越橘提取物对亚油酸甲酯乳液的抑制作用相同，但对 LDL-C 的抑制作用存在差异。儿茶酚单体在抑制亚油酸甲酯乳液和人 LDL-C 氧化中的活性与含二聚体和三聚体的组分相当，其自由基清除和抗氧化活性与儿茶素和原花青素的组成有关。总之，二聚和三聚原花青素对人体提供了大量的抗氧化保护（Brown et al.，2012）。

蔓越莓中的抗氧化剂可以有效地消除人体内的自由基和突变细胞，这对预防癌症和杀死癌细胞非常有效。特别是对于高剂量预孵育的 HaCaT 细胞，蔓越莓汁显著降低了其损伤程度。这说明蔓越莓对 UVB 辐射损伤的人表皮角质 HaCaT 细胞具有光保护作用（柯春林等，2015）。

已有报道指出蔓越莓的抗氧化机制可能是在其所含丰富的原花青素（34.3 mg/100 g）、槲皮素（25 mg/100 g）、维生素 C（13.5 mg/100 g）、花色苷、β-胡萝卜素等功效因子的综合作用下，通过抑制活性氧自由基的产生，清除过量自由基，提高机体抗氧化酶体系活力等多方面来完成（Jurikova et al.，2018）。

含原花青素的蔓越莓提取物对超氧根阴离子的去除率均随浓度的增加而增加，当原花青素浓度超过 9.8 μg/mL 时，其对 O_2^- 的清除作用明显呈直线增加。当原花青素浓度达到 24.5 μg/mL 时，其清除率可达 55.7%（刘硕等，2015）。

蔓越莓对结肠癌的作用结果表明，蔓越莓抑制结肠癌的活性成分为酚酸和花青素，且 pH 为 2.5 的蔓越莓汁比 pH 为 7.0 的蔓越莓汁具有更好的抗癌作用（魏燕等，2017）。因此，蔓越莓提取物对癌细胞具有毒性并具有显著抑制肿瘤细胞生长的作用。

6.3.5　蔓越莓中生物活性物质与抗心脑血管疾病的作用

脂质过氧化作用是自由基介导的链式反应。科学家研究发现，心脏保护作用主要是由于内皮功能增强和一氧化氮的产生。在一项为期 8 周的干预研究中，研究了蔓越莓汁对自发性高血压大鼠的血管抗炎作用。处死动物，清洗主动脉，提取 RNA。制备 cDNA 进行实时 PCR（聚合酶连锁反应），采集血液进行生化分析。结果发现，蔓越莓组和越橘组血管紧张素转换酶 1、环氧化酶 2、单核细胞趋化蛋白 1 和 p-选择素的 mRNA 表达显著降低（Kivimäki et al.，2012）。这表明蔓越莓和越橘的冷压缩果汁具有抗炎和抗动脉粥样硬化的作用。

研究发现，蔓越莓中的黄酮类化合物具有体内外抗氧化作用，特别是黄酮醇和原花青素对动脉粥样硬化具有预防作用（姚立君等，2013）。这些化合物可抑制低密度脂蛋白氧化、血小板聚集和黏附，抑制脂质和脂蛋白代谢中的酶，增加胆固醇逆转运，并降低总胆固醇和低密度脂蛋白胆固醇（Kivimäki et al.，2011）。

6.3.6　问题与展望

蔓越莓是一种集极佳口感、丰富营养、多种生理功能于一体的理想食品。市场上已见到的许多植物抗氧化产品（如葡萄籽提取物）的抗氧化活性和抗衰老作用已被许多研究所证实，蔓越莓产品的主要功能集中在天然、高效以及其强烈的抗菌作用，如预防和治疗尿路感染和幽门螺杆菌感染等。但其在抗氧化、抗肿瘤和抗衰老等其他功能的研究仍然有限。

在目前的研究中，已经发现蔓越莓产品在延迟老化的某些方面明显优于葡萄籽提取物。凭借蔓越莓的健康功能、有效成分的检测和分离以及栽培技术的发展，再加上其独特的抗菌功能，蔓越莓及其产品将会被更多的消费者知晓，也必将有广阔的市场开发前景。

6.4　蔓越莓的科学利用

蔓越莓是当今世界果品发展中方兴未艾的小浆果树种之一。美国蔓越莓因其维生素 C 含量及其药用价值而闻名于世。蔓越莓是一种高附加值的作物，是具有高回报的小型浆果物种之一。收获的水果通常用于鲜食或加工食品，如冷冻水果、蜜饯、果汁、干果和果酱等。因为蔓越莓本身的酸味较强，其原生果汁 pH≤2.5，因此制成饮料时一般兑有糖浆或苹果汁等相对较甜的成分（Brown et al.，2012），从而变得口感绝妙、清爽加倍，更受人们的欢迎。更为重要的是，蔓越莓果实还具有特殊的医疗价值（薛妹朗，1998）。因此，为了全面、科学、合理地利用蔓越莓，人们将对蔓越莓的营养和生物活性物质的科学利用进行深入研究，以提高营养、改善健康，进一步发掘蔓越莓产品的经济价值。

本节对蔓越莓果品的鲜果及其延伸产品，包括鲜果提取物、加工产品及其副产品、果品的化学提取物等进行了阐述，以期为蔓越莓果品的科学利用提供借鉴。

6.4.1　蔓越莓的利用方式

鲜食是我国蔓越莓果实传统的消费方式，也是最主要的利用方式之一。但蔓越莓果实的商品货架期较短，成熟后不易存放，易腐烂，因此常对其进行加工处理。在我国，蔓越莓果实大部分用于加工制作果酒、果酱、果干或蔓越莓面包制品、保健品等产品。下面就主要类型的果实特征、营养价值、食用方法和鲜食安全做简要介绍。

6.4.1.1　蔓越莓的主要品种起源、种类及特征

蔓越莓是杜鹃花科越橘属植物，一个突出特征是许多品种都具有很强的抗寒性，另一个突出特征是喜强酸性、湿润土壤。在自然界中，这种植物生长在排水条件差、水位很高的泥炭地，以及非常酸性（pH 为 3.0～4.5）的土壤中。蔓越莓隶属的越橘属果树从温带到寒带都有分布，经过近百年的繁殖育种工作，已经选育出适应温带、寒带各种气候条件的优良品种。

尽管栖息地大量减少，但蔓越莓仍旧在野外具有丰富的资源，这反过来激发了人们对进一步培育这种作物的兴趣。然而，为了促进真正的蔓越莓育种和生产，特别是在没有这种传统的国家，需要调查这种植物的形态和园艺上的重要特征。

研究表明，来自相同种群的个体蔓越莓无性系可能在果实大小、颜色、形状及枝条长度方面存在很大差异。例如，波兰的蔓越莓和捷克的蔓越莓就显示了不同蔓越莓品种高度的形态变异。此外，特定的克隆体在产生药用植物化学物质方面也有所不同。1965～1970 年，在立陶宛进行的调查证实，蔓越莓果实的形状是一个非常可变的形态（Schlautman et al.，2017）。从那时起，蔓越莓基因型的选育和多样性就成为广泛研究的课题，为蔓越莓的研究提供了基础。

在果实的选择评估中，最重要的是要选择自然形态的果实，使其表现出最高的生产力，抵抗不利的环境因素（疾病）和具有良好的果实口感和性状。分离蔓越莓个体无性系所用的形态学描述系统复杂，克隆鉴定容易出错，而分子标记的应用被证明在评估收集的植物材料多样性方面特别有用。因此，分子标记可以直

接评估遗传多样性，可作为确定蔓越莓遗传物质的客观差异的一种手段。

欧洲蔓越莓是一种矮小、木质、常绿无性系灌木，茎细长、可生根，有时可达 0.8～1m 高，花枝较短，通常直立。叶片革质，黑暗，背面有绿色光泽，整个叶片边缘及腹部有霜。蔓越莓属总状花序，颜色多样，有白色、粉色或红色，授粉方式主要是自花授粉，中间穿插进行蜜蜂授粉，蜜蜂授粉后果实产量增高。蔓越莓是一种越冬可食用的树种，但这种植物主要是通过植物自花繁殖，因此在自然界中形成了大量的大型无性系品种（Zalapa et al.，2015）。

虽然 2004～2010 年，蔓越莓无性系品种之间的营养生长并没有统计学上的差异，但在其他年份已经观察到某些品种物候期的开始（10～19 天）有很大的差异（Cesoniene et al.，2011）。例如，在花芽形成之初，无性系之间有 3～9 天的轮替；在果实成熟之初，无性系之间有 7 个 20 天的轮替，而花期主要为 5 月中旬至 6 月上旬（Žukauskienė et al.，2009）。一些形态学特征相对于采集条件的变异非常小，很难区分它们。这对于叶顶和基部的形状、叶缘的递归和花序梗的长度等性状尤其突出。部分性状与该植物的物候期密切相关，例如，很难定义花的性质，以及成熟果实的颜色和蜡层的范围。然而，与来自自然种群的植物相比，这些差异在收集条件下生长的植物中更为明显。例如，由于更好的生长条件，采收植物的叶子更大、更厚，果实更大，叶子的平均长度和宽度分别为 9.9～13.8 mm 和 10.1～13.6mm（van Rossum et al.，2013）。大多数被调查的样本都是卵形叶。不同无性系的平均叶面积为 24～47 mm^2 不等。

6.4.1.2　蔓越莓品种的营养价值

研究表明，蔓越莓的营养成分含量非常高，果实中富含生物活性物质，在抗氧化、抗肿瘤、清除幽门螺杆菌感染、预防尿路感染等方面都有很好的作用。此外，在蔓越莓汁中测得白黎芦醇的含量为 1.07 nmol/g（盖钰卓等，2017）。

1940 年，丹麦发现了蔓越莓的六倍体不育系；1992 年，我国首次发现了六倍体的蔓越莓果实，这对蔓越莓未来的杂交育种研究有重要意义（Jurikova et al.，2018）。通过比较不同时期蔓越莓品种的品质特征，评价蔓越莓品种和时期的差异、选择优质蔓越莓品种、选择蔓越莓品种的选育方式、收获后深加工等将是重要的理论基础。

6.4.1.3　蔓越莓的鲜食及加工方式

为了保证蔓越莓饮料在生产过程中的质量，其最佳配方为 2.79%木糖醇、0.1%柠檬酸、0.07%果胶，之后采用超高温 118℃瞬时杀菌，灌装温度高于 90℃的生产工艺条件，能最好地保持蔓越莓饮料的商品价值（田婷和刘彬彬，2013）。此外，利用蔓越莓制成的干红型酒酸甜可口、营养丰富，这也为蔓越莓的综合利用开辟了新的途径。结果表明，蔓越莓干红型酒发酵的最佳工艺条件：发酵温度为31.75℃、初始糖度为 14.92%、pH 为 4.01、接种量为 6.19%。用明胶处理蔓越莓干红型酒的澄清效果比较好，明胶添加量为 0.07g/L，透光率可达 93.8%。谢春阳和高远（2014）以野生蔓越莓、卡琪花蒂玛为原料，采用纯果汁发酵、超声波萃取水提卡琪花蒂玛功效物质与果酒调配的方式，研制出了具有独特的蔓越莓果香、卡琪花蒂玛草本香气的保健酒。通过人群试用发现该保健酒对防治妇科疾病、调动女性机能、提高身体活力有重要作用。

脱水和干燥处理是良好的食品保鲜方法。一方面，脱水和干燥处理过的蔓越莓利于贮藏和保存；另一方面，国内的蔓越莓主要依靠进口，因而可以降低交通和运输成本。蔓越莓干还可以用来制作焙烤食品、调味料和乳制品等（杨芳等，2018）。提拉米苏是意大利甜点的代表，已成为各大咖啡馆、烘焙店和西餐厅最受欢迎的甜点之一。可以手指饼为底胚，用红豆和蔓越莓为主要辅料制作提拉米苏蛋糕。通过研究发现，250 g 红豆蔓越莓提拉米苏需要芝士 100 g、红豆 25 g、蔓越莓 20 g、可可粉 1.6 g、鲜奶油 60 g、蛋黄 20.8 g、细白砂糖 10 g、手指饼 8 g、咖啡酒 2 g，以及其他辅料，这个配方做出的提拉米苏具有独特风味（刘钊等，2017）。以蔓越莓干为辅料制作蔓越莓曲奇饼干，其较佳配方为：面粉 100%计，无盐黄油65%、蔓越莓干 35%、糖粉 25%、鸡蛋 20%；烘焙温度 150℃，时间 15 min（陈志炎，2016）。

用蔓越莓粉制作的产品可以充分利用原料中的营养物质，而且保存条件不是太严格（汪晓琳，2016）。以天然蔓越莓为原料，将蔓越莓浆添加到果冻中，发现制作蔓越莓果冻的最优工艺参数为蔓越莓汁 40%、白砂糖 30%、卡拉胶 2%、黄原胶 1%、柠檬酸 0.4%（王筠婷等，2016）。

6.4.2　蔓越莓的药用价值

6.4.2.1　蔓越莓的药性与功能主治

蔓越莓是一种药食同源类的植物，蔓越莓汁能有效抑制幽门螺杆菌，抵抗细菌性胃溃疡，具有很强的抗氧化作用，能降低低密度胆固醇和甘油三酯，特别适合女性饮用。每天喝超过 350mL 蔓越莓汁或蔓越莓营养补充剂对预防尿路感染和膀胱炎非常有帮助。测试表明，健康成年人如果经常饮用低热量蔓越莓汁，可以适度降低血压（Stracke et al.，2010）。蔓越莓具有一种非常强的抵抗自由基物质——生物黄酮，而且其含量高于一般常见的 20 种果蔬。生物黄酮能够有效地预防阿尔茨海默病。

6.4.2.2　蔓越莓的食物相克性

服用阿司匹林的患者不能食用蔓越莓，蔓越莓也不能和阿司匹林同时食用，因为蔓越莓类植物本身自然成分中含有水杨酸，可以诱发与阿司匹林相关的出血（Milbury et al.，2010）。此外，蔓越莓果实中还含有较多的糖分，因此糖尿病患者要谨慎服用。因为蔓越莓可明显提升草酸水平，所以肾结石患者慎用。怀孕和哺乳期可以食用蔓越莓，但是不可以作为日常食谱。蔓越莓被广泛用作食品，并在澳大利亚和美国作为保健品开发，目前尚无关于其副作用的研究。

参 考 文 献

安艳. 2014. 蔓越莓花青苷的提取及其免疫活性研究. 食品工业, 35(11): 159-162.

曹运琳, 邢梦云, 徐昌杰, 等. 2018. 植物黄酮醇生物合成及其调控研究进展. 园艺学报, 45(1): 177-192.

陈梦雨, 黄小丹, 王钊, 等. 2018. 植物原花青素的研究进展及其应用现状. 中国食物与营养, 24(3): 54-58.

陈志炎. 2016. 蔓越莓曲奇的研制. 宜宾学院学报, 16(6): 23-26.

方芳, 王凤忠. 2018. 植物黄酮醇的检测方法研究进展. 食品工业科技, 39(11): 327-332.

方瑾, 陈晨, 李永宁, 等. 2016. 蔓越莓提取物亚慢性毒性实验研究. 药理学杂志, 30(2): 154-157.

盖钰卓, 张强, 孙海悦, 等. 2017. 不同品种蔓越莓主要品质特性的测定及分析. 食品工业科技, 38(8): 118-122, 132.

高媛, 马帅, 代敏, 等. 2018. 果蔬酚酸生物合成及代谢调控研究进展. 中国食品学报, 39(9): 286-293.

谷洪顺, 陈溪, 张兰, 等. 2016. 黄酮醇类化合物的合成及其抗神经炎症活性. 中国药物化学杂志, 26(4): 288-293.

郭佳, 丁庆波. 2011. 蔓越莓的营养与功能特性概述. 农产品加工(学刊), 5: 100-104.

柯春林, 郭猛, 王娣, 等. 2015. 蔓越莓原花青素的提取工艺及其体外抗氧化活性研究. 应用化工, 44(1): 81-84.

蓝娜娜, 李爱民, 张建国. 2017. 蔓越莓制剂抑制 P 菌毛阳性大肠杆菌粘附人尿道上皮细胞的研究. 食品与发酵科技, 53(4): 16-26.

李冰. 2015. 蔓越莓汁可用于预防小儿尿路感染. 中国医药指南, 13(10): 220.

刘硕, 邝梦婷, 朱华伟, 等. 2015. 蔓越莓抑制 UVB 诱导 HaCaT 细胞氧化损伤和凋亡的研究. 食品研究与开发, 36(22): 5-10.

刘钊, 林明, 黄浩, 等. 2017. 红豆蔓越莓提拉米苏的研制. 美食研究, 3: 38-41.

乔丽萍, 傅瑜, 叶兴乾, 等. 2013. 酚酸生物活性研究进展. 中国食品学报, 13(10): 144-152.

史书睿, 项兴敏. 2014. 蔓越莓用于治疗感染性疾病的研究. 浙江化工, 45(12): 20-23.

田婷, 刘彬彬. 2013. 蔓越莓营养凝胶软糖的研制. 食品工业, 34(12): 111-113.

宛美志, 孟宪军. 2018. 蔓越莓花色苷的组成鉴定及抗氧化能力. 食品科学, 39(22): 45-50.

汪开拓, 郑永华, 唐文才, 等. 2013. 茉莉酸甲酯处理对采后葡萄果实酚酸合成和抗氧化活性的影响及其机理研究. 食品科学, 34(6): 260-265.

汪晓琳. 2016. 蔓越莓戚风蛋糕的制作工艺研究. 农产品加工, 22: 45-50.

王筠婷, 葛婷, 蔡羽宣, 等. 2016. 蔓越莓天然保健果冻生产工艺研究. 农业科技与装备, 12:

44-50.

王明正, 牛栓成, 武冬梅. 1998. 甲基黄酮醇胺对大鼠和小鼠记忆障碍的改善作用. 中国药理学与毒理学杂志, 12(3): 169-172.

魏燕, 詹子逸, 章宇. 2017. 蔓越莓生物活性物质及主要生理功能研究进展. 食品研究与开发, 38(10): 219-224.

谢春阳, 高远. 2014. 蔓越莓干型酒发酵及澄清工艺优化. 酿酒科技, 11: 61-64.

薛姝朗. 1998. 膳食黄酮醇与人体健康. 国外医学卫生学分册, 25(1): 22-23, 31.

杨芳, 蒋华, 戴得蓉, 等. 2018. 复配食品添加剂对莜麦蔓越莓面包品质的影响. 中国食品添加剂, 9: 164-170.

杨培丽, 张燕, 莫毅, 等. 2018. 影响柑橘果实 Vc 含量的采后因素. 南方园艺, 29(1): 55-57.

杨晓龙, 黄宁. 2012. 蔓越莓抗菌作用研究进展. 中国抗生素杂志, 37(8): 575-578.

姚立君, 李赫宇, 李许伟, 等. 2013. 蔓越莓营养与保健功能研究进展. 食品研究与开发, 34(8): 120-123.

尹琬婷, 严志明. 2018. 蔓越莓的营养与保健功能及其加工现状分析. 食品安全导刊, 6: 53.

尹喜玲, 段雪英, 肖颖. 2003. 浅谈蔓越莓的保健作用. 中国食物与营养, 10: 51-52.

曾慧婷, 宿树兰, 朱悦, 等. 2016. 丹参酚酸类成分生物合成途径及调控机制研究进展. 中草药, 47(18): 3324-3331.

赵金海, 曹涤非, 李瑶, 等. 2018. 蔓越莓的营养成分测定及保健功能研究. 黑龙江科学, 9(9): 4-5.

钟文君, 游伟程. 2004. 蔓越莓的保健功能. 国外医学卫生学分册, 31(6): 370-373.

周强, 王淳, 李云萍, 等. 2017. 黄酮醇类化合物的合成与抗菌活性. 应用与生物环境学报, 23(2): 232-237.

周洲. 2018. 蔓越莓可以预防牙痛. 中国果业信息, 35(4): 50.

朱凤妹, 李佳璇, 张海娟, 等. 2018. 蔓越莓中膳食纤维的结构性质和功能性质研究. 食品质量安全监测学报, 9(18): 4851-4856.

Alston R E, Hagen C W. 1955. Relation of leuco-anthocyanins to anthocyanin synthesis. Nature, 175(4466): 990.

Brown P N, Turi C E, Shipley P R, et al. 2012. Comparisons of large (*Vaccinium macrocarpon* Ait.) and small (*Vaccinium oxycoccos* L., *Vaccinium vitis-idaea* L.) cranberry in British Columbia by phytochemical determination, antioxidant potential, and metabolomic profiling with chemometric analysis. Planta Medica, 78(6): 630-640.

Česonienė L, Daubaras R, Jasutienė I, et al. 2011. Evaluation of the biochemical components and chromatic properties of the juice of *Vaccinium macrocarpon* Aiton and *Vaccinium oxycoccos* L. Plant Foods for Human Nutrition, 66(3): 238-244.

Cesonienė L, Daubaras R, Paulauskas A, et al. 2013. Morphological and genetic diversity of European cranberry (*Vaccinium oxycoccos* L., Ericaceae) clones in Lithuanian reserves. Acta Societatis Botanicorum Poloniae, 82(3): 211-217.

Ermis E, Hertel C, Schneider C, et al. 2015. Characterization of *in vitro* antifungal activities of small and American cranberry (*Vaccinium oxycoccos* L. and *V. macrocarpon* Aiton) and lingonberry (*Vaccinium vitis-idaea* L.) concentrates in sugar reduced fruit spreads. International Journal of Food Microbiology, 204: 111-117.

Huopalahti R, Järvenpää E, Katina K. 2000. A novel solid-phase extraction-HPLC method for the analysis of anthocyanin and organic acid composition of finnish cranberry. Journal of Liquid Chromatography & Related Technologies, 23: 2695-2701.

Huttunen S, Toivanen M, Arkko S, et al. 2011. Inhibition activity of wild berry juice fractions against *Streptococcus pneumoniae* binding to human bronchial cells. Phytotherapy Research, 25(1): 122-127.

Jensen H D, Krogfelt K A, Cornet C, et al. 2002. Hydrophilic carboxylic acids and iridoid glycosides in the juice of American and European cranberries (*Vaccinium macrocarpon* and *V. oxycoccos*), lingonberries (*V. vitis-idaea*), and blueberries (*V. myrtillus*). Journal of Agricultural and Food Chemistry, 50(23): 6871-6874.

Jurikova T, Skrovankova S, Mlcek J, et al. 2019. Bioactive compounds, antioxidant activity, and biological effects of European cranberry (*Vaccinium oxycoccos*). Molecules, 24(1): 24.

Kivimäki A S, Ehlers P I, Siltari A, et al. 2012. Lingonberry, cranberry and blackcurrant juices affect mRNA expressions of inflammatory and atherothrombotic markers of SHR in a long-term treatment. Journal of Functional Foods, 4(2): 496-503.

Kivimäki A S, Ehlers P I, Turpeinen A M, et al. 2011. Lingonberry juice improves endothelium-dependent vasodilatation of mesenteric arteries in spontaneously hypertensive rats in a long-term intervention. Journal of Functional Foods, 3(4): 267-274.

Mei Q G, Yuan W C, Wang C. 2015. Progress in the synthesis of 3-hydroxyflavones. Chinese Journal of Organic Chemistry, 35(1): 70.

Micali S, Isgro G, Bianchi G, et al. 2014. Cranberry and recurrent cystitis: more than marketing. Critical Reviews in Food Science and Nutrition, 54(8): 1063-1075.

Milbury P E, Vita J A, Blumberg J B, et al. 2010. Anthocyanins are bioavailable in humans following an acute dose of cranberry juice. The Journal of Nutrition, 140(6): 1099-1104.

Popov S, Ovodov Y S. 2013. Polypotency of the immunomodulatory effect of pectins. Biochemistry (Moscow), 78(7): 823-835.

Schlautman B, Bolivar-Medina J, Hodapp S, et al. 2017. Cranberry SSR multiplexing panels for DNA horticultural fingerprinting and genetic studies. Scientia Horticulturae, 219: 280-286.

Sekizawa H, Ikuta K, Mizuta K, et al. 2013. Relationship between polyphenol content and *anti*-influenza viral effects of berries. Journal of the Science of Food and Agriculture, 93(9): 2239-2241.

Stobnicka A, Gniewosz M. 2018. Antimicrobial protection of minced pork meat with the use of Swamp Cranberry (*Vaccinium oxycoccos* L.) fruit and pomace extracts. Journal of Food Science and Technology, 55(1): 62-71.

Stracke R, Jahns O, Keck M, et al. 2010. Analysis of production of flavonol glycosides-dependent flavonol glycoside accumulation in *Arabidopsis thaliana* plants reveals MYB11-, MYB12- and MYB111-independent flavonol glycoside accumulation. New Phytologist, 188(4): 985-1000.

Van Rossum F, Vereecken N, Brédat E, et al. 2013. Pollen dispersal and fruit production in *Vaccinium oxycoccos* and comparison with its sympatric congener *V. uliginosum*. Plant Biology, 15(2): 344-352.

Zalapa J E, Bougie T C, Bougie T A, et al. 2015. Clonal diversity and genetic differentiation revealed by SSR markers in wild *Vaccinium macrocarpon* and *Vaccinium oxycoccos*. Annals of Applied Biology, 166(2): 196-207.

Žukauskienė J, Paulauskas A, Česonienė L, et al. 2009. Genetic structure of isolated *Vaccinium oxycoccus* populations in lithuania. Proceedings of the Latvian Academy of Sciences. Section B. Natural, Exact, and Applied. Sciences, 63(1-2): 33-36.

第7章 沙 棘

沙棘（*Hippophae rhamnoides* L.）是胡颓子科（Elaeagnaceae）沙棘属（*Hippophae*）的一种落叶灌木或小乔木。沙棘原产于中亚和欧洲西北部。我国沙棘主要分布在西北和东北北部等地区。目前，沙棘在加拿大和美国种植范围较广，多为灌木，高度大多不超过 3 m。沙棘在恶劣的天气条件下具有耐受性，在土壤中具有固氮作用，能形成丰富的根，具有提高土壤肥力和再生退化土地的能力（Krejcarová et al.，2015）。沙棘不仅能防止水土流失和滑坡，还可作为柴火和饲料。沙棘的果实药食兼用，具有健脾消食、祛痰、利肺、养胃、活血、散瘀的药理功效，能够用来预防和治疗疾病（Zielinska and Nowak，2017）。

7.1　沙棘的营养成分

沙棘含有多种营养成分，富含维生素、脂肪酸、氨基酸、微量元素等营养物质，以及黄酮类化合物、类固醇、原花青素等生物活性物质。沙棘的保健功能包括抗氧化、抗癌、降低血脂、保护心脏和肝脏、抗高血压、降血糖、消炎、抗菌、抗病毒和增强免疫调节。沙棘广泛用于医药、化妆品、营养保健等行业（DincĂ et al.，2018）。

7.1.1　脂肪

7.1.1.1　脂肪的概念

脂肪是指在人类和动植物体内的油状物质，是由碳、氢和氧三种元素组成的一种或多种脂肪酸的甘油酯。

7.1.1.2　脂肪在人体生命活动中的重要作用

1）调节炎症。脂肪酸是一种有效的有机化合物，可以在营养消耗过程中作为能量来源，而且还参与细胞中几个重要的信号级联。因此，均衡摄入不同膳食脂肪酸对维持细胞功能和组织稳态至关重要（Cui et al.，2017）。长期不均衡的饮食会导致代谢综合征和提高各种肌肉骨骼疾病的风险，包括骨关节炎等疾病，膳食脂肪酸可通过肠道微生物群调节炎症。

2）促进视觉发育和皮肤健康。脂肪酸在视觉发育过程中发挥着重要的作用，人体缺乏必需的脂肪酸会影响视觉发育；缺乏脂肪酸，皮肤就会变得干燥，容易患湿疹；缺乏脂肪酸也会导致儿童发育迟缓，免疫力低下，容易感染疾病（Wannes et al.，2010）。

3）提供必需的脂肪酸。人体所需的必需脂肪酸是由食物脂肪提供的，主要用于磷脂的合成，是所有细胞结构的重要组成部分，可维持皮肤微血管的正常通透性，且在精子和前列腺素合成中发挥作用（Yang et al.，2015）。

7.1.1.3 沙棘中脂肪酸的种类及含量

（1）沙棘中脂肪酸的种类

沙棘，无论是果皮、果肉还是种子中，都含有大量的不饱和脂肪酸（如棕榈酸、亚油酸和亚麻酸），很容易被人体吸收。沙棘中含有的主要脂肪酸是肉豆蔻酸、棕榈酸、十六碳烯酸、硬脂酸、油酸、亚油酸和亚麻酸（廉永善和万里，2007）。

（2）沙棘中脂肪的含量

沙棘果实中含有多种脂肪酸，特别是不饱和脂肪酸，比饱和脂肪酸高得多，最多占脂肪酸总量的 70%，主要集中在种子里，可高达 80% 以上。不饱和脂肪酸可以在人体内降低胆固醇，并对心脑血管疾病的预防和治疗起到一定的效果。沙棘具有很高的营养价值，不同品种的沙棘果实中脂肪酸组成成分及含量见表 7.1（廉永善和万里，2007）。

表 7.1 不同品种的沙棘果实中脂肪酸组成成分及含量（单位：mg/g）

类群	部位	肉豆蔻酸	棕榈酸	十六碳烯酸	硬脂酸	油酸	亚油酸	亚麻酸	饱和脂肪酸	不饱和脂肪酸	含油率
柳叶沙棘	种子	0.2	15.2	1.0	2.0	18.7	38.0	25.0	17.3	82.0	
	果肉	0.2	25.4	33.1	0.9	32.4	6.5	1.7	26.4	73.6	
中国沙棘	种子	0.2	8.7	0.6	2.0	23.7	37.0	27.6	11.8	88.9	
	果肉	1.0	31.3	35.0	0.4	25.2	4.5	2.1	38.9	66.9	
云南沙棘	种子	1.7	14.4	1.0	1.9	19.7	32.7	29.6	16.9	83.9	5.90
	果肉	0.4	24.4	32.8	0.4	24.2	15.2	2.7	25.1	74.9	
中亚沙棘	种子	—	17.0	20.0	1.0	19.0	29.0	15.0	18.0	82.0	
	果肉	—	37.0	50.0	—	12.0	1.0	—	37.0	63.0	4.50
蒙古沙棘	种子	0.2	9.7	0.6	2.1	26.5	39.3	21.5	12.0	88.0	
	果肉	0.2	30.0	28.0	1.4	30.3	7.7	0.8	31.6	68.4	

续表

类群	部位	肉豆蔻酸	棕榈酸	十六碳烯酸	硬脂酸	油酸	亚油酸	亚麻酸	饱和脂肪酸	不饱和脂肪酸	含油率
密毛肋果沙棘	种子	0.3	12.0	0.5	9.0	19.9	36.0	29.5	21.3	78.6	
	果肉	0.1	17.5	4.5	6.4	23.6	43.7	10.0	24.1	75.8	8.60
西藏沙棘	种子	0.1	9.6	0.8	1.8	22.5	36.8	28.1	11.7	88.2	19.51
	果肉	0.2	15.1	37.6	0.8	35.8	7.2	0.8	16.1	81.3	3.50

7.1.2 氨基酸

（1）沙棘中氨基酸的种类

沙棘富含天冬氨酸、谷氨酸、缬氨酸、丝氨酸、甘氨酸、丙氨酸、酪氨酸、精氨酸、组氨酸和胱氨酸等 17 种氨基酸（Choi et al., 2014）。目前对植物氨基酸的研究和数据报道也很多，充分利用由沙棘提供的蛋白质资源（Enescu, 2014）。

（2）沙棘中氨基酸的含量

沙棘中氨基酸不仅含量丰富，与其他果蔬相比含量也较高。6 个品种沙棘果实中氨基酸的含量见表 7.2（白晓州等，2018）。

表 7.2　6 个品种沙棘果实中氨基酸的含量　（单位：mg/100 g）

氨基酸种类	亚种	西藏沙棘	蒙古沙棘	柳叶沙棘	云南沙棘	江孜沙棘
天冬氨酸	1.01	1.17	1.07	1.00	1.11	0.75
苏氨酸	0.31	0.22	0.25	0.34	0.18	0.19
丝氨酸	0.36	0.31	0.42	0.28	0.48	0.22
谷氨酸	1.56	0.84	1.01	1.34	0.74	0.92
甘氨酸	0.29	0.24	0.21	0.36	0.17	0.27
丙氨酸	0.34	0.42	0.27	0.39	0.51	0.25
胱氨酸	0.08	0.12	0.08	0.21	0.12	0.08
缬氨酸	0.37	0.29	0.28	0.48	0.36	0.34
蛋氨酸	0.04	0.04	0.06	0.11	0.09	0.07
异亮氨酸	0.36	0.17	0.16	0.24	0.22	0.27
亮氨酸	0.64	0.62	0.58	0.42	0.39	0.52
酪氨酸	0.16	0.11	0.21	0.22	0.17	0.16

续表

氨基酸种类	亚种	西藏沙棘	蒙古沙棘	柳叶沙棘	云南沙棘	江孜沙棘
苯丙氨酸	0.41	0.27	0.33	0.34	0.28	0.33
赖氨酸	0.55	0.29	0.36	0.25	0.47	0.19
组氨酸	0.15	0.16	0.13	0.11	0.12	0.22
精氨酸	0.68	0.56	0.47	0.66	0.72	0.28
脯氨酸	0.17	0.19	0.26	0.21	0.16	0.34

经研究表明，沙棘果实中谷氨酸含量最高。氨基酸对肝脏和肌肉有保护作用，可治疗心绞痛，对心肌梗死有预防作用（Araújo et al.，2014）。

（3）沙棘果实中氨基酸的分布

沙棘果实中含有蛋白质的部分都含有氨基酸。在沙棘中氨基酸含量最高的是沙棘叶，其次是枝叶混合然后是小枝，小枝的氨基酸含量是大于中枝和大枝的；沙棘中氨基酸含量不仅因为存在的部位不同，还因为氨基酸的种类也不同，尤其是总氨基酸和必需氨基酸之间，含量差异显著（李苗苗和曹阳，2018）。小果沙棘叶和枝叶混合中总氨基酸含量分别为 163.4 mg/g 和 91.58 mg/g（Barkan et al.，2012），而雄性沙棘叶和枝叶混合中总氨基酸含量分别为 121.32 mg/g 和 92.55 mg/g；小果沙棘叶和枝叶混合中必需氨基酸含量分别为 59.48 mg/g 和 33.15 mg/g，雄性沙棘叶和枝叶混合中必需氨基酸含量分别为 46.88 mg/g 和 34.61 mg/g（Green and Low，2013）。

7.1.3　维生素

（1）沙棘中维生素的种类

维生素是一种能够维持人体生命活动的一类有机物质，而沙棘是含维生素丰富的植物。沙棘汁中含有维生素 A、维生素 C、维生素 E、β-胡萝卜素、叶酸、维生素 B_1、维生素 B_2、维生素 B_6（孙伟鹏等，2018）。

（2）沙棘中维生素的含量

据相关报道，100 g 沙棘鲜榨果汁的维生素 C 含量随着品种和成熟度的不同而变化，为 1000～1600 mg，是苹果的 400～800 倍，是山楂的 14 倍。沙棘中的维生素 A 含量也很丰富，阿塞拜疆生产的沙棘每 100 g 果汁中含有维生素 A 2 mg。

（3）沙棘中维生素的分布

沙棘果实中的维生素主要分布在果实和种子中，尤其是种子中含量最高。不同沙棘果实中维生素的含量见表 7.3（廉永善和万里，2007）。

表 7.3　不同沙棘果实中维生素的含量　　（单位：mg/g）

名称	鲜果	干果	鲜汁	种子
渭源（中国沙棘）	1117.84	—	1371.70	1.62
秦安（中国沙棘）	1108.90	—	1523.70	3.61
合水（中国沙棘）	939.80	—	1329.80	12.48
夏河（中国沙棘）	1313.60	—	1505.50	3.54
肃南（肋果沙棘）	—	8.53	—	11.07
夏河（西藏沙棘）	88.64	—	157.16	2.73

7.1.4　矿质元素

人体生命必需的元素共有 28 种，包括氢、硼、碳、氮、氧、氟、钠、镁、硅、磷、硫、氯、钾、钙、钒、铬、锰、铁、钴、镍、铜、锌、砷、硒、溴、钼、锡和碘，其中人体必需微量元素共 8 种，包括碘、锌、硒、铜、钼、铬、钴和铁。植物中有 16 种矿质元素，是指除碳、氢、氧外由根部从土壤吸收的元素。还有 13 种必需的植物矿质元素，包括氮、磷、钾、硫、钙、镁、铁、锰、硼、锌、铜、钼和氯（廉永善和万里，2007）。

（1）沙棘中矿质元素的种类

沙棘果实中矿质元素种类丰富，包括钡、铌、锶、钇、铝、钙、钼、铅、铍、镧、镍、钛、锌、铁、硅、锡、镉、铬、锰、磷、钒、锆、镁、砷、硒、铜、硼等元素（白晓州等，2018）。

（2）沙棘中矿质元素的含量

沙棘果实中微量矿质元素含量较多，果肉、果渣和果油中尤为显著（Green and Low，2013）。不同品种的沙棘果实之间微量元素含量的比较见表 7.4（廉永善和万里，2007）。

表 7.4　不同品种的沙棘果实之间微量元素含量的比较（单位：mg/kg）

类群	部位	钡	铌	锶	钇	铝	钙
中国沙棘	干果肉	11.670	—	5.150	0.970	2593.920	3119.330
	种子	4.525	0.280	3.655	0.540	1364.430	3484.330
	果渣	—		3.920	0.140	203.430	1945.330
	籽油	—	0.185	0.128	0.032	26.048	308.550
	果油		0.132	0.153	0.033	22.630	213.970

续表

类群	部位	钡	铌	锶	钇	铝	钙
肋果沙棘	干果肉	9.595	—	7.450	0.405	661.430	3492.300
	种子	—	—	5.960	0.115	197.575	2345.330
西藏沙棘	干果肉	—	—	2.585	0.120	235.180	1702.830
	种子	—	5.237	2.640	0.230	228.580	2270.330

类群	部位	钼	铅	铍	镧	镍	钛	锌
中国沙棘	干果肉	7.285	1.215	0.095	6.665	4.985	44.910	30.440
	种子	0.790	2.115	0.040	6.455	5.835	3.905	83.190
	果渣	—	—	0.005	1.175	2.005	1.195	34.740
	籽油	0.577	0.266	—	0.892	0.627	0.277	15.866
	果油	1.088	4.591	—	0.695	2.155	0.500	6.500
肋果沙棘	干果肉	—	—	0.010	5.775	6.490	7.665	80.490
	种子	—	—	—	2.650	5.560		29.740
西藏沙棘	干果肉	—	—	—	81.975	3.515	2.320	35.690
	种子	—	—	0.006	2.785	9.765	—	45.540

类群	部位	铁	硅	锡	镉	铬	锰	磷
中国沙棘	干果肉	3264.280	83.775	8.663	—	2.535	93.560	959.630
	种子	750.780	146.450	7.365	—	—	11.946	3010.620
	果渣	218.280	82.450	4.563	—	—	0.134	1510.670
	籽油	61.022	12.801	1.781	0.050	0.097	0.252	215.320
	果油	26.821	22.103	2.327	0.083	0.162	107.930	558.150
肋果沙棘	干果肉	1129.760	95.750	6.478	—	11.605	96.330	1090.620
	种子	156.330	16.760	2.828	—	—	2.006	2358.600
西藏沙棘	干果肉	254.280	58.800	0.828	—	4.645	—	219.650
	种子	101.180	26.450	—	—	—	—	3185.120

类群	部位	钒	锆	镁	砷	硒	铜	硼
中国沙棘	干果肉	2.725	0.875	2222.300	24.803	5.015	—	—
	种子	0.855	0.235	2376.300	15.610	2.120	—	—
	果渣	—	0.235	199.200	5.415	—	—	—
	籽油	0.414	0.009	63.065	10.124	2.339	0.205	—
	果油	0.076	0.023	79.239	3.971	2.951	0.280	—

续表

类群	部位	钒	锆	镁	砷	硒	铜	硼
肋果沙棘	干果肉	0.530	0.070	1961.700	8.485	—	120.700	—
	种子	—	—	5088.700	4.125		3.950	
西藏沙棘	干果肉	—	—	2117.700	2.220		—	
	种子	—	0.115	—	—	—	8.000	

7.1.5　类胡萝卜素

（1）沙棘中类胡萝卜素的种类

沙棘中类胡萝卜素主要由 β-胡萝卜素和 β-4,4 双酮-β-胡萝卜素以及 α-胡萝卜素和 γ-胡萝卜素组成，一些如番茄红素、多环番茄红素、玉米黄质等的含量也较高，除此之外沙棘中类胡萝卜素还有黄体素、毛茛黄素、隐黄素、三色堇黄素和新叶黄素等（Olas，2016）。

（2）沙棘中类胡萝卜素的含量

沙棘果实中类胡萝卜素含量丰富，营养价值高，总胡萝卜素中 α-胡萝卜素为 1.7 µg/100 g、β-胡萝卜素为 1.2 µg/100 g（Xue et al.，2015）。采用高效液相色谱法测得每 100 g 果汁油中含 67.2 mg 胡萝卜素，沙棘果实中有 18 种类胡萝卜素，其中 β-胡萝卜素、γ-胡萝卜素、隐黄素、玉米黄质和月亮黄质的含量占沙棘果实中总类胡萝卜素含量的 48%（李海丽，2005）。这些类胡萝卜素还具有维生素 A 原活性的特性，较为特殊。沙棘果实中不同部位之间的类胡萝卜素含量比较见表 7.5，不同种类的沙棘果实中类胡萝卜素含量比较见表 7.6（廉永善和万里，2007）。

表 7.5　沙棘果实中不同部位之间类胡萝卜素含量的比较　　　（单位：mg/100 g）

类群	柳叶沙棘	中国沙棘	云南沙棘	中亚沙棘	蒙古沙棘	江孜沙棘	密毛肋沙棘	西藏沙棘
果肉	485.1～485.3	363.2～363.4	364.7～364.9	169.1～169.3	122.7～122.9	271.5～271.7	148.5～148.7	394.2～394.4
种子	97.4～97.6	33.5～33.7	21.1～21.3	18.3～18.5	14.5～14.7	22.0～22.2	12.9～13.1	17.30～17.2

表 7.6　不同种类的沙棘果实中类胡萝卜素含量比较（单位：mg/100 g）

地区	项目	红果	橘红果	橘黄果	黄果
中国沙棘	果汁油	924～926	634～636	389～391	277～278
	果渣油	1500～1502	2139～2141	1694～1696	915～917
	果实	57.58～57.60	30.15～30.17	22.11～22.13	—

（3）沙棘中类胡萝卜素的分布

沙棘的类胡萝卜素主要存在于果实和种子中，尤其是在果渣油中含量更高。

7.2　沙棘的重要生物活性物质

沙棘的果实中含有多种生物活性物质，如黄酮类化合物、甾醇类物质、油类和脂肪酸类等。在现有的研究报道中，沙棘果实中生物活性物质的种类和数量受到种植地区和环境调控变化的影响。目前，关于沙棘的生物活性物质人们研究得较多。沙棘果实中的生物活性物质含量丰富，对人体健康益处较多，所以加强对沙棘的相关生物活性物质的提取分离、纯化、鉴定等生理功能和医疗保健等方面的研究具有重要的意义。本节对沙棘果实中主要的生物活性物质的分类、含量、分布做了简要介绍，以供相关人员参考。

植物含有生物活性物质，其中大部分是次生代谢产物，对人体有多种益处。这些植物提取物在体外可以抑制或杀死微生物，主要干扰微生物的代谢过程，影响其结构和功能。植物中具有抗菌活性的生物活性物质主要是多酚、萜类、醛类、生物碱和肽类化合物。这些化合物由于结构和化学性质的不同，在抗菌作用上有很大的差异（Zhao and Dixon，2010）。植物的生物活性在维持人体的健康方面起着重要的作用，尤其是作为功能性食品，对人体的保健作用日趋重要。植物的生物活性物质能够预防一些重大疾病，如心脑血管疾病、抗动脉粥样硬化、糖尿病、癌症等。

7.2.1　黄酮类化合物

黄酮类化合物包括黄酮醇、双氢黄酮、查耳酮、异黄酮、双黄酮等，在自然界中广泛存在，它有许多鲜艳的色彩且种类众多。还有一些以 2-苯基色酮为基本母核和—OH、—OCH$_3$ 及萜类侧链为取代基的黄酮类化合物称为天然黄酮类化合物（Bimakr et al.，2011）。在植物中，大部分的黄酮类化合物结合糖形成糖苷，以游离状态存在。例如，黄酮醇占黄酮类化合物的比例超过了 1/4，其余少见。

7.2.1.1　沙棘中所含黄酮类化合物在人体生命活动中的重要作用

（1）增强心脏功能，保护心血管系统

有研究表明沙棘中黄酮类化合物能治疗缺血性心脏病，有效率提高到 85%，缓解心绞痛且有效率为 94%，降低血胆固醇和甘油三酯，心悸、胸闷和呼吸急促等症状也得到改善，食欲增强，黄酮类化合物剂量（400 mg/kg）口服或腹腔给药，一般口服为 3～7 天，服用后可明显提高肌体的抗缺氧能力，这是因为服药后心肌血的流量会显著增加，心肌耗氧量逐渐降低，抑制血小板聚集增强，改善血清和降低胆固醇，对急性缺血性心肌损伤有较好治疗效果，尤其是对抗垂体后叶素导致的损伤（Currie et al.，2013）。这些药理作用已成为冠心病临床治疗的药理基础。沙棘中黄酮类化合物对心绞痛完全消失、心功能改善、缺血性心电图恢复的作用较强。这与增加冠状动脉血流量、心肌氧流量、降低心肌耗氧量和抑制血小板聚集有关（Gunenc et al.，2017）。

（2）抗血栓

沙棘中黄酮类化合物可以抑制血栓素和前列腺素的分泌，通过调节前列腺素和血栓素，达到维持体内相对生理活性物质平衡的效果（Cassidy et al.，2011）。0.051 g/kg 的阿司匹林对前列腺素和血栓素的抑制效果显著，并且可以维持这两种物质的动态平衡，但效果比 1 g/kg 的沙棘中黄酮类化合物略差一些。阿司匹林是临床上常用的预防血栓形成的药物，但溶栓的有效剂量难以掌握，个体差异很大，即使在常规治疗中也存在许多不良反应。其他研究也表明，沙棘中黄酮类化合物可促进前列腺素的生成和抑制血栓素的形成，这一效果是强于阿司匹林的，从而增加前列腺素与血栓素的比例，抑制聚集和血小板减少的血栓形成（Hichri et al.，2011）。沙棘中黄酮类化合物可以通过增加前列腺素的分泌来降低血液中的脂质含量，改善前列腺素和血栓素之间的动态平衡（Jaakola and Hohtola，2010）。

（3）清除体内自由基并延缓衰老的作用

黄酮类化合物能阻止自由基反应的开始从而使羟基自由基不能生成。这是因为它可以与超氧阴离子反应，铁离子络合，并与脂质过氧化反应基团反应生成碱，是一种极好的活性氧、脂质的清除剂和抗氧化剂（Wang et al.，2009）。黄酮类化合物含有酚羟基，酚羟基是主要的抗氧化活性基团，有较强的亲水性和亲脂性。黄酮类化合物能使患有高胆固醇的大鼠体内的血脂和胆固醇含量下降。这是因为黄酮类化合物中的槲皮素具有保护细胞的作用和强抗氧化能力，可抑制高胆固醇血症大鼠肌体内细胞膜脂质过氧化，保护细胞免受过氧化作用，从而使大鼠体内血脂和胆固醇含量降低。沙棘中黄酮类化合物浓度为 1.7 mg/L 时对活性氧有明显的清除作用；沙棘提取物中黄酮类化合物的含量为 3 mg/L 时 HO·清除效果显著（Hidalgo et al.，2010）。

（4）增强免疫和抗肿瘤作用

苏联学者发现沙棘中有综合抗癌作用的香豆素、异香豆素、糠香豆素、木质素、多酚、血清素等成分（Koyama et al.，2012）。黄酮类化合物在对肿瘤患者的治疗中能减轻药物和化疗所产生的副作用，提高患者的免疫力，这是因为它可以增强氧自由基清除剂——超氧化物歧化酶的活性，激活巨噬细胞的吞噬功能，（Pękal and Pyrzynska，2014）。

沙棘中的氯霉素等酚酸能刺激胃液分泌，具有利尿作用，还能调节甲状腺功能；黄酮醇、类黄酮能降低血液胆固醇含量，具有解除痉挛等功效。苦味木质素和其他黄酮醇也具有明显的抗辐射和抗肿瘤作用（Prasad et al.，2009）。有一类称为维生素 P 的黄酮类化合物，如儿茶素、原花青素、花青素、异黄酮、黄酮醇、黄烷酮、查耳酮、脱氧查耳酮、芳香苷和酚酸等，以上这些化合物具有和维生素功能极其相似的作用。黄酮类化合物（如槲皮素、芦丁和 β-胡萝卜素）色彩鲜艳，是沙棘果实中色素的主要来源。

7.2.1.2 沙棘中黄酮类化合物的种类、含量及分布

沙棘属植物中的黄酮类化合物主要是以苷元及其苷类化合物存在，共有四种，异鼠李素、槲皮素、杨梅素和山奈素。其中，以 3-O-糖苷形式出现的葡萄糖、鼠李糖、阿拉伯糖和半乳糖是主要构成苷类的糖（Shrime et al.，2011）。多酚类物质如儿茶素等的生物合成和生理功效与黄酮类化合物相似，而且相互联系，所以把二者放在一起论述。沙棘中多酚类化合物和黄酮类化合物有儿茶素、黄烷酮（含量少）及原花青素等。

（1）沙棘中黄酮类化合物的含量

沙棘中黄酮类化合物含量在同一品种不同部位中有所区别，研究发现，干浆果（885 mg/100 g）>叶子（876 mg/100 g）>果渣（502 mg/100 g）>鲜果汁（365 mg/100 g）>鲜浆果（354 mg/100 g）（Lopaschuk et al.，2010）。沙棘果实中黄酮类化合物的种类见表 7.7（廉永善和万里，2007）。

表 7.7　沙棘果实中黄酮类化合物的种类

序号	名称	序号	名称
1	异鼠李素-3-O-鼠李半乳糖苷	10	槲皮素-3-O-云香糖苷（芦丁）
2	异鼠李素-3-O-葡萄糖苷	11	2′,4′-二羟基查耳酮-2′-O-葡萄糖苷
3	异鼠李素-3-O-鼠李葡萄糖苷	12	槲皮素
4	异鼠李素-3-O-阿拉伯葡萄糖苷	13	异鼠李素-3-O-半乳糖苷
5	异鼠李素-3-O-葡萄糖葡萄糖苷	14	异鼠李素-3-O-葡萄糖基-（1,6）葡萄糖苷
6	异鼠李素-7-O-鼠李糖苷	15	槲皮素-3-O-葡萄糖苷
7	异鼠李素	16	槲皮素-7-O-鼠李糖苷
8	异鼠李素-3-O-葡萄糖基-7-O-鼠李糖苷	17	槲皮素-3-甲基醚
9	杨梅素	18	山奈素

（2）沙棘中黄酮类化合物的分布

在沙棘的果实、种子和叶片中，黄酮类化合物含量最丰富的是叶片（Niesor et al.，2014）。有研究表明，一些高海拔地区的沙棘具有较高水平的黄酮类化合物。表 7.8 为 3 种沙棘及其不同部位中黄酮类化合物含量的比较（廉永善和万里，2007）。

表 7.8 3 种沙棘及其不同部位中黄酮类化合物含量的比较 （单位：mg/100 g）

种类	鲜汁	干果	鲜果	果皮渣	种子	叶	籽油	果油
沙棘	365	885	354	—	—	876	668.02	1065.2
中国沙棘	365	—	354	490	137.6	832.5	—	—
肋果沙棘	343.1	—	—	—	—	1143.4	—	—
西藏沙棘	—	—	1104.7	—	—	819.3	—	—

7.2.2 固醇类

7.2.2.1 固醇类化合物的概念

固醇类（steroid）化合物是环戊烷多氢碳骨架的化合物群的总称。几乎所有的生物都能合成固醇类化合物。

7.2.2.2 沙棘中所含固醇类化合物在人体生命活动中的重要作用

（1）降血脂和胆固醇

流行病学研究表明，从天然食物摄入植物固醇类化合物与血浆 LDL-C 水平相关（Patras et al.，2010）。在良好控制的健康人群实验中发现，无论植物固醇类化合物含量高或低对血浆 LDL-C 浓度均没有显著影响，但对胆固醇代谢有调节作用。

（2）抗动脉粥样硬化

研究表明，β-谷甾醇可以降低血清胆固醇和 LDL-C 水平。摄入添加 β-谷甾醇酯的食品（如低脂或脱脂牛奶或黄油）可以适量降低高脂蛋白血症患者血清总胆固醇和 LDL-C 水平。后续研究中更加证实了这一论点，在食物中添加植物甾醇或甾烷醇等物质能降低血浆 LDL-C 水平。Mannock 等（2010）的研究结果显示，每天分别摄入 2 g 植物甾醇和甾烷醇可以降低 LDL-C 水平 8.2% 和 9.3%。

7.2.2.3 沙棘中固醇类化合物的种类和含量

（1）沙棘中固醇类化合物的种类

沙棘油中的化合物，主要有 β-谷甾醇、β-香树素和 α-香树素等 20 多种固醇类化合物。据研究发现，阿尔泰沙棘果油和中国沙棘籽油的固醇类化合物中 β-

谷甾醇的含量最高,阿尔泰沙棘果油为 2.2%~8.8%(Ito et al.,2014);中国沙棘籽油含量比果油高,固醇类化合物含量占总量的 70%~80%以上。中国沙棘果油和不同提取法籽油中固醇类化合物的组分及含量见表 7.9(廉永善和万里,2007)。

表 7.9 中国沙棘果油和不同提取法籽油中固醇类化合物的组分及含量

(单位:mg/100 g)

名称	总甾醇	胆固醇	菜油甾醇	7, 25-菜油烯醇	β-谷甾醇	7-豆甾烯醇	5-燕麦甾醇	7-燕麦甾醇
果油	720.6	0.3	3.2	1.3	84.9	2.7	5.2	2.5
环己烷	1298.4	0.2	2.0	0.3	72.1	0.7	23.2	1.5
压榨法	1093.6	0.2	2.2	0.3	72.6	0.7	22.5	—
CO_2	1217.1	0.1	1.9	—	74.8	0.7	19.7	1.1
氟利昂	967.1	0.4	2.2	—	73.9	0.6	19.3	1.6

(2)沙棘中固醇类化合物的含量

固醇类化合物作为人类营养的调节剂,可以有效地增强人体血管的韧性。研究表明,沙棘中含有大量的 β-谷甾醇、不饱和醛类、平角甾烯醇等固醇类化合物。其中,在沙棘果油中 β-谷甾醇的含量高达 58%。种子、鲜果浆和全浆果中总固醇类化合物含量分别为 1200~1800 mg/g、240~400 mg/g 和 340~520 mg/g。不同类群沙棘油中固醇类化合物的组分及含量见表 7.10(廉永善和万里,2007)。

表 7.10 不同类群沙棘油中固醇类化合物的组分及含量 (单位:mg/100 g)

类群	总甾醇	胆固醇	菜油甾醇	β-谷甾醇	7-豆甾烯醇	5-燕麦甾醇	7-燕麦甾醇
中国沙棘	1430.1	0.2	2.3	71.1	0.2	24.8	0.3
中亚沙棘	1237.6	0.8	2.8	76.1	0.7	16.2	1.4
肋果沙棘	804.2	0.3	2.1	76.1	0.3	19.6	0.8
西藏沙棘	967.7	0.2	2.0	64.2	0.2	31.1	0.7

7.2.3 脂肪酸

(1)沙棘中脂肪酸的种类

沙棘的果肉、种子、果皮、茎皮和叶中都含有油。油中脂肪酸有亚油酸、亚麻酸、月桂酸、肉豆蔻酸、棕榈酸、十六烯酸、硬脂酸、油酸等,主要是 C_{14}~C_{18} 类脂肪酸,不饱和脂肪酸的含量达 60%~90%,易被人体吸收(Quideau et al.,

2011）。

（2）沙棘中脂肪酸的含量

沙棘果油中的饱和脂肪酸含量为 32.54%，不饱和脂肪酸含量为 66.92%，沙棘籽油的不饱和脂肪酸含量为 86.52%。但是，多不饱和脂肪酸的总量和单不饱和脂肪酸总量差别很大，沙棘果油主要含单不饱和脂肪酸，含量高达 53.71%（Michel et al.，2012）。沙棘果油和沙棘籽油中主要脂肪酸的碳链长度也有显著差异。此外，不同采收季节的沙棘果实中脂肪酸含量也不同。用于加工沙棘油的果实一般在 9～10 月后收集，因为在每年 10 月时沙棘果油的含量达到最高，果油的含量是随着果实的成熟而增加。

沙棘果实中脂肪酸类、酯类、醇类及脂肪族化合物等，其特性均为挥发性。棕榈酸、肉豆蔻酸、反油酸为沙棘果实中占有较大比重的挥发油成分，不饱和脂肪酸含量较多，约占 43.67%。沙棘油是一种营养价值高、经济效益好的油，是沙棘药材的主要药用成分之一（钱学射和金敬红，2015）。

（3）沙棘中脂肪酸的分布

沙棘的含油量随着部位的不同而有所差异：果实 2%～5%，果肉 3%～9%，种子 9%～18%，而榨出果汁后的干燥残渣含油量为 18%～22%。不同部位油的性质也不一样：籽油中含有胡萝卜素但含量较少，果油中的含量丰富。

7.3　沙棘的生物活性物质与人类重大疾病的防治

随着社会经济的不断发展和人类生活质量的不断提高，人类越来越需要健康科学的饮食。目前，癌症、心脑血管疾病和糖尿病已成为严重危害人类健康的三大慢性病。以目前的情况来看，这些慢性疾病的有些治疗方法会存在痛苦大、毒副作用强、药物依赖性等一系列问题。寻找可用于治疗癌症、心脑血管疾病和糖尿病的天然化学物质是当前国内外研究的重点问题之一。沙棘果实中含有大量多酚、黄酮类化合物、花色苷、甾醇、脂肪酸等有益人体健康的生物活性物质，可以显著地预防和缓解心脑血管疾病、加快人体的新陈代谢，对癌症、糖尿病等重大慢性疾病的防治有一定功效。本节主要总结了有关沙棘果实中生物活性物质在防治人类重大疾病中作用的一些报道，希望这些内容能够为相关领域的未来研究工作提供参考，为进一步开发沙棘的医药价值奠定基础。

7.3.1　沙棘中生物活性物质与糖尿病防治的研究进展

糖尿病是慢性非传染性疾病之一，而且患病人数和死亡人数在不断增加，对人们的生活产生了巨大的影响。血糖控制和并发症的诊断和治疗消耗了大量的社会医疗资源（Vriet et al., 2013）。

糖尿病的特点是高血糖，它被定义为由分泌缺陷（细胞功能障碍）或胰岛素作用（胰岛素抵抗）导致的碳水化合物和脂质代谢异常。糖尿病的发生与生活方式密切相关，饮食习惯在疾病发展中扮演着重要的角色（Shoeva et al., 2017）。因此，饮食管理对于人们保持健康至关重要，尤其是对于糖尿病患者。越来越多的研究表明，植物化学物质和天然植物提取物在管理和降低 2 型糖尿病风险方面具有巨大的潜力。

7.3.1.1　沙棘中与防治糖尿病有关的生物活性物质

（1）沙棘中的重要生物活性物质

生物活性物质参与人体的新陈代谢，调节与生理有关的活动，是在人类健康和疾病中起重要作用的天然功能性物质。在植物中，生物活性物质主要包括多酚、黄酮类化合物及萜类。沙棘果实中生物活性物质含量丰富、种类很多，主要包括黄酮类化合物、维生素、类胡萝卜素、膳食纤维和花青素等（Kannan and Gundappa, 2014）。

（2）沙棘中与防治糖尿病有关的生物活性物质

2 型糖尿病的治疗仍然是当前生物医学研究的一个主要挑战。以植物为基础的草药正在成为糖尿病整体治疗方法的主要组成部分。近年来，寻找合适的降糖药一直集中在作为传统药物使用的植物上，部分原因是传统药物提供的天然产品可能比目前使用的药物有更好的治疗效果。据有关文献报道，与防治糖尿病有关的沙棘果实生物活性物质主要有黄酮类化合物、原花青素和胡萝卜素等。

沙棘原花青素是一种从沙棘种子中提取的脂溶性抗氧化剂。它们由不同量的儿茶素或表儿茶素组成，可预防心脑血管疾病，增强免疫力，具有抗癌和抗药性，在抗衰老等方面有重要的药理活性和应用前景。目前，已发现沙棘果中的原花青素可改善患有糖尿病性心肌病的小鼠的心脏功能（何志勇和夏文水，2002）。用原花青素处理后，谷胱甘肽过氧化物酶（GHS-PX）活性和 SOD 活性显著增加，MDA 含量和 NO 活性显著降低，这在一定程度上可以维持受损心肌中 SOD 和 GHS-PX 的活性，改善心肌组织中氧自由基的清除，减少脂质过氧化产物的积累，增强抗损伤和抗氧化能力（Temel et al., 2010）。

沙棘含有多种次生代谢产物，有多种形式的黄酮醇，包括异鼠李素、槲皮素、山奈酚和杨梅素。虽然这些化合物在一些情况下无法被很好地吸收，但在该研究中，某些细胞对葡萄糖摄取的影响可能是有助于餐后降低胰岛素反应的，而且观察到餐后尿液中槲皮素代谢物异鼠李糖醛酸和异鼠李酯水平升高（Popescu et al., 2011）。

除了黄酮类化合物，沙棘还含有大量的类胡萝卜素。类胡萝卜素被认为具有多种保健作用。然而，目前还没有证据表明摄入类胡萝卜素对预防或治疗心脏病或其他主要慢性病有好处。类胡萝卜素对餐后反应的急性影响还有待调查。

沙棘果汁可能会改善心脏、肾脏、脾脏、胰脏的相关并发症。研究发现，含有不同剂量白雀木醇的沙棘果汁对模型小鼠脏器的改善无单纯沙棘果汁明显（Ramos et al.，2009）。沙棘果汁能显著改善高血糖的症状，显著降低 2 型糖尿病模型小鼠的脂代谢，预防 2 型糖尿病的相关并发症的发生；还可以改善脂代谢作用水平（Jozwiak et al.，2013）。沙棘果汁调节血糖、血脂研究还进一步证实，白雀木醇是改善血糖含量、防治糖尿病的重要活性成分，其进一步的研究还需要继续，但已经证实了沙棘果汁具有改善 2 型糖尿病的作用。

7.3.1.2　沙棘中生物活性物质防治糖尿病的机理

黄酮类化合物对研究新型抗糖尿病药物具有重要的意义。在一项研究中，参照血糖水平和临床症状，成功地建立了糖尿病的大鼠模型（Li et al.，2014）。组织形态学直接客观地反映了病理损害情况，是研究组织损伤规律的重要客观指标，也是评价治疗方法的重要手段。结果表明，治疗组发现心肌纤维略微肥大，心肌纤维间局灶性、片状坏死及心肌间质纤维组织增生均比对照组有明显效果。沙棘黄酮类化合物可显著地减轻心肌损伤，在一定程度上减轻糖尿病病变的产生，为临床上的研究提供了依据。

7.3.1.3　问题与展望

现阶段针对沙棘果实的生物活性物质和糖尿病方面的研究取得了一定的进展，但是目前的研究还停留在初始阶段，存在着不少待解决的问题。例如，现有研究主要集中在沙棘的生物活性物质的功效研究上，并没有形成一套完整的研究体系，也没有特定的理论作为支撑，此外沙棘果实营养物质的分离与纯化技术还需要进一步完善。除了黄酮类化合物、类胡萝卜素等防治糖尿病功效的具体成分被分离、纯化出来之外，其他生物活性物质仍然只停留在粗提取中，没有进一步的研究。针对这些问题，研究者的下一步重点是研究沙棘果实中生物活性物质对糖尿病的防治机理，加深对关键环节的理解和认识；研究沙棘果实中生物活性物质防治糖尿病的影响因素及调控方法。沙棘果实中的生物活性物质逐渐被发现，并且进一步证实这些物质与糖尿病的发生有关，这必将为其在防治糖尿病方面的研究奠定坚实基础。

7.3.2　沙棘中生物活性物质与心脑血管疾病防治的研究进展

心脑血管疾病主要包括脑血管病、冠心病、心律失常、心力衰竭、肺血管病、慢性肾脏病、外周动脉疾病等，这类疾病完全治愈较为困难，在发达国家，较为常见的是 65 岁以上患者大多患有高血压、缺血性心脏病和脑动脉粥样硬化疾病（Zoratti et al.，2014）。而发展中国家约有 46% 的男性和 56% 的女性因心血管系统疾病死亡。一份全球疾病报告显示，心脑血管病是人类死亡的主要因素。目前针对心脑血管疾病治疗的方法有很多，各项治疗手段也逐渐改善，人们也逐渐加深对其病理的认识，但是心血管疾病依旧是全球发病率最高的疾病（Bjorklund et al.，2018）。心脑血管疾病的致病机理是肾素-血管紧张素-醛固酮系统、内皮素、缓激肽、儿茶酚胺、转化生长因子 β、结缔组织生长因子、基质金属蛋白酶及细胞内钙等多种因素共同进行调控。从神经体液功能紊乱、电解质失衡、生物活性肽等物质的异常方方面面影响心脑血管疾病的发生和发展（Szabados et al.，2010）。

7.3.2.1　沙棘中与防治心脑血管疾病有关的生物活性物质

由于心脑血管疾病日益影响人类健康，降低心脑血管疾病的风险已成为研究人员的主要任务。众所周知，多吃水果，尤其是浆果可以降低患心脑血管疾病的风险。各种体内外实验表明沙棘对心肌缺血、氧化损伤和衰老具有治疗和保护作用（Wang et al.，2017）。沙棘果、沙棘叶和沙棘油对心脑血管疾病等多种疾病的治疗作用，主要是由于其多酚化合物含量较高。

研究结果表明，沙棘汁中黄酮类化合物的含量约为 1180 mg/g，对高血压、冠心病、心率功能低下有一定的保护作用。沙棘酒对高脂蛋白血症和氧化应激也有保护作用。此外，沙棘叶和果实中的黄酮类化合物已被发现具有抗高血压活性（Gupta and Kaul，2013）。这些抗高血压特性被归因于其保护内皮功能、清除活性氧和抑制血小板聚集。黄酮类化合物能够保护血管内皮细胞，这是因为从沙棘中提取的黄酮类化合物能够阻止血管内皮细胞的凋亡。

7.3.2.2　沙棘中生物活性物质防治心脑血管疾病的机理

心脑血管疾病是全球人类死亡的主要原因之一，它占据了欧洲死亡人数的将近一半。高血压、血脂代谢（血浆胆固醇升高），特别是 LDL-C 胆固醇、低血浆 HDL 胆固醇和血浆甘油三酯升高、血小板功能（即血小板聚集）等多种特定的危险标志物可用于预防心脑血管疾病。综合现有的报道，这些疾病的发病原因是动脉粥样硬化（Kumar et al.，2013）。但是该症状的病理机制十分复杂，涉及血管内的众多结构，因此调节与动脉粥样硬化密切相关的因素是医学上治疗心脑血管疾病的目标。沙棘果实中的生物活性物质具有防治心脑血管疾病的作用，主要是通过增强心脏功能、降低血脂，进而保护血管内皮细胞（Larmo et al.，2013）。

（1）强化心脏功能

沙棘中黄酮类化合物对于增加心肌细胞的收缩力具有剂量依赖性，两者之间的相关系数都在 0.9～1.0 之间。但这种作用与细胞内钙离子转运之间没有剂量效应关系。这表明在小剂量范围内，沙棘中黄酮类化合物不是依赖于钙离子转运来增加心肌细胞的收缩力，这种作用能够有效地改善心力衰竭（Mesmin et al., 2009）。

（2）降低血脂

沙棘中黄酮类化合物能显著降低大鼠的血脂含量，提高血清高密度脂蛋白胆固醇与总胆固醇的比值（周吉银等，2012）。用沙棘中黄酮类化合物制作高脂血症大鼠模型，灌胃 4 周后与对照组相比，能显著降低高脂血症大鼠的甘油三酯、总胆固醇、低密度脂蛋白胆固醇、载脂蛋白 A1 和载脂蛋白 B 的含量，同时能够增加高密度脂蛋白胆固醇含量（Rodhe et al., 2013）。

（3）保护血管内皮细胞

研究发现，200 μmol/L 的过氧化氢可导致内皮细胞凋亡（Zhang et al., 2016）。沙棘中黄酮类化合物均可显著降低不同浓度（100 μg/mL、200 μg/mL 和400 μg/mL）的过氧化氢所产生的内皮细胞凋亡的比例，可以减轻内皮细胞的损伤。研究表明，沙棘中所含的黄酮类化合物对于过氧化氢所导致的内皮细胞凋亡具有保护作用，通过降低表达量、提高细胞的活性同时增加 S 期细胞比例来达到细胞保护的目的（Pojer et al., 2013）。

（4）抑制血小板凝结

沙棘具有抗动脉粥样硬化和心脏保护作用。将 12 名健康志愿者分为实验组和对照组，研究测定了沙棘油对其血液特性的影响。实验组每天服用 5 g 富含棕榈酸、油酸、亚油酸、α-亚麻酸、维生素 E、类胡萝卜素和甾醇的沙棘油；对照组每天摄入等量的椰子油。4 周后，沙棘油对血液中磷脂、脂肪酸、血脂、葡萄糖含量无影响。研究结果显示沙棘油可抑制血小板聚集，减轻自由基诱导的氧化过程，在预防动脉粥样硬化中发挥作用（Vashishtha et al., 2017）。

沙棘汁的抗氧化特性及其对血脂的影响。将沙棘汁或安慰剂随机给 20 名健康男性志愿者服用 56 天。志愿者还每天服用沙棘补充剂，然而，血浆 HDL-C（20%）和三酰甘油（17%）的升高并不显著（Olas, 2016）。补充沙棘汁可适度降低 LDL-C 对氧化的敏感性。有研究比较了沙棘中黄酮类化合物与阿司匹林对血栓形成和血小板聚集的影响，发现沙棘中黄酮类化合物对血栓形成的影响与阿司匹林相似，可以在对阿司匹林敏感或不耐受的患者中使用沙棘中黄酮类化合物替代阿司匹林。

7.3.2.3　问题与展望

大量的体内外研究已经详细阐述了沙棘叶、果、油中存在的各种生物活性物质对心血管系统、癌症的防治和对糖尿病的治疗的重要作用及对心血管的保护作用。沙棘对心脑血管疾病的保护作用机制包括降低血压、抑制血小板聚集和氧化应激、调节脂质代谢。然而，从沙棘中分离出的生物活性物质的其他性质及其临床应用潜力尚不清楚，需要进一步的实验研究。此外，新的结果（体外和体内实验）可能有助于更好地了解沙棘不同部位的提取物的生物活性机制，进而有助于这种植物的广泛使用，使其不仅作为药用化合物，还能够作为营养药品，在促进健康和预防慢性疾病中发挥作用。

7.3.3　沙棘中生物活性物质与癌症防治的研究进展

癌症是目前影响居民健康的一项重要因素。研究表明，我国的癌症负担近年来持续加重，癌症也成为影响全球居民健康的危险因素之一。在我国每年因癌症死亡的人数占全部死亡人数的 1/4。这对于每一个家庭而言都是极为沉重的负担。对社会的安定和谐会产生不良的影响。目前癌症的高病发人群主要集中在老年人口，但近年来越来越趋向于低龄化。影响人类健康的主要因素包括环境污染及不健康的饮食习惯等（Mangla et al.，2019）。目前我国人口的老龄化现象还在不断加剧，未来影响我国癌症的发病率和死亡率还将持续上升，对于癌症的防治工作也将会越来越艰巨（高婷等，2016）。

每年全球的癌症死亡人数大约 820 万，从世界癌症病发人口分布趋势来看，中国和俄罗斯的癌症死亡人数较多，欧美及澳大利亚发达国家中，其发病率相对较低（Sajfrtova et al.，2010）。

7.3.3.1　沙棘中与防治癌症有关的生物活性物质

（1）沙棘中的重要生物活性物质

沙棘果实营养物质含量丰富，具有防扩散性质，可以诱导细胞凋亡、刺激免疫系统、恢复肾脏和肝脏功能、增加食欲，并保持患者身体健康，对治疗癌症有着重要的作用。

（2）原花青素及其抗癌活性

沙棘果实中的原花青素对癌症细胞有抑制作用，这种抑制作用在浓度为 0～0.14 g/mL 时呈剂量依赖性，其中 0.087 g/mL 的浓度可抑制 50%的癌细胞活性。此外，在浓度为 10～60 g/mL 时，用沙棘原花青素处理可抑制细胞生长（Szabados and Savoure，2010）。此外，原花青素以剂量依赖的方式诱导细胞凋亡。有研究比较了 10 种不同的水果（包括沙棘）提取物对半结肠癌细胞和乳腺癌细胞增殖的影响，发现沙棘对癌细胞的增殖有最高的抑制作用，癌细胞的增殖与类胡萝卜素和维生素 C 的浓度有关。此外，他们还提出类胡萝卜素、维生素 C 和花青素之间存在协同作用。沙棘提取物对体外培养的宫颈癌和半结肠癌细胞具有轻微的增殖抑制作用。

7.3.3.2　沙棘中生物活性物质防治癌症的机理

（1）诱导癌细胞凋亡

沙棘籽中的黄酮类化合物能诱导人乳腺癌细胞株凋亡，相关基因表达产生变化。从沙棘中分离到的异鼠李素（3-甲氧基-3, 4, 5, 7-四羟基黄酮）对人肝癌细胞具有细胞毒性，经过 72 h 处理之后 IC_{50} 约为 75 g/mL。有报道指出异鼠李素能够抑制结肠癌细胞系细胞增殖（HT-29、HCT 116、SW480），诱导细胞周期阻滞发生在 G2/M 期（Fang et al.，2016）。

（2）抑制肿瘤的形成

在体外和体内的动物模型研究中发现，沙棘具有抗癌特性（Yang et al.，2014）。对沙棘果实的化学预防作用的研究发现，其可以抑制小鼠皮肤乳头状瘤形成。研究者认为，抑制肿瘤发生可能是由于同时诱导Ⅱ期酶的产生，即谷胱甘肽 S 转移酶、谷胱甘肽过氧化物酶、过氧化氢酶、超氧化物歧化酶、谷胱甘肽还原酶。此外，沙棘果实的抗癌作用可能是基于其增强干扰素调节因子（IRF-1）的 DNA 结合活性（Zhang et al.，2017），这是一种已知的导致生长抑制和凋亡的非共生性转录因子。沙棘汁可以保护小鼠免受顺铂（一种著名的抗癌药物，对正常细胞也有很高的毒性）的基因毒性作用。采用沙棘汁（300 mL）灌胃法，灌胃 5～10 天，在最后一次灌胃后 3 h，向小鼠体内注射浓度为 1.2 mg/kg 或 2.4 mg/kg 的顺铂。在两组共 15 只小鼠的两个阶段的癌变实验中发现，沙棘 70%乙醇提取物（1 mg 植物提取物/小鼠）具有抗肿瘤作用。在三种多酚化合物（儿茶素、没食子儿茶素、表没食子儿茶素）和从提取物中分离的熊果酸中，没食子儿茶素和熊果酸的抗肿瘤活性最高。

（3）抗辐射

沙棘因其放射保护活性被纳入癌症治疗中，新鲜沙棘果实的整体提取物具有保护作用。此外，研究发现，处理前照射沙棘可增强辐射诱导的细胞凋亡。用 30 mg/kg 的沙棘果实提取物对小鼠进行辐照前处理，可以保护线粒体的功能完整性，使其免受辐射诱导的氧化应激。这些实验检测了各种氧化应激生物标志物的水平，包括超氧阴离子、脂质过氧化和蛋白质氧化（Pankina et al.，2016），这些物质在氧化应激中发挥重要的作用。

7.4　沙棘的科学利用

7.4.1　鲜食沙棘的果实特性、营养价值和食用方法

沙棘在内蒙古和西藏地区属于药材，果实一般在秋季成熟，冬季或冷冻时收获。沙棘的果实形状为球形或扁球形，直径为 5～8 mm，表面呈橙黄色或红褐色，有褶皱，顶部有柱头，底部有短果柄或果梗。果实肉质油腻柔软。种子呈斜卵形棕色，有光泽，中间有纵向凹槽，种皮很硬。果实味道略带酸味，但对消费者具有吸引力。沙棘还能健脾消食、止咳、促进血液循环。新鲜沙棘还可以治疗脾虚、

腹痛、咳嗽、胸痛、血瘀、水肿等（Xue et al.，2015）。

（1）种类品种及其果实特性

巨人沙棘：该品种生长势强，枝条抽生能力强，枝条无刺，抗寒。10 cm 长果枝有花序 13 个左右，每个花序平均果粒数 3 个，果个均匀，结果能力较强。果柄长 0.43 cm，果皮厚，不易破碎，易被采摘下来。果粒呈长圆柱形，浅橘黄色，纵径 1.53 cm，横径 0.92 cm，百果重 81.8 g，最大单果重 1.2 g。果肉多汁，果味酸。可溶性固形物 7%，维生素 C、沙棘油含量较高。成熟期在 8 月 20 日左右，亩产 1235 kg（Suchal et al.，2016）。

蒙古实生-12：该株系生长势强，枝条抽生能力强，叶片平均长 5.5 cm，宽 1.1 cm，轮生或对生，枝条少刺、抗寒。10 cm 长果枝有花序 13 个左右，每个花序平均结果粒数 3 个。果实较整齐，丰产。果柄长 0.4 cm，不落果，采摘容易。果粒呈圆柱形，橘黄色，纵径 1.42 cm，横径 1.01 cm，百果重 83.2 g，最大单果重 1.9 g。风味酸甜，维生素 C 含量较高，可溶性固形物 8%，成熟期 8 月 15 日左右，五年生树株产 3.9 kg（Enkhtaivan et al.，2017）。

有刺沙棘树的高度为 2～3 m，果实呈红色，酸甜可口，可鲜食，果实圆，单果重 27.0 g；无刺沙棘树的高度为 3～4 m，果实呈淡红色，果实近圆，味酸，单果重 15.0 g，主枝基本无刺，仅在枝顶有少量刺（Kalaiyarasan et al.，2017）。

（2）营养价值

沙棘富含多种营养物质和生物活性物质。沙棘籽富含维生素、脂类、糖、氨基酸、挥发油、原花青素、黄酮类化合物、微量元素等营养物质。它们具有抗菌、抗病毒和治疗溃疡及增强免疫力的作用，对衰老、辐射具有很好的预防效果（Vuorinen et al.，2015）。

（3）食用方法

沙棘的食用方法因人而异，可将新鲜采摘的沙棘在水中简单清洗，去除表面的浮尘和虫卵，将整颗沙棘塞入嘴中，慢慢品味，感受沙棘独特的芬芳和甜美的气息，也可以将新鲜采摘的沙棘果实进行简单清洗之后，放置于冰箱中，进行冷冻处理，将冷冻后的果实直接食用，冰凉中带有一丝酸甜，也是一款消暑的食物（Dana et al.，2017）。

7.4.2　沙棘的鲜食安全

沙棘的鲜食安全主要是指采收后的沙棘果实中农药残留、保鲜剂残留和食物过敏及食物相克等一系列问题。

（1）沙棘中的农药残留

一项研究针对 8 个沙棘品种进行了农药残留检测，果实中铅、砷、汞含量测定结果见表 7.11（侯霄等，2014）。

表 7.11　沙棘果实中铅、砷、汞含量测定结果

样品	铅		砷			汞		
	浓度 /（ng/mL）	含量 /（mg/kg）	浓度 /（ng/mL）	荧光强度 /If	含量 /（mg/mL）	浓度 /（ng/mL）	荧光强度 /If	含量 /（mg/kg）
古交橙黄果	18.32	0.458	2.59	376.60	0.162	0.37	264.81	0.009
交城橙黄果	9.79	0.245	1.54	250.96	0.096	0.02	32.51	—
方山橙红果	14.45	0.364	2.18	327.10	0.136	0.56	373.04	0.013
沁源橙红果	19.39	0.486	2.29	340.43	0.143	0.96	647.57	0.024
隰县橙黄果	18.39	0.461	1.47	243.36	0.092	0.38	267.45	0.009
岢岚橙红果	26.24	0.656	1.92	296.65	0.120	0.38	270.09	0.010
右玉红果	38.39	0.960	1.93	296.65	0.120	0.38	270.09	0.009

　　《中华人民共和国药典》中对甘草、黄芪、白芍、西洋参、金银花、枸杞等药材收载了重金属及有害元素检查项目，规定限量为铅不能超过百万分之五、砷不能超过百万分之二、汞不能超过千万分之二，即铅含量≤5.0 mg/kg、砷含量≤2.0 mg/kg、汞含量≤0.2 mg/kg（Margaria et al.，2014）。

　　（2）农药残留对人体的危害

　　1）环境污染。

　　农村生态环境的破坏和农药在现代农业中的应用是重金属污染和农作物农药残留的主要原因。当重金属有害元素和农药残留在体内积累到一定阈值时，会对人体造成潜在危害，导致畸形、致癌性和致突变性等（Chaudhary et al.，2017）。沙棘主要生长在山区，受环境污染因子影响较小。在生产、加工、运输和储存过程中，沙棘会受到重金属和有机农药的污染。近年来，沙棘果作为一种天然药物和食品广泛应用于食品、保健品、医药、化妆品等行业。因此，沙棘果实中重金属和农药残留的检测可以为沙棘原料的质量控制和市场监督提供科学依据，对促进沙棘产业化具有重要的现实意义（Fatima et al.，2012）。

　　2）危害人体健康。

　　有机磷农药对病虫害有很好的防治效果，在自然界中容易被分解，在人体中不容易产生毒素，但在水果、蔬菜、茶叶等食物中可能会产生过多的残留，过量食用会危害人体健康。人一旦食用有机氯农药残留的食物，毒素就会在体内长期积累，特别是在神经系统、肝脏和肾脏中（Gurdon et al.，2019）。农药进入人体后，主要侵入脂肪组织，其次是肝、肾、脾、脑和母乳，可能发生急性中毒，并出现头晕、恶心和疲劳等症状；也可能发生慢性中毒，导致肝、肾和神经系统受

损，并导致癌症；严重情况下，出现心动过速和肌肉震颤等症状，可导致死亡。一些有机氯农药已被禁止使用，但由于价格低廉，仍有农民将其用于蔬菜的病虫害防治（Singh and Sharma，2015）。

（3）解决农药残留问题的方法

1）加强培训和宣传。

应对从业人员加强农产品质量安全知识的培训和宣传工作，通过媒体、网络、办培训班、发放宣传资料等方法，以增加食品安全综合素质，合理使用低毒、低残留、少污染的农药，禁止使用禁用药品，保证农药间隔期，减少农产品残留的方法，以最大限度地降低其对环境、人体的危害（Vuorinen et al.，2015）。

2）提高监管部门的监管能力。

目前，我国蔬菜、水果中的农药残留超标的现象是普遍存在的，农产品中农药残留减少与国际形势息息相关，对农药残留的检测技术提出了更高的要求（Azuma et al.，2012）。因此，建立和完善农产品质量安全监督管理体系，加强检测人员储备及提高检测人员的速测水平对提高食品安全性至关重要。提高监管水平就要有快速、准确的检测结果来作支撑，才能更好地做好监管工作。

3）建立和完善农产品质量安全追溯体系。

加快农产品质量安全追溯体系的建设，要有标准化生产基地，生产基地的不标准、不规范也在一定程度上影响着追溯体系的建设。另外，追溯系统管理水平较低、追溯设施不完善、信息来源短缺、可追溯数据不足、追溯管理人员的不固定等原因，使一些初建的追溯点难以持续（Negi et al.，2005）。

4）加强科研，生产无公害农药。

我国农药多为高残留、污染严重、毒性较大的品种，想要保护环境且保证人们吃得健康、放心，就必须加强科研，快速研制高效、低毒、无残留、环保性的农药品种，做到从源头上为食品安全提供保障（Hu et al.，2016）。

（4）沙棘的食用方法

体温热者不宜食用沙棘果，婴幼儿不宜饮用沙棘果汁。研究表明，如果过量服用沙棘颗粒，婴幼儿会出现吐奶、咳嗽和拉肚子的现象（Chou，2011）。患者在服用过程中应避免吸烟、饮酒及吃辛辣、干燥、生冷、油腻的食物。服药时不宜服用滋补中药。服用沙棘颗粒后，支气管扩张、肺脓肿、肺心病、肺结核等患者出现咳嗽现象应到医院就诊。孕妇和糖尿病患者最好禁止服用沙棘颗粒（Yang et al.，2011）。

7.4.3　问题与展望

沙棘的生态效益、社会效益和经济效益是十分显著的。除此之外，沙棘还具有食用和药用价值。根据传统医学理论，沙棘主要有利肺、壮阴、升阳、养胃、健脾、活血、化瘀、减肥等药理功效，还有抗衰老、美白肌肤的作用。沙棘生长于大自然，是绿色环保产品，无任何色素、添加剂，可满足当今社会对绿色产品原料的要求。除上述特点外，沙棘还具有产量高、易采度高等得天独厚的特点。所以，沙棘在种植与产品开发上有着光明的前途。

参 考 文 献

白晓州, 韩小存, 张镒飞. 2018. 不同种类的沙棘果渣营养成分及抗氧化活性研究. 食品研究与开发, 39(23): 179-183.

高婷, 李超, 梁铎, 等. 中国癌症流行的国际比较. 中国肿瘤, 25(6): 409-414.

何志勇, 夏文水. 2002. 沙棘果汁营养成分及保健作用. 食品科技, (7): 69-71.

侯霄, 滑小赞, 卫罡. 2014. 沙棘果中重金属与农药残留的检测分析. 国际沙棘研究与开发, 12(3): 5-10.

李海丽. 2005. 沙棘化学成分及药用价值分析. 甘肃科技纵横, (1): 54-100.

李苗苗, 曹阳. 2018. 沙棘枝叶的营养价值及其在畜禽生产中的应用. 中国饲料, (23): 77-81.

廉永善, 万里. 2007. 沙棘属植物生物活性物质种类及其主要生理药理功能. 沙棘, 20(3): 1-12.

钱学射, 金敬红. 2015. 沙棘的药用研究与开发. 中国野生植物资源, 34(6): 68-72.

孙伟鹏, 马娜, 党艳艳. 2018. 沙棘果渣中多种有效成分的提取及其抗氧化性能研究. 食品工业, 39(6): 151-155.

周吉银, 刘莹, 周世文. 2012. 沙棘总黄酮抗心血管疾病和代谢综合征作用研究进展. 中药药理与临床, 28(6): 152-155.

Araújo W L, Martins A O, Fernie A R, et al. 2014. 2-Oxoglutarate: linking TCA cycle function with amino acid, glucosinolate, flavonoid, alkaloid, and gibberellin biosynthesis. Frontiers in Plant Science, 5: 552.

Azuma A, Yakushiji H, Koshita Y, et al. 2012. Flavonoid biosynthesis-related genes in grape skin are differentially regulated by temperature and light conditions. Planta, 236(4): 1067-1080.

Barkan A, Rojas M, Fujii S, et al. 2012. A combinatorial amino acid code for RNA recognition by pentatricopeptide repeat proteins. PLoS Genet, 8(8): 1002910.

Bimakr M, Rahman R A, Taip F S, et al. 2011. Comparison of different extraction methods for the extraction of major bioactive flavonoid compounds from spearmint (Mentha spicata L.) leaves. Food and Bioproducts Processing, 89(1): 67-72.

Bjorklund G, Dadar M, Martins N, et al. 2018. Brief challenges on medicinal plants: an eye-opening look at ageing-related disorders. Basic & Clinical Pharmacology & Toxicology, 122(6): 539-558.

Cassidy A, O'Reilly E J, Kay C, et al. 2011. Habitual intake of flavonoid subclasses and incident hypertension in adults. The American Journal of Clinical Nutrition, 93(2): 338-347.

Chaudhary P R, Bang H, Jayaprakasha G K, et al. 2017. Effect of ethylene degreening on flavonoid pathway gene expression and phytochemicals in Rio Red grapefruit (Citrus paradisi Macf). Phytochemistry Letters, 22: 270-279.

Choi D, Lim G S, Piao Y L, et al. 2014. Characterization, stability, and antioxidant activity of Salicornia herbaciea seed oil. Korean Journal of Chemical Engineering, 31(12): 2221-2228.

Chou K C. 2011. Some remarks on protein attribute prediction and pseudo amino acid composition. Journal of Theoretical Biology, 273(1): 236-247.

Cui M, Hu P, Wang T, et al. 2017. Differential transcriptome analysis reveals genes related to cold tolerance in seabuckthorn carpenter moth, *Eogystia hippophaecolus*. PLoS One, 12(11): e0187105.

Currie E, Schulze A, Zechner R, et al. 2013. Cellular fatty acid metabolism and cancer. Cell Metabolism, 18(2): 153-161.

Dana S C, Mihaela N, Emoke P, et al. 2017. Differential influence of seabuckthorn on the *in vivo* and *in vitro* cell-mediated immune responses in chickens with gumboro disease. Indian Journal of Pharmaceutical Education and Research, 51(3): S318-S322.

DincĂ L, Holonec L, Socaciu C, et al. 2018. *Hippophae salicifolia* D. Don: a miraculous species less known in Europe. Notulae Botanicae Horti Agrobotanici Cluj-Napoca, 46(2): 474-483.

Enescu C M. 2014. Sea-buckthorn: a species with a variety of uses, especially in land reclamation. Dendrobiology, 72: 41-46.

Enkhtaivan G, John K M, Pandurangan M, et al. 2017. Extreme effects of Seabuckthorn extracts on influenza viruses and human cancer cells and correlation between flavonol glycosides and biological activities of extracts. Saudi Journal of Biological Sciences, 24(7): 1646-1656.

Fang Y, Ma R T, An S, et al. 2016. Heidaigou opencast coal mine: soil enzyme activities and soil physical and chemical properties under different vegetation restoration. Huanjing Kexue, 37(3): 1121-1127.

Fatima T, Snyder C L, Schroeder W R, et al. 2012. Fatty acid composition of developing sea buckthorn (*Hippophae rhamnoides* L.) berry and the transcriptome of the mature seed. PloS One, 7(4): e34099.

Green R C, Low N H. 2013. Physicochemical composition of buffaloberry (*Shepherdia argentea*), chokecherry (*Prunus virginiana*) and sea buckthorn (*Hippophae rhamnoides*) fruit harvested in Saskatchewan, Canada. Canadian Journal of Plant Science, 93(6): 1143-1153.

Gunenc A, Yeung M H, Lavergne C, et al. 2017. Enhancements of antioxidant activity and mineral solubility of germinated wrinkled lentils during fermentation in kefir. Journal of Functional Foods, 32: 72-79.

Gupta D, Kaul V. 2013. Qualitative analysis of bioactive compounds in leaves of *Hippophae rhamnoides* L. National Academy Science Letters-India, 36(5): 477-481.

Gurdon C, Poulev A, Armas I, et al. 2019. Genetic and phytochemical characterization of lettuce flavonoid biosynthesis mutants. Scientific Reports, 9: 3305.

Hichri I, Barrieu F, Bogs J, et al. 2011. Recent advances in the transcriptional regulation of the flavonoid biosynthetic pathway. Journal of Experimental Botany, 62(8): 2465-2483.

Hidalgo M, Sánchez-Moreno C, Pascual-Teresa S, et al. 2010. Flavonoid-flavonoid interaction and its effect on their antioxidant activity. Food Chemistry, 121(3): 691-696.

Hu P, Tao J, Cui M, et al. 2016. Antennal transcriptome analysis and expression profiles of odorant binding proteins in *Eogystia hippophaecolus* (Lepidoptera: Cossidae). BMC Genomics, 17: 651.

Ito H, Asmussen S, Traber D L, et al. 2014. Healing efficacy of sea buckthorn (*Hippophae rhamnoides* L.) seed oil in an ovine burn wound model. Burns, 40(3): 511-519.

Jaakola L, Hohtola A. 2010. Effect of latitude on flavonoid biosynthesis in plants. Plant Cell &

Environment, 33(8): 1239-1247.

Jozwiak A, Ples M, Skorupinska-Tudek K, et al. 2013. Sugar availability modulates polyisoprenoid and phytosterol profiles in *Arabidopsis thaliana* hairy root culture. Biochimica et Biophysica Acta-Molecular and Cell Biology of Lipids, 1831(2): 438-447.

Kalaiyarasan T, Bharti V K, Chaurasia O P. 2017. One pot green preparation of Seabuckthorn silver nanoparticles featuring high stability and longevity, antibacterial, antioxidant potential: a nano disinfectant future perspective. RSC Advances, 7(81): 51130-51141.

Kannan P K P, Gundappa G K A. 2014. Impact of different deacidification methods on quality characteristics and composition of olein and stearin in crude red palm oil. Journal of Oleo Science, 63(12): 1209-1221.

Koyama K, Ikeda H, Poudel P R, et al. 2012. Light quality affects flavonoid biosynthesis in young berries of Cabernet Sauvignon grape. Phytochemistry, 78: 54-64.

Krejcarová J, Straková E, Suchý P, et al. 2015. Sea buckthorn (*Hippophae rhamnoides* L.) as a potential source of nutraceutics and its therapeutic possibilities — a review. Acta Veterinaria Brno, 84(3): 257-268.

Kumar M S Y, Tirpude R J, Maheshwari D T, et al. 2013. Antioxidant and antimicrobial properties of phenolic rich fraction of Seabuckthorn (*Hippophae rhamnoides* L.) leaves *in vitro*. Food Chemistry, 141(4): 3443-3450.

Larmo P S, Kangas A J, Soininen P, et al. 2013. Effects of sea buckthorn and bilberry on serum metabolites differ according to baseline metabolic profiles in overweight women: a randomized crossover trial. The American Journal of Clinical Nutrition, 98(4): 941-951.

Li Q, He F, Zhu B, et al. 2014. Comparison of distinct transcriptional expression patterns of flavonoid biosynthesis in Cabernet Sauvignon grapes from east and west China. Plant Physiology and Biochemistry, 84: 45-56.

Lopaschuk G D, Ussher J R, Folmes C D, et al. 2010. Myocardial fatty acid metabolism in health and disease. Physiological Reviews, 90(1): 207-258.

Mangla Y, Das K, Bali S, et al. 2019. Occurrence of subdioecy and scarcity of gender-specific markers reveal an ongoing transition to dioecy in Himalayan seabuckthorn (*Hippophae rhamnoides* ssp. turkestanica). Heredity, 122(1): 120-132.

Mannock D A, Lewis R N A H, McMullen T P W, et al. 2010. The effect of variations in phospholipid and sterol structure on the nature of lipid-sterol interactions in lipid bilayer model membranes. Chemistry and Physics of Lipids, 163(6): 403-448.

Margaria P, Ferrandino A, Caciagli P, et al. 2014. Metabolic and transcript analysis of the flavonoid pathway in diseased and recovered Nebbiolo and Barbera grapevines (*Vitis vinifera* L.) following infection by Flavescence doree phytoplasma. Plant Cell and Environment, 37(9): 2183-2200.

Mesmin B, Maxfield F R. 2009. Intracellular sterol dynamics. Biochimica et Biophysica Acta, 1791(7): 636-645.

Michel T, Destandau E, Floch G L, et al. 2012. Antimicrobial, antioxidant and phytochemical investigations of sea buckthorn (*Hippophaë rhamnoides* L.) leaf, stem, root and seed. Food Chemistry, 131(3): 754-760.

Negi P S, Chauhan A S, Sadia G A, et al. 2005. Antioxidant and antibacterial activities of various seabuckthorn (*Hippophae rhamnoides* L.) seed extracts. Food Chemistry, 92(1): 119-124.

Niesor E J, Kallend D, Bentley D, et al. 2014. Treatment of low HDL-C subjects with the CETP modulator dalcetrapib increases plasma campesterol only in those without ABCA1 and/or ApoA1 mutations. Lipids, 49(12): 1245-1249.

Olas B. 2016. Sea buckthorn as a source of important bioactive compounds in cardiovascular diseases. Food and Chemical Toxicology, 97: 199-204.

Pankina G V, Chernavskii P A, Lunin V V. 2016. A new hydrocarbon material based on seabuckthorn (*Hippophae rhamnoides*) sawdust: a structural promoter of cobalt catalyst for fischer-tropsch synthesis. Russian Journal of Physical Chemistry A, 90(9): 1743-1748.

Patras A, Brunton N P, O'Donnell C, et al. 2010. Effect of thermal processing on anthocyanin stability in foods；mechanisms and kinetics of degradation. Trends in Food Science & Technology, 21(1): 3-11.

Pękal A, Pyrzynska K. 2014. Evaluation of aluminium complexation reaction for flavonoid content assay. Food Analytical Methods, 7(9): 1776-1782.

Pojer E, Mattivi F, Johnson D, et al. 2013. The case for anthocyanin consumption to promote human health: a review. Comprehensive Reviews in Food Science and Food Safety, 12(5): 483-508.

Popescu M, Danciu T, Danciu E, et al. 2011. Natural antioxidants, free-radical-scavengers and minerals, in fresh juices and vegetables. Revista de Chimie Abstract, 62(8): 761-765.

Prasad K N, Yang B, Dong X, et al. 2009. Flavonoid contents and antioxidant activities from *Cinnamomum* species. Innovative Food Science & Emerging Technologies, 10(4): 627-632.

Quideau S, Deffieux D, Douat-Casassus C, et al. 2011. Plant polyphenols: chemical properties, biological activities, and synthesis. Angewandte Chemie International Edition, 50(3): 586-621.

Ramos M J, Fernandez C M, Casas A, et al. 2009. Influence of fatty acid composition of raw materials on biodiesel properties. Bioresource Technology, 100(1): 261-268.

Rodhe Y, Woodhill T, Thorman R, et al. 2013. The effect of sea buckthorn supplement on oral health, inflammation, and DNA damage in hemodialysis patients: a double-blinded, randomized crossover study. Journal of Renal Nutrition, 23(3): 172-179.

Sajfrtova M, Lickova I, Wimmerova M, et al. 2010. β-Sitosterol: supercritical carbon dioxide extraction from sea buckthorn (*Hippophae rhamnoides* L.) seeds. International Journal of Molecular Ciences, 11(4): 1842-1850.

Shoeva O Y, Glagoleva A Y, Khlestkina E K. 2017. The factors affecting the evolution of the anthocyanin biosynthesis pathway genes in monocot and dicot plant species. BMC Plant Biology, 17.

Shrime M G, Bauer S R, McDonald A C, et al. 2011. Flavonoid-rich cocoa consumption affects multiple cardiovascular risk factors in a meta-analysis of short-term studies. The Journal of Nutrition, 141(11): 1982-1988.

Singh B, Sharma R A. 2015. Plant terpenes: defense responses, phylogenetic analysis, regulation and clinical applications. 3 Biotech, 5(2): 129-151.

Suchal K, Bhatia J, Malik S, et al. 2016. Seabuckthorn pulp oil protects against myocardial ischemia-reperfusion injury in rats through activation of Akt/eNOS. Frontiers in Pharmacology, 7: 155.

Szabados L, Savoure A. 2010. Proline: a multifunctional amino acid. Trends in Plant Science, 15(2):

89-97.

Temel R E, Sawyer J K, Yu L, et al. 2010. Biliary sterol secretion is not required for macrophage reverse cholesterol transport. Cell Metabolism, 12(1): 96-102.

Vashishtha V, Barhwal K, Kumar A, et al. 2017. Effect of seabuckthorn seed oil in reducing cardiovascular risk factors: a longitudinal controlled trial on hypertensive subjects. Clinical Nutrition, 36(5): 1231-1238.

Vriet C, Russinova E, Reuzeau C. 2013. From squalene to brassinolide: the steroid metabolic and signaling pathways across the plant kingdom. Molecular Plant, 6(6): 1738-1757.

Vuorinen A L, Markkinen N, Kalpio M, et al. 2015. Effect of growth environment on the gene expression and lipids related to triacylglycerol biosynthesis in sea buckthorn (*Hippophaë rhamnoides*) berries. Food Research International, 77: 608-619.

Wang H L, Wang W, Huang W D, et al. 2017. Effect of salicylic acid on the gene transcript and protein accumulation of flavonoid biosynthesis-related enzymes in vitis vinifera cell suspension cultures. Hortscience, 52(12): 1772-1779.

Wang Y, Zhang Y, Wang J, et al. 2009. Effects of volatile fatty acid concentrations on methane yield and methanogenic bacteria. Biomass and Bioenergy, 33(5): 848-853.

Wannes W A, Mhamdi B, Sriti J, et al. 2010. Antioxidant activities of the essential oils and methanol extracts from myrtle (*Myrtus communis* var. *italica* L.) leaf, stem and flower. Food and Chemical Toxicology, 48(5): 1362-1370.

Xue Y, Miao Q, Zhao A, et al. 2015. Effects of sea buckthorn (*Hippophaë rhamnoides*) juice and L-quebrachitoiol type 2 diabetes mellitus in db/db mice. Journal of Functional Foods, 16: 223-233.

Yang F S, Bi C F, Cao M M, et al. 2014. Simulation of sediment retention effects of the double seabuckthorn plant flexible dams in the Pisha Sandstone area of China. Ecological Engineering, 71: 21-31.

Yang G Z, Mu J Y, Liang J, et al. 2011. Effects of seabucithorn procyanidins extract on the blood glucose and oxidation function in diabetic ICR mice. Chinese Journal of Gerontology, 31(10): 1788-1790.

Yang G, Ding J, Wu L R, et al. 2015. A new strategy for complete identification of sea buckthorn cultivars by using random amplified polymorphic DNA markers. Genetics and Molecular Research, 14(1): 1836-1845.

Zhang W, Zhang X, Zou K, et al. 2017. Seabuckthorn berry polysaccharide protects against carbon tetrachloride-induced hepatotoxicity in mice via anti-oxidative and anti-inflammatory activities. Food & Function, 8(9): 3130-3138.

Zhang X, Liu H, Zou K, et al. 2016. The adjuvanticity of seabuckthorn polysaccharide for chicken Newcastle disease vaccine. European Journal of Immunology, 46: 496.

Zhao J, Dixon R A. 2010. The 'ins' and 'outs' of flavonoid transport. Trends in Plant Science, 15(2): 72-80.

Zielinska A, Nowak I. 2017. Abundance of active ingredients in sea-buckthorn oil. Lipids in Health and Disease, 16(1): 95.

Zoratti L, Karppinen K, Escobar A L, et al. 2014. Light-controlled flavonoid biosynthesis in fruits. Frontiers in Plant Science, 5: 534.

第8章 蓝果忍冬

蓝果忍冬(*Lonicera caerulea* L.)是忍冬科(Caprifoliaceae)忍冬属(*Lonicera*)的一种落叶灌木。蓝果忍冬是一种新兴的商业水果作物,也有一些地区称之为黑瞎子果、羊奶子等。蓝果忍冬为多年生落叶小浆果,主要分布于欧洲、美洲及亚洲,属于一个多变异的种,其原种产于欧洲,我国的东北和华北等地区主要分布其变种。此外,蓝果忍冬还多分布于俄罗斯、朝鲜及日本等地(方军军,2015)。蓝果忍冬具有较强的抗寒性,且适应性强,生命力旺盛(申健等,2015)。蓝果忍冬果实口感好,酸甜适中,色素含量高,营养丰富,适于将新鲜果实加工成果汁、果酒、饮料、果酱、罐头食品等。此外,它也是加工天然食用色素的良好原料(武中庆,2015)。

在俄罗斯、日本、中国和其他一些国家的历史上,蓝果忍冬被人们用于传统医学中,这些浆果自然生长于阴雨或多山的地区。蓝果忍冬的有益疗效在日本的阿伊努土著中是众所周知的,他们认为浆果是"生命的长生不老药"。在蓝果忍冬的起源地,从果实和其他部位中制备的制剂也被用作利尿剂、杀菌剂,也可治疗咽炎和眼疾。蓝果忍冬最初是在20世纪50年代被加拿大以"蓝金银花"或"甜浆果金银花"引入的,并在加拿大的草原上广泛用作观赏灌木。然而,蓝果忍冬果实的苦味限制它作为商业化的可食水果。在过去的十年里,为北美引进可食的抗寒品种已经在美国和加拿大取得了巨大的成功。蓝果忍冬在北美引进的三个主要品种是:Borealis、Indigo Gem 和 Tundra,最近育成的主要品种包括 Honey Bee、Aurora、Boreal Blizzard、Boreal Beauty 和 Boreal Beast(Lee et al.,2018)。

在20世纪50年代,苏联学者通过对野生蓝果忍冬资源进行研究和选育,使得蓝果忍冬逐渐成为重要的经济作物。近几年通过研究发现,蓝果忍冬果实中含有丰富的营养物质及药用成分,具有多方面的医用及保健功效,越来越受到国内外的广泛关注(徐福成和李长海,2011)。

8.1 蓝果忍冬的营养成分

蓝果忍冬作为一种营养丰富的浆果类作物,果实中含有多种生物活性物质,具有非常重要的药用价值。现代营养学家称人类健康所必需的七种营养和健康物质包括水、糖类、矿质元素、蛋白质、维生素、膳食纤维、脂类。在早期的研究中，加拿大生长的三个蓝果忍冬品种的营养物质包括粗蛋白、粗脂肪、干物质、碳水化合物和灰分，不同品种之间存在显著差异（Rupasinghe et al.，2018）。这里主要介绍蓝果忍冬中糖类、有机酸、膳食纤维、氨基酸、维生素、矿质元素等物质的种类、含量及动态分布变化。

8.1.1　糖类

糖类化合物一般由碳、氢、氧三种元素组成。碳水化合物是多羟基酮或多羟基醛及其缩聚物和某些衍生物的总称（潘庆民等，2002）。食物中的碳水化合物分为两类：一类是人可以吸收利用的有效碳水化合物，如单糖、双糖、多糖；另一类是人不能消化的无效碳水化合物，如纤维素等。根据糖类的分子结构，通常将其划分为单糖、寡糖和多糖。

糖类是所有生物生命所需的主要能量来源。它不仅是一种营养物质，有些还具有特殊的生理活性，例如，它主要构成生物大分子类物质，为维持大脑功能储存和供应能量。此外，碳水化合物还是机体中枢神经系统和肌肉高强度负荷时的主要能量来源等（Cantarel et al.，2009）。

据现有报道，蓝果忍冬果实中绝大部分为干物质，除此之外主要含有葡萄糖、果糖、鼠李糖、半乳糖等单糖，蔗糖等多糖（许双庆，1986），且绝大部分为可溶性糖。蓝果忍冬干物质含量为10%～17%，糖含量为5%～10%，其中葡萄糖含量最高，大约占总糖量的75%，其他为果糖、半乳糖、蔗糖及鼠李糖。如表8.1所示，在蓝果忍冬中还发现了葡萄糖和果糖，以及蔗糖和山梨糖醇的踪迹（王帅等，2014）。

表 8.1　蓝果忍冬各品种中的碳水化合物及含量

组分	地点	品种	含量
碳水化合物	Saskatchewan，Canada	Borealis，Indigo Gem，Tundra	10.2%～15.6%
灰分	Saskatchewan，Canada	Borealis，Indigo Gem，Tundra	3.27%～4.33%
	Skierniewice，Poland	Czelabinka，Duet，Jolanta，Wotjek	0.49%～0.64%
	Khabarovsk，Russia	Kamtschatica	0.45%
蔗糖	Nova Scotia，Canada	Berry Blue，Borealis，Tundra，Indigo Gem，LC	< 0.2 g/100 g FW
果糖	Nova Scotia，Canada	Berry Blue，Borealis，Tundra，Indigo Gem，LC	0.9～2.9 g/100 g FW
	Piotrowice，Poland	Wojtek	2.8 g/100 g FW
	Pavlovsk，Russia	Not specified	0.03 g/100 g DW

续表

组分	地点	品种	含量
葡萄糖	Nova Scotia，Canada	Berry Blue，Borealis，Tundra，Indigo Gem，LC	0.8～3.4 g/100 g FW
	Piotrowice，Poland	Wojtek	3.6 g/100 g FW
	Skierniewice，Poland	Czelabinka，Duet，Jolanta，Wotjek	0.1～0.6 g/100 g DW
山梨糖醇	Skierniewice，Poland	Czelabinka，Duet，Jolanta，Wotjek	0.04～0.1 g/100 g DW

注：DW 代表干重。

8.1.2　有机酸

有机酸是一种有机化合物，能够被分解成质子和共轭基团。最常见的有机酸是羧酸，包括脂族单羧酸、二羧酸或聚羧酸，如酒石酸、苹果酸、柠檬酸、维生素 C，以及芳香族有机酸，如水杨酸和苯甲酸及咖啡酸等。它广泛分布于中草药的叶、根，特别是果实中。例如，在乌梅、五味子、树莓等果实中，有机酸含量极为丰富（徐玉涛等，2015）。有机酸除少数处于自由状态外，通常与钠、钾、钙等结合形成盐，有些还可以与生物碱结合形成盐。此外，有些有机酸也是挥发油和树脂的成分（庞荣丽等，2014）。

有机酸对人体生命活动的重要性主要体现在抗菌作用、促进消化（周先艳等，2015）、保护人体血管内皮细胞（丁仁君和夏延斌，2014）等方面。

蓝果忍冬中含有丰富的有机酸，以柠檬酸为主，兼有草酸和苹果酸（Auzanneau et al.，2018）。柠檬酸是在人体细胞物质代谢中不可或缺的重要酸类，可促进乳酸分解为二氧化碳和水分，有利于缓解疲劳和促进钙的吸收（杨焱等，2013）。

研究表明，蓝果忍冬中有机酸的含量为 1.5%～4.5%，其中柠檬酸 102.98～332.47 mg/100 g，平均值为 195.96 mg/100 g，占总酸量的 62.2%（Mikulic et al.，2012）。除此之外，蓝果忍冬的药用价值很大程度上归因于其非营养型的化学成分，特别是花青素和酚酸。表 8.2 为不同地区的蓝果忍冬各品种中有机酸的含量（王宇和郑锦锋，2018）。另一项研究报道了在实验中检测绿原酸及其衍生物的结果，表明这些酸在碱性条件下不稳定且会快速水解为咖啡酸。

表 8.2　蓝果忍冬各品种中的有机酸含量

组分	地点	品种	含量
柠檬酸	Nova Scotia，Canada	Berry Blue，Borealis，Tundra，Indigo Gem，LC	30%～58%
	Skierniewice，Poland	Czelabinka，Duet，Jolanta，Wotjek	47%

续表

组分	地点	品种	含量
奎尼酸	Nova Scotia, Canada	Berry Blue, Borealis, Tundra, Indigo Gem, LC	10%~32%
	Skierniewice, Poland	Czelabinka, Duet, Jolanta, Wotjek	57.9~81.3 mg/100 g DM
苹果酸	Nova Scotia, Canada	Berry Blue, Borealis, Tundra, Indigo Gem, LC	28%~50%
	Skierniewice, Poland	Czelabinka, Duet, Jolanta, Wotjek	185.9~411.3 mg/100 g DM
植酸	Skierniewice, Poland	Czelabinka, Duet, Jolanta, Wotjek	271.8~472.5 mg/100 g DM
草酸	Skierniewice, Poland	Czelabinka, Duet, Jolanta, Wotjek	72.1~97.2 mg/100 g DM
绿原酸	Olsztyn, Poland	Sevast	59.8mg/100 g DW
	Nova Scotia, Canada	Berry Blue, Borealis, Tundra, Indigo Gem, LC	20.7~44.0 mg/100 g FW
	Lebork & Osielko, Poland	Wojtek, Brazowa, Zielona, Jolanta	7.6~55.5 mg/100 g DM
	Rajkowo, Poland	Wojtek, Brązowa, Zielona	12.5~19.6 mg/100 g DM

8.1.3 膳食纤维

膳食纤维是指不能被人类消化酶分解的多糖和木质素，是一种可食用的植物成分或碳水化合物，可以在人类大肠中部分或完全分解（Bermudez-Oria et al., 2019）。膳食纤维广泛存在于蔬菜、粗粮、水果中，是人类的健康饮食不可缺少的物质，在维持体内的微生态平衡、减少和预防胃肠道疾病、预防高血脂和高血压等生命活动中具有重要的作用（Celik et al., 2019；Kiumarsi et al., 2019）。

蓝果忍冬果实中含有大量果胶类物质，细胞壁胞间层基本上是由果胶物质组成。研究表明，在蓝果忍冬果实发育初期，细胞壁物质含量高，例如，'蓓蕾'和'长白山1号'在开花后12天时达到最值，分别为71.0 mg/g FW和67.3 mg/g FW，随后直至果实成熟软化，细胞壁物质含量均呈逐渐下降的变化趋势，果实软化阶段维持在20.0 mg/g FW左右（王纯等，2018）。

蛋白质是人体所有细胞和组织的重要组成部分。通常，在生物体中蛋白质占身体质量的16%~20%（Jones and Thornton，1996）。人体蛋白质种类繁多，其性质和功能也不尽相同。然而，它们由20多种不同比例的氨基酸组成，并在体内不断代谢和更新。在我国，大兴安岭地区蓝果忍冬果实中蛋白质含量为1.16 g/100 g，勃利地区的为0.938 g/100 g（张富玮等，2017）。蓝果忍冬各品种中的蛋白质、脂肪、纤维素及果胶含量见表8.3（Rupasinghe et al.，2018）。

表 8.3 蓝果忍冬各品种中的蛋白质、脂肪、纤维素及果胶含量

组分	地点	品种	含量/%
蛋白质	Saskatchewan, Canada	Borealis, Indigo Gem, Tundra	4.6～8.4
	Khabarovsk, Russia	Kamtschatica	2.1
脂肪	Saskatchewan, Canada	Borealis, Indigo Gem, Tundra	2.2～4.8
	Khabarovsk, Russia	Kamtschatica	0.01
纤维素	Khabarovsk, Russia	Kamtschatica	8.3
果胶	Skierniewice, Poland	Czelabinka, Duet, Jolanta, Wotjek	0.59～1.26

8.1.4 氨基酸

氨基酸是指含有氨基和羧基的有机化合物的总称。氨基连在 α-碳上的称为 α-氨基酸,自然界中存在的天然氨基酸均为 α-氨基酸。目前,自然界还没有发现氨基和羧基在同一个碳原子上的氨基酸(Velíšek et al.,2006)。

氨基酸是组成人体的重要物质基础,可以起到组织蛋白质合成(Piovesana et al.,2019),氮平衡(Huang et al.,1967),促进脂肪酸氧化(Hier et al.,1947),参与胸腺、脾脏及脑下腺的调节及代谢(Fleck and Nußbaum,1996)作用。

食品中的氨基酸是重要的营养成分之一,其含量和组成的不同直接影响着食品的营养和健康价值(齐桂元等,1989)。蓝果忍冬果实中的氨基酸种类主要以天冬氨酸、谷氨酸、亮氨酸和丙氨酸形式存在,总氨基酸含量为 1.0%～1.5%,人体必需氨基酸占氨基酸总量的 40%左右(李金英等,2017)。

8.1.5 维生素

维生素是一系列有机化合物的统称,是生物体所需的微量营养元素,但是通常不由生物自身产生,需要通过饮食来获得(Gylling et al.,2019)。维生素的功能受其特定的环境和有机体的共同制约。例如,维生素 C 在某些动物中具有抗氧化功能,而在其他有机体中则没有。人体中共包含 13 种维生素,其中脂溶性维生素 4 种,水溶性维生素 9 种(Rucklidge et al.,2019)。

蓝果忍冬是一种富含维生素 B_1、维生素 B_2、维生素 B_3、维生素 C 等的浆果,尤其是维生素 B_3 含量高出其他水果近百倍(Ramezankhani et al.,2019)。蓝果忍冬中的维生素 C 含量为 29～187 mg/100 g,一些蓝果忍冬品种中维生素 C 的含量要明显高于柑橘(53.2 mg/100 g FW)(Aljohri et al.,2019)、草莓(58.8 mg/100 g FW)、树莓(26.2 mg/100 g FW)(Sara et al.,2019)及黑莓(21 mg/100 g FW)等富含维生素 C 的树种(Suh et al.,2018)。由于含有丰富的矢车菊素 3-O-葡萄糖苷(C3G)

和维生素 C, 蓝果忍冬无疑比其他普遍食用的浆果更具有益健康的潜力。这使蓝果忍冬的研究重点转变成作为一种新的功能性食品或超级水果。蓝果忍冬中高含量的维生素 C 尤其值得重视, 在一种被称为 'Pojark' 的蓝果忍冬克隆的变种中, 维生素 C 的含量高达 186.6 mg/100 FW, 蓝果忍冬各品种的维生素 C 含量详见表 8.4 (Rupasinghe et al., 2018)。

表 8.4 蓝果忍冬各品种的维生素 C 含量

组分	地点	品种	含量
维生素 C	Rajkowo, Poland	Wojtek, Brązowa	42.7～113 mg/100 g
	Skierniewice, Poland	Czelabinka, Duet, Jolanta, Wotjek	3.2%～32.1%
	Brno, Czech Republic	Amur, Altaj, Sinoglaska, Amfora, Pojark	67.7～186.6 mg/100 g
	Nitra, Slovakia	Pojark, Turcz.ex Freyn	28.6～87.0 mg/100 g

8.1.6 矿质元素

矿质元素是指除碳、氢、氧外,植物根系主要从土壤中吸收的元素。矿质元素是植物生长所必需的,可以促进营养吸收,缺乏这些元素的植物不能健康生长。自然界中有 92 种天然化学元素,仅在人体中就有 81 种(Romer et al., 2011)。这些元素可根据自身含量的不同分为大量元素和微量元素;根据它们对人体的影响又可分为必需元素、非必需元素和有害元素。根据现有的研究进展,人体需要 25 种基本元素,其中 11 种是人体必需大量元素,14 种是人体必需微量元素,有 16 种是植物直接从土壤中吸收的元素,即矿质元素(Sebben et al., 2019)。

蓝果忍冬果实中富含人体所必需的各种矿质元素,且不同种类的蓝果忍冬果实之间、同一果实的不同部位之间,矿质元素的含量和比例都具有很大的差异,因此,研究蓝果忍冬果实中矿质元素的种类、含量、分布及动态变化对其利用有重要意义。

8.1.6.1 蓝果忍冬中矿质元素的种类

果树生产的最终产品是果实,因此果实中的矿质元素、营养元素在一定程度上也是树体营养水平的反映,直接影响果树的产量和品质。例如,钙、钾等元素的含量对果实品质和贮藏性具有显著影响。在 16 种矿质元素中,蓝果忍冬果实中已发现人体所需的大量元素有镁、钾、磷、钙等,与其他野生浆果相比含量较高,此外微量元素还有锰、铜、硅、铝、锌、锶、钡、铁、碘等(Romer and Rotzler, 2011)。

8.1.6.2　蓝果忍冬中人体必需大量元素的含量

除碳、氢、氧之外，人体必需的大量元素共有 8 种，分别为氮、磷、钾、钠、硫、钙、镁、氟。研究表明氮元素存在于人体所有组织、细胞中，而钠、氯等元素在食盐中含量丰富，其他有关人体必需的大量元素多存在于果蔬中。例如，柑果类的甜橙中含有较为丰富的钾元素；仁果类的苹果中也以钾元素最多，磷元素次之。

对不同地区的野生与栽培蓝果忍冬果实中矿质元素的比较发现，蓝果忍冬果实中含有多种人体必需的元素，其中大量元素中磷元素含量最多，例如，在黑龙江省伊春市调查到的蓝果忍冬野生种质资源发现，磷元素的含量最高为 475.5 mg/kg；其次是钙元素、钾元素和镁元素，最高含量分别为 403.9 mg/kg、112.6 mg/kg 和 98.7 mg/kg（Ramezankhani et al.，2019）。

8.1.6.3　蓝果忍冬中人体必需微量元素的含量

人体必需的重要微量矿质元素也有 8 种，分别是铁、锰、铜、锌、硼、铝、镍、硅。在柑果类（如甜橙、蜜橘和柠檬）果实中，人体必需微量矿质元素含量最高的是硅元素，仁果类、浆果类果实中微量矿质元素也与柑果类一致；而在坚果类（如核桃和板栗）果实中，含量最高的人体必需微量矿质元素是锰元素，其次是铁元素和锌元素。

栽培方式和生长环境的改变会影响果实的营养成分含量，但总体上栽培果实也能提供大量的营养与保健成分。无论是在野生还是栽培蓝果忍冬果实中，营养成分含量均较高，具有重要的开发利用价值。在对国内蓝果忍冬果实中矿质元素的调查研究中发现，含有人体必需的微量矿质元素最多的是铁元素，含量最高的是黑龙江省伊春市的野生蓝果忍冬种质资源，其含量可达 576.8 mg/kg；其次是锰元素、锌元素和铜元素，含量分别是 122.4 mg/kg、16.6 mg/kg 和 5.3 mg/kg。蓝果忍冬各品种中矿质元素的种类及含量详见表 8.5（Rupasinghe et al.，2018）。

表 8.5　蓝果忍冬各品种中矿质元素的种类及含量

组分	地点	品种	含量
锰	Saskatchewan，Canada	Borealis，Indigo Gem，Tundra	10.5%~12.3%
	Pavlovsk，Russia	Not specified	1301.3 mg/100 g DW
镁	Brno，Czech Republic	Amur，Altaj，Sinoglaska，Amfora，Pojark	8.44~15.40 mg/100 g FW
	Nitra，Slovakia	Pojark，Turcz.ex Freyn	46.8~95.2 mg/100 g DW
	Pavlovsk，Russia	Not specified	115.7 mg/100 g DW

续表

组分	地点	品种	含量
钾	Brno，Czech Republic	Amur，Altaj，Sinoglaska，Amfora，Pojark	224.4~422.0 mg/100 g FW
	Nitra，Slovakia	Pojark，Turcz.ex Freyn	1017.5~1476.4 mg/100 g DW
	Pavlovsk，Russia	Not specified	1777 mg/100 g DW
钠	Saskatchewan，Canada	Borealis，Indigo Gem，Tundra	0.02%
	Nitra，Slovakia	Pojark，Turcz.ex Freyn	3.7~14.0 mg/100 g
磷	Saskatchewan，Canada	Borealis，Indigo Gem，Tundra	0.17%~0.24%
	Brno，Czech Republic	Amur，Altaj，Sinoglaska，Amfora，Pojark	35.8~66.6 mg/100 g FW
	Nitra，Slovakia	Pojark，Turcz.ex Freyn	167.5~277.5 mg/100 g DW
钙	Brno，Czech Republic	Amur，Altaj，Sinoglaska，Amfora，Pojark	40.7~52.7 mg/100 g FW
	Nitra，Slovakia	Pojark，Turcz.ex Freyn	42.6~167.5 mg/100 g DW
	Pavlovsk，Russia	Not specified	266 mg/100 g DW
铁	Pavlovsk，Russia	Not specified	2909.7 mg/100 g DW

注：Not specified 指某些未命名的野生品种。

蓝果忍冬的硬度堪比越橘，但尺寸和质量却与蓝莓相似。蓝果忍冬的营养成分和其他常见浆果相同，都含有碳水化合物、维生素 C 及基本的矿质元素。科学调查表明，浆果类作物的化学和物理特征、营养价值、产量和质量都可归因于其基因型、成熟期、环境、气候及园艺实践或果园管理。

8.2　蓝果忍冬的重要生物活性物质

浆果是花青素的丰富来源。特别是蓝果忍冬，它的矢车菊素-3-*O*-葡萄糖苷（C3G）的含量明显高于萨斯卡通浆果、高山熊果、北美沙果、蓝莓以及越橘等北美本土浆果。C3G 是矢车菊素的一种最常见 3-*O*-糖苷衍生物，是植物界中存在最广泛的花青素。研究表明，非营养型的 C3G 无论是在体外还是体内的研究中都具有积极的促进作用，包括抗氧化、抗炎症、保护心脏、抗糖尿病和抗癌特性。蓝果忍冬的另一个显著特点是具有高含量的维生素 C，其含量在 29~187 mg/100 g FW 之间。

蓝果忍冬果实内富含多种生物活性物质，如花色苷类、黄酮类化合物、芸香苷、儿茶素及多酚等，因此具有较高的营养和医疗保健价值（刘敬华和王振宇，

2012）。现有研究表明，蓝果忍冬果实中生物活性物质的种类和数量受种类、品种、果实的生长发育期、环境因子和采后运输、储存、加工及食用方法等许多因素的影响。我国作为蓝果忍冬的栽培中心之一，为更好地利用丰富的蓝果忍冬资源，加强对有关生物活性物质的提取分离、纯化、鉴定及其生理功能、药用与保健价值等方面的研究具有重要的科学意义和应用价值。与早期收获的浆果相比，晚熟的蓝果忍冬果实较大，总多酚含量明显更高；但是它们相对较软，更容易被刺穿。因此，本节对蓝果忍冬果实中主要的生物活性物质的种类、含量、分布与动态变化做简要介绍，供科研工作者进一步研究参考。

8.2.1　酚类

8.2.1.1　多酚化合物及其在人体生命活动中的重要作用

自然界中存在的天然多酚大约有 8000 多种。一般根据多酚结构的复杂程度及生物合成的来源对其进行分类，多酚化合物与芳香族烃中苯环上羟基的氢原子形成的化合物，是芳香族烃的含羟基的衍生物，广泛存在于植物中，如果树、蔬菜。多酚化合物是一种次生代谢产物，对植物的整体或某部分的存活是一种非必需的化合物。多酚化合物的含量将直接影响感官品质特性，如颜色、透明度和植物产品的稳定性。

人类对多酚化合物早有研究，公元前 1500 年时，植物多酚鞣革在地中海地区已经发现。19 世纪中期，栲胶（一种植物多酚）作为交换品进行交换。1940 年以前，人们只认识到多酚化合物属于蛋白质，并用单宁一词表示多酚化合物。目前随着人们对多酚的认识逐渐深入，在医学、食品、健康等众多相关领域的研究越来越多。

1）植物多酚化合物在人体的生命活动中具有抗氧化活性、抗癌、抑菌等多种重要功能，而由氧化引起的自由态原子团是一些癌症和慢性病的主要诱因。花青素作为一类天然色素，不像某些合成色素一样对人类健康造成伤害，相反还对健康有益，可以预防癌症并具有抗氧化等功效，因而广泛应用于食品等领域。此外，研究发现，一些黄酮类的化合物还可以作为雌激素的替代品，具有抗炎抑菌的功效。再者，多酚化合物可以作为食品抗氧化剂，茶多酚就是一种良好的食品抗氧化剂，它可以抑制硝酸盐的产生，具有防腐作用（华晓雨等，2017）。

2）多酚化合物具有多种健康功效，不仅可以作为食品添加剂增加食物的风味，还可以将其作为原料，提取生物活性物质，用于疾病防治。从现代医学的角度来看，人类体内自由基的过量产生是造成各种疾病和衰老的主要因素，而多酚化合物可以减少自由基的产生，从而提高人体的免疫力，可以减少疾病的发生以及减慢衰老的过程。不同种类的多酚化合物还具有不同的生理功能，可以降血压、降低血脂以及保护肝脏，可以根据不同多酚化合物的特性来防治不同的疾病。

3）市场上对于天然类型的化妆品给予了越来越多的重视，其中添加的主要是多酚化合物，这些物质具有抗氧化的功效，主要包括抗衰老、防紫外线、美白等，越来越受到化妆品生产厂商和消费者的青睐。

4）多酚化合物具有抑菌的作用，在一些植物中，多酚类化合物可以作为外源激素类物质进行使用，用于调节植物的生长和发育，也可以增强植物的抗病性。

5）植物内的多酚化合物可以与一些金属离子螯合，用于沉降污染性水源中的金属离子，此外还可以清新空气，具有除臭的作用。

8.2.1.2　蓝果忍冬中多酚化合物的种类、含量及动态变化

（1）蓝果忍冬中多酚化合物的种类

植物中的多酚化合物种类丰富，且大多数植物中不会只存在单一类型的多酚化合物，如果针对某一种多酚化合物进行开发利用，就需要将其从植物材料中提取出来，目前进行提取的方式有很多种，如溶剂萃取法、微波提取法、超声波萃取法、酶提取法、超临界流体萃取法等。植物多酚化合物的结构复杂，随着各种现代技术的发展已经鉴定出越来越多的多酚化合物，目前的鉴定方法主要包括光谱分析、色谱分析、质谱分析及核磁共振分析等。

蓝果忍冬中共鉴定出包括绿原酸和新绿原酸在内的 30 多种多酚化合物，其中最主要的是绿原酸（周丽萍等，2016）。在波兰的栽培品种 Duet 中，绿原酸在每100 g 干物质中的含量高达 294 mg，在 Pojark 品种的克隆中，含量大约是 267 mg。然而，在加拿大栽培的其他品种（如 Tundra、Berry Blue、Indigo Gem、Borealis）果实中绿原酸的浓度则相对较低，每 100 g 干物质含绿原酸仅 21～44 mg，因此便更强调产地对蓝果忍冬成分的显著影响（Caprioli et al.，2016）。与早期收获的浆果相比，晚熟的蓝果忍冬果实较大，总多酚含量明显更高。

（2）蓝果忍冬中多酚化合物的含量及动态变化

福林酚法是常用的多酚化合物检测方法，对于蓝果忍冬的检测发现其果实中总酚含量平均为 641.25 mg/100 g FW，比树莓、黑莓和蓝莓都要高出许多。

在不同发育阶段，蓝果忍冬叶片和果实中的多酚化合物含量均有明显差别。研究结果表明，蓝果忍冬叶片中的多酚化合物含量在结果后会下降，而果实中的多酚化合物含量在不同发育时期则呈现逐渐上升的趋势（Gruia et al.，2008），且叶片中多酚化合物含量的下降与果实中多酚化合物含量的增加呈现一定的相关性。

蓝果忍冬种类及品种不同，其多酚化合物的含量也有所不同。研究表明，8个不同种类及品种的蓝果忍冬叶片中多酚化合物的含量为 3.00～17.10 mg/g，经过比较发现蓝纺锤叶片中多酚化合物含量较高；果实中含有 22.98～27.43 mg/g 的多酚化合物，阿尔泰忍冬的果实中多酚化合物的含量最高，库页岛忍冬果实和叶片中含量都较低（Senica et al.，2018）。

8.2.2 黄酮类化合物

黄酮类化合物是植物重要的一类次生代谢产物，它们以结合态或自由态形式存在于许多食源性植物中，是低分子量的多酚化合物。黄酮类化合物具有黄烷核的基本骨架，目前已分离和鉴定出数百种。

8.2.2.1 黄酮类化合物在人体生命活动中的重要作用

黄酮类化合物是人类饮食中最丰富的多酚化合物。黄酮类化合物可以抑制有害的低密度脂蛋白的产生，减少血凝块的形成。调查证实，黄酮类化合物摄入量高的人群冠心病死亡率较低，反之亦然。

1）生物体总是处于不断氧化之中，体内氧的常规代谢导致含氧自由基的生成，活性氧会引起膜上脂类物质的氧化，对细胞产生破坏，使染色体产生损伤突变等一系列影响。许多学者已阐明，黄酮类化合物具有很强的抗氧化作用，其作用原理是：①捕捉氧自由基；②与金属离子的螯合作用；③中止脂质过氧化连锁反应等。蓝果忍冬中黄酮类化合物的抗氧化能力是多种因素综合作用的结果。

2）凝血作用。凝血是指血液从流动的液态变为非流动的凝胶态的过程，是生理止血的重要环节。凝血的实质是血液中可溶性纤维蛋白变为不溶性纤维蛋白的过程。血栓是由动物心脏或血管中血液成分沉淀、聚集和凝固形成的固体物质。现有的研究报道表明，蓝果忍冬中的黄酮类化合物可以抑制血小板的聚集和黏附，还可以影响血管壁细胞、血小板和白细胞的功能，从而影响血液凝固过程、血液的流变性及血栓的形成，从而对心脑血管疾病具有一定的预防和治疗作用。

3）黄酮类化合物主要通过调控细胞周期和凋亡来抑制癌细胞的增殖。黄酮类化合物通过增加细胞内信息链的距离来抑制细胞内信号转导，减少肿瘤启动子对肿瘤细胞的诱导，从而抑制癌细胞的增殖。经研究表明，蓝果忍冬中的黄酮类化合物可通过选择性细胞毒性、抗增殖活性和抗凋亡活性、抗氧化作用等来避免DNA 损伤从而达到抗癌的作用。此外，蓝果忍冬中的黄酮类化合物还可通过抑制细胞外信号调节激酶磷酸化（赵佳和霍俊伟，2010），从而通过 NK 细胞抑制人体乳腺癌细胞的生长并溶解癌细胞。

8.2.2.2 蓝果忍冬中黄酮类化合物的种类、含量及动态变化

（1）蓝果忍冬中黄酮类化合物的种类

采用乙醇萃取法提取蓝果忍冬中的黄酮类化合物，并采用分光光度法，以芦丁为标准品测定蓝果忍冬果实中黄酮类化合物的含量。结果表明：蓝果忍冬果实中黄酮类化合物的最佳提取条件为乙醇浓度70%，料液比 1∶50，提取温度50℃，提取时间 2.5 h。经过成分鉴定，该提取液中的黄酮类化合物包括二氢黄酮、黄酮醇、二氢黄酮醇、4-羟基黄酮醇等（代现平，2011）。

（2）蓝果忍冬中黄酮类化合物的含量及动态变化

研究结果表明，在最优提取条件下，蓝果忍冬果实中黄酮类化合物的含量为27.44 mg/g，总量约占 1.3%。以芦丁为对照进行比色，来测定不同时期不同植株的总黄酮含量。蓝果忍冬果实中的总黄酮含量和果实的生长期之间呈线性关系，即在果实成熟期总黄酮含量最高，果实脱落期含量略微有所下降，因此可以确定果实的最佳采集期应为果实成熟期。此外，蓝果忍冬中黄酮类化合物的总含量与植株生长的自然条件有关，生活在日照充足，水分和土壤适宜的环境条件下的植株，具有较高含量的黄酮类化合物（路晓庆等，2018）。

8.2.3　花青素

花青素又称花色素，是一类水溶性天然色素，广泛存在于自然界的植物中，是黄酮类化合物，也是植物花瓣中主要的着色物质，大部分植物（如水果、蔬菜和鲜花）的颜色都与它有关。花青素存在于植物细胞的液泡中，可由叶绿素转化而来。秋季，可溶性糖增加，细胞呈酸性，为红色或紫色，因此，花瓣是红色和紫色的，并且其颜色的深度与花青素含量呈正相关关系。采用分光光度计可快速测定花青素含量，但其颜色的变化受各种环境因素的影响。此外，低温、缺氧、缺磷等不利环境也会促进花青素的形成和积累。

8.2.3.1　花青素在人体生命活动中的重要作用

花青素除了在植物的生命活动中发挥重要作用外，在生物体内也担任着重要的生理功能：①抗氧化作用。花青素是一种自由基清除剂，可以维持正常的细胞连接，稳定血管，促进微血管循环，增加微血管和静脉流量。此外，花青素能和蛋白质结合，防止过氧化，还可与金属物质等螯合，防止细胞过氧化，再生细胞机体，同时也能淬灭单线态氧。②预防心脑血管疾病，保护肝脏。从红酒中提取的花青素可以清除超氧自由基和羟基自由基。其功能还包括降低低密度脂蛋白的氧化，血液中血小板类物质的聚集，还发现百草枯对大鼠肝造成损伤后，0.1%或0.2%的花青素可显著降低大鼠肝细胞损伤程度，从而显示出花青素对肝脏的保护作用。对于静脉功能不足的患者，花青素可以有效缓解疼痛、水肿、夜间痉挛等症状（Garbacki et al.，2004），因此欧洲的医生通常推荐食用蓝莓、蓝果忍冬等富含花青素的食物。③预防癌症。④改善和缓和视力，改善夜盲症等。

8.2.3.2　蓝果忍冬中花青素的种类、含量及动态变化

（1）蓝果忍冬中花青素的种类

花青素种类不同，溶解度也会有差异。研究表明，花青素的溶解度随着温度的升高而增大（刘德江等，2012）。目前对蓝果忍冬中的花青素进行鉴定，在果

实中发现了 6 种类型的花色苷，包括矢车菊素-3-O-葡萄糖苷、矢车菊素-3, 5-二葡萄糖苷、天竺葵素-3-O-葡萄糖苷、矢车菊素-3-O-芸香糖苷、芍药素-3-O-葡萄糖苷和芍药素-3-O-芸香糖苷。

（2）蓝果忍冬中花青素的含量及动态变化

采用高效液相色谱检测技术定性分析不同品种蓝果忍冬果实中花青素的成分及含量，在 525 nm 波长下，从成熟蓝果忍冬果实中检测出 8 种花色苷，含量最高的是矢车菊素-3-O-葡萄糖苷，占花青素含量的 76.61%～86.67%，其中培育品种蓓蕾的花青素含量最高，可达 500.14 mg/100 g FW。其他未鉴定出的成分占总成分的 8.8%，干果中矢车菊素的衍生物占 0.75%～0.95%（黄宁等，2017）。

8.2.4 萜类化合物

萜类化合物是一类广泛分布于自然界且存在种类最多的天然化合物。大多数萜类化合物的分子具有双键，除以萜的形式存在以外，更多的是以含氧衍生物，如醛、酮、羧酸、醇、酯及苷的形式存在，其次还有含氧的萜生物碱，也有少数含硫的衍生物存在。

据不完全统计，萜类化合物在有花植物 94 个目中存在。单萜主要存在于云香目、唇形目、菊目、木兰目中；倍半萜类主要存在于木兰目、云香目、唇形目、牻牛儿目中；二萜主要存在于无患子目、牻牛儿目中；三萜主要存在于石竹目、毛茛目、山茶目、玄参目中。这些化合物中，有为人们所熟悉的成分，如橡胶和薄荷醇；也有用作药物的成分，如青蒿素、紫杉醇；还有甜味剂，如甜菊苷。在萜类化合物的生物合成中，由最基本的前体物乙酰辅酶 A，经由甲羟戊酸生成 IPP 及其异构体焦磷酸 3, 3-二甲基烯丙酯（DMAPP），再由这两个化合物作为直接前体物在一系列酶的作用下生物合成各种萜类化合物。

8.2.4.1 萜类化合物在人体生命活动中的重要作用

1）抗肿瘤作用。在多种动物的肿瘤模型中，紫苏醇具有抑制肿瘤细胞生长和扩散的作用。在芳香类药用植物精油中广泛存在香叶醇。研究表明，香叶醇对多种类型的癌症都具有预防或治疗作用。香叶醇还可以调节细胞周期、细胞增殖、细胞凋亡、自噬、代谢等多种生命活动过程，作为用于治疗癌症的多靶点药物，疗效显著。此外，用于治疗肝癌和宫颈癌的熊果酸纳米颗粒的制备提供了改善抗癌功效和改善生物利用度的新策略。

2）抗炎作用。旋覆花倍半萜内酯化合物在 RAW 264.7 细胞中通过失活核因子和丝裂原活化白激酶抑制脂多糖诱导的一氧化氮产生，从而发挥抗炎作用。三环二萜雷公藤内酯是雷公藤的主要生物活性成分，可用于治疗各种自身免疫和炎症相关病症；草药之王——人参的主要生物活性来自人参皂苷，其通过抑制炎性细胞因子的产生和信号传导，进而发挥抗炎作用。研究发现人参皂苷可以在炎症疾病的动物模型中发挥抗炎作用，并在结肠炎、酒精性肝炎、肌肉损伤和记忆障碍的动物模型中发挥保护作用。

3）抗菌作用。萜类化合物具有较强的抗菌效应。单萜主要存在于薄荷属植物中，大多数从薄荷属植物中获得的提取物显示出较强的抗微生物活性。薄荷醇是一种环状单萜，许多研究都证实了薄荷醇的抗菌活性，但其抗菌机制尚未被阐明。芳樟醇、橙花醇、薄荷醇、异胡薄荷醇、香芹酮等显示了抑制生物膜的活性，研究发现其具有体外和体内抗幽门螺杆菌活性，可以有效杀死幽门螺杆菌，干扰其感染过程，减少胃炎的发生。此外，青蒿素类药物对抗厌氧菌、兼性厌氧细菌和好氧菌具有不同的抗菌活性，其抗菌活性呈特异性和浓度依赖性，并针对不同的细菌进行表达。齐墩果酸可以通过破坏细菌细胞膜来杀死单核细胞增生李斯特菌、粪肠球菌。

4）其他生物活性。萜类化合物还具有如抗虫、免疫调节、抗氧化、抗衰老、神经保护等作用。研究发现，单萜类化合物百里酚及其结构衍生物、薄荷醇衍生物具有杀虫活性；活性筛选和体外生物活性测定显示，3, 7-二甲基-1-辛醇（二氢十六烷醇）是抗血吸虫等寄生虫最活跃的萜烯（Becker et al.，2017）。人参皂苷被广泛用于神经保护，是因为其可通过调节表观遗传调控机制，减轻脑源性神经营养因子慢性缺血所造成的认知功能障碍。

8.2.4.2　蓝果忍冬中萜类化合物的种类、含量及动态变化

采用气相色谱-质谱联用技术对俄罗斯蓝果忍冬的果实和叶片表皮蜡质进行了分析，鉴定的主要化合物为胆固醇、环阿托醇、环-23-烯-3, 25-二醇、四环三萜菜油甾醇、24-亚甲基环木菠萝烷醇（仅在叶片中被发现）、β-谷甾醇和豆甾醇，另外五环三萜有 α-氨基酸、β-氨基酸、油脂诺罗酸和熊果酸。定量环烯醚萜的总含量为 128.42 mg/100 g FW。环烯醚萜类化合物中以罗甘酸为主，占蓝果忍冬果实中定量环烯醚萜的总含量为 22%～73%。抗氧化能力与花青素含量之间存在很强的相关性。金银花果实中环烯醚萜的高含量可以补充多酚化合物的抗氧化性能（Kucharska et al.，2017）。

8.3　蓝果忍冬的生物活性物质与人类重大疾病的防治

人类在整个历史上从未停止过与疾病做斗争，随着人类社会的发展和科技进步，有许多疾病不再是不可战胜的了。例如，天花已经被人类所消灭，骨髓灰质炎、麻疹等疾病也有望被彻底消除，更有许多疾病得到了控制，不再是不治之症。在当今社会，寻求科学、合理、营养的健康饮食已经越来越成为社会生活

的基本需求。

目前，癌症、心脑血管疾病和糖尿病已经成为严重危害人类健康的三大慢性疾病。但有关这些慢性疾病的现有治疗方法尚存在一系列如给患者造成的痛苦大、毒副作用强、有剂量依赖性等问题，因此发现可用于治疗这些疾病的天然化学物质是国内外当前研究的重要热点问题之一。蓝果忍冬等各种水果中因含有大量有益于人体健康的营养和生物活性物质，而具有平衡膳食结构、调节人体机能、维持机体良好代谢、防治人类重大疾病等一系列功效（王华等，2011）。

因此，本节总结了有关蓝果忍冬果实中生物活性物质在防治人类重大疾病中的作用的一些现有报道。以期为读者了解蓝果忍冬果实中生物活性物质在防治人类重大疾病中的重要作用提供信息，为相关领域的未来研究工作提供参考，为进一步开发利用蓝果忍冬的医药价值奠定基础。

8.3.1　蓝果忍冬中生物活性物质与糖尿病防治的研究进展

糖尿病是一种代谢疾病，其特征是由胰岛素分泌缺陷或胰岛素作用受损而导致的高血糖症，严重时可引起急性并发症，如脱水、电解质失衡和酸碱平衡失调、酮症酸中毒和高渗性昏迷等病症。

8.3.1.1　糖尿病防治研究进展

糖尿病可分为 1 型糖尿病（T1D）、2 型糖尿病（T2D）、妊娠期糖尿病和特殊类型糖尿病 4 种类型。其中 T2D 约占糖尿病患者数量的 90%，并且是一种在医学上被主要关注的糖尿病，它会导致肌肉中胰岛素介导的葡萄糖摄取不足、肝脏中的胰岛素作用受损。T2D 对人体健康的影响包括长期损伤、功能障碍和各种器官衰竭。患有糖尿病的人也会增加患心脑血管疾病、外周血管和脑血管疾病的风险。T2D 也被描述为一种代谢性紊乱，其特点是高血糖和胰岛素作用受损。

目前还没有治愈糖尿病的方法，但可以通过各种治疗对其加以控制，主要包括：糖尿病患者自我监测血糖、饮食疗法、运动疗法和药物治疗等。目前，T2D 在国内外的治疗主要是手工注射胰岛素或口服降糖药物。但这些治疗普遍存在一系列的问题，如疼痛、剂量依赖性等，所以发现可用于治疗糖尿病的天然化学物质是国内外治疗糖尿病领域的重要热点问题之一。

8.3.1.2　蓝果忍冬中生物活性物质与糖尿病的防治及其作用机理

世界卫生组织指出，超重和肥胖引起的疾病可通过减少能量摄入的脂肪和糖，增加有规律的体育活动，并提高水果、豆类、蔬菜、全谷物和坚果的消费来得到控制。蓝果忍冬是促进健康活动且抵抗 T2D 疾病的植物化学物质的潜在来源。多酚物质可控制高血糖，有助于预防 T2D，还对寡糖和双糖水解酶（如胰腺 α-淀粉

酶和肠道 α-糖苷酶）具有抑制作用，这些酶的抑制可用于 T2D 的治疗（赵宇瑛和张汉锋，2005）。

蓝果忍冬显示了最强的 α-葡萄糖苷酶抑制活性，IC_{50} 可达 39.91 mg/mL。α-葡萄糖苷酶抑制活性能力的顺序如下：蓝果忍冬>蓝莓>越橘>黑穗醋栗>甜樱桃>红醋栗。C3G 显示了比矢车菊素-3-O-葡萄糖苷高 1.8 倍的 α-葡萄糖苷酶的抑制活性，这表明在花青素上附着的糖的类型在生物活性中起着关键作用。矢车菊素-3-O-葡萄糖苷和 C3G 也是肠道 β-果糖苷酶和胰腺 α-淀粉酶的抑制剂。控制 β-果糖苷酶和 α-葡萄糖苷酶对双糖的延迟消化是控制糖尿病患者餐后高血糖的一种治疗方法（侯江雁和李彦冰，2001）。富含 C3G 的食用紫玉米可以降低血糖水平，通过上调葡萄糖转运蛋白可提高 T2D 小鼠的胰岛素敏感性。同样，C3G 可直接刺激 β-细胞分泌胰岛素。T2D 是葡萄糖有机体在血液循环中过量积累以应对身体胰岛素抵抗的慢性疾病。胰岛素以葡萄糖依赖的方式通过肠促胰岛素激素产生刺激，如 GLP-1 和 GLP。DPP-4 是一种抑制 GLP-1 和 GLP 末端区域的内分泌的肽酶，是治疗 T2D 的一个新的药理学靶点。计算对接分析的结果表明，C3G 通过将芳香 B 环与抑制蛋白（DPP-4）的 ac 位点结合来抑制 DPP-4 活性。生物化学动力学表明蓝莓和黑莓的花青素有效地降低了 DPP-4 活性。富含 C3G 的野樱梅果汁对 DPP-4 具有较大的抑制作用。C3G 在人类网膜脂肪细胞中的胰岛素样效应与脂联素和谷氨酸的上调有关，这是由于 C3G 诱导的过氧化物酶活性的增加而引起的。过氧化物酶增殖物激活受体刺激葡萄糖耐量和胰岛素敏感性，通过参加碳水化合物和脂质代谢的调节，在细胞能量代谢中发挥着中心作用（吴蔚楚，2018）。因此，未来应研究蓝果忍冬花青素在过氧化物酶增殖物激活受体调控的线粒体的发生和体内平衡的作用，从而使 T2D 患者体内能量平衡。

活化蛋白激酶（AMP）是细胞能量平衡的一个重要因素，也是 T2D 治疗前和治疗中的潜在治疗靶点。GLUT-4 的增加表达是 AMP 依赖的蛋白激酶（AMPK）通过胰岛素依赖机制的激活控制。通过膳食多酚活化 AMPK，可以抑制肝脏葡萄糖产生和脂肪酸的氧化，从而改善肝脏葡萄糖的利用率和胰岛素的敏感性。黑豆种皮提取物中含有 C3G 和原花青素，通过激活糖尿病患者骨骼肌和肝脏中的 AMPK，从而改善胰岛素敏感性。这种激活导致了葡萄糖转运体 4 在骨骼肌中的上调，以及肝脏中糖质新生的下调。肝脏 AMPK 活性通过抑制糖异生作用，消除糖尿病小鼠的高血糖。富含 C3G 的紫玉米提取物可以防止胰腺 β 细胞损伤，增加胰岛素含量。肌细胞 AMPK 的激活会增加葡萄糖摄取，并导致从微泡到质膜的 GLUT-1 和 GLUT-4 的异位，建立 AMPK 激活、葡萄糖转运和葡萄糖转运体的转运之间的连接。富含 C3G 的紫玉米提取物通过 AMPK 活化减少了糖异生素和肝脏中 $g6pase$ 基因的发生，但增强了骨骼肌中谷氨酸的表达。此外，在 1 型和 2 型糖尿病患者中，经常检测到糖化低密度脂蛋白（glyLDL）水平的升高。C3G 中和了与糖尿病相关的 glyLDL 在 NADPH 氧化（NOX）激活的影响，以及在培养的血管内皮细胞中线粒体功能障碍和细胞活力的受损（Liu et al., 2018）。一般来说，C3G 和富含 C3G 的提取物证明了抗糖尿病的活动要通过多种机制，如保护胰腺的胰岛素分泌 β 细胞，增加胰岛素分泌及减少糖在小肠的消化。因此，科学证据表明蓝果忍冬的潜力是管理 T2D 的一个营养来源。

8.3.2　蓝果忍冬中生物活性物质与心脑血管疾病防治的研究进展

8.3.2.1　心脑血管疾病预防治疗研究进展

心脑血管疾病又称循环系统疾病，是涉及循环系统的一系列疾病，分为急性和慢性，通常与动脉硬化有关，是仅次于肿瘤的一类严重危害人类健康的疾病。目前临床用于心脑血管疾病治疗的药物主要有抗心律失常药物、降压药物、抗心绞痛药物、降血脂药物、强心剂、抗血栓药物等。这些药物会给患者带来如肌痛、肝病、横纹肌溶解等毒副作用。因此，寻找更有效、更安全的防治心脑血管疾病的天然化学物质是当前心脑血管疾病防治的重要科学问题之一。

8.3.2.2　蓝果忍冬中与防治心脑血管疾病有关的生物活性物质

据现有文献报道，与人类心脑血管疾病防治有关的蓝果忍冬生物活性物质主要有黄酮类化合物及膳食纤维等。许多研究表明，增加膳食纤维的摄入可显著降低心脑血管疾病尤其是冠心病的发病率。蓝果忍冬中的膳食纤维能显著降低高脂血症大鼠血清总胆固醇、低密度脂蛋白胆固醇并升高高密度脂蛋白胆固醇的水平，且该作用与膳食纤维的添加量呈线性关系。此外，随着膳食纤维剂量的增加，其可以降低血脂综合指数，降低主动脉粥样硬化斑块的最大厚度及其内膜与中膜的厚度比，并且能显著减轻肝细胞的脂变程度，从而预防动脉硬化，同时还能降低血浆黏度和抑制二磷酸腺苷诱导的血小板聚集等（于伟等，2018）。

大量研究表明，水果摄入量和降低心脑血管疾病风险之间有紧密联系。一些代谢综合征，如高血糖、血脂异常、肥胖、动脉粥样硬化和高血压都被认为是心脑血管疾病发展的主要危险因素。蓝果忍冬中富含的大量花青素和酚酸，具有明显的心脏保护作用。蓝果忍冬在民间医学中被应用于降血压，更加强调了探究其潜在的心脏保护作用的重要性。最近的一项研究表明，小鼠短期和长期的蓝果忍冬摄入抑制了大鼠口服玉米油乳剂、蔗糖或高脂后血清三酰甘油和葡萄糖浓度。堪察加半岛的蓝果忍冬还降低了血浆中高密度脂蛋白胆固醇的水平，其在大鼠的高果糖饮食中显著升高。另一项研究也揭示了蓝果忍冬抑制 α-葡萄糖苷酶的作用，从而确定了高血糖可能是心血管并发症的危险因素。一种蓝果忍冬的乙醇提取物能够增加高脂饲料饲养的大鼠的胆固醇水平含量，降低其胆固醇水平（张启昌等，2014）。

8.3.2.3　蓝果忍冬中生物活性物质防治人类心脑血管疾病的机理

蓝果忍冬的心脏保护作用可能主要归功于其主要的生物活性的植物化学成分 C3G。许多研究报道了富含 C3G 的提取物的心脏保护作用,而不是整个果实本身。C3G 的慢性管理在链脲佐菌素诱导的糖尿病大鼠中发挥了抗高血糖的作用,其中 HDL-C 水平升高,LDL-C 和葡萄糖水平降低;然而,C3G 治疗组的血清、胆固醇和 TAG 水平仍未改变。C3G 也显示了类似的抗高血糖作用,其中肝总脂、血清瘦素和附睾的白色组织的 mRNA 表达水平在高脂饮食喂养的小鼠中表达一致。

与这些研究发现相反的是,矢车菊素的糖苷在临床上被习惯性地使用,对于健康人和老年妇女的血管活动而言,并没有改变心脑血管疾病的生物标志物,如血浆脂质和脂蛋白的含量。这强调了在心脑血管疾病风险较高的人群中,专性研究蓝果忍冬和 C3G 对心脑血管好处的重要性。另一项研究证据也支持这个想法,研究用大鼠在对照组之间并没有显示出心脏功能参数如心率、动脉和心室压力的不同,但用富含 C3G 玉米喂食的大鼠心肌梗死粒度的冠状动脉闭塞所诱导的区域缺血显著降低。此外,还有报道称 C3G 可抑制脂质过氧化和氧化胁迫诱导的丙二醛生成,并且可能减轻心肌缺血再灌注后的组织损伤(Svobodová et al., 2013)。

在一般情况下,浆果花青素可以通过上调一氧化氮合酶的表达来诱导产生 NO,NO 可通过调节血压和改善血管内皮功能及通透性来维持心血管体内平衡。少数研究表明 C3G(或花青素)eNOS 的磷酸化,从而增强了 eNOS 的活性。此外,C3G 还可抑制糖尿病小鼠动脉粥样硬化的发生,一般血管内皮功能的改善是由于 eNOS 活性的恢复。关于 C3G 的保护作用对过氧化硝基诱导的血管功能紊乱也有报道。花青素对心脑血管系统和中枢神经系统的差异调控可能是由于 NOS 的亚型。C3G 也被证明可以缓解与肥胖相关的胰岛素抗性和以高脂饮食喂养的小鼠肝脏的肥胖入渗,通过抑制其合成,潜在地调节活性从而减少脂质的积累(Fornasaro et al., 2016)。

综合来看,含有 C3G 的蓝果忍冬可以通过干扰葡萄糖和脂质代谢的作用来发挥心脏保护作用,有利于调节血脂异常,并上调 eNOS 表达,以帮助维持正常的血管功能和血压。有证据表明,C3G 对 CVD 有丰富的健康益处(邱绍婕等,2002)。然而,人类的干预研究仍有待探索,以得出关于蓝果忍冬的直接影响的明确结论。

8.3.3　蓝果忍冬中生物活性物质与癌症防治的研究进展

8.3.3.1　蓝果忍冬中生物活性物质与癌症防治的研究进展

癌症就是人们所说的恶性肿瘤,是一个超过 100 种有关疾病的总称。细胞生长和分化就能满足身体的需求,这个有序的过程让人保持健康。然而,如果细胞继续分裂，这些额外的大量细胞形成肿瘤。肿瘤细胞可以侵袭和破坏邻近的组织和器官。此外，癌细胞可以通过肿瘤进入血液或淋巴系统，这是从原发部位到其他器官的新肿瘤的形成。这个过程被称为癌症转移。大多数癌症是基于其初始的器官或细胞类型来命名的。

癌症有很多种，其性质类型各异、累积的组织和器官不同、病期不同，对各种治疗的反应也不同，因此大部分患者需要进行综合治疗。所谓综合治疗就是根据患者的身体状况、肿瘤的病理类型、侵犯范围等情况，综合应用免疫治疗、化疗、放疗、手术、中医中药治疗、介入治疗、微波治疗等手段，以期大幅度提高治愈率，进而改善患者的生活质量。

大多数化疗药物没有特定的特异性，因此它们会杀死正在进行细胞分裂的正常组织细胞，并常损害需要分裂才能维持正常功能的健康组织，如肠黏膜细胞。然而，这些组织通常在化疗后自我修复，一些药物可以联合使用以获得更好的效果。因此，化疗往往使用两种或两种以上的药物，称为"综合化疗"，大多数患者以这种方式进行化疗。

放射线治疗也称放疗、辐射治疗，是使用射线辐射来杀死癌细胞，使肿瘤萎缩。放射治疗可以在体外放射治疗或体内接近放射治疗。癌细胞的生长和分裂速度比正常细胞更快，辐射可阻止细胞生长或分裂，从而控制癌细胞的生长。然而，放射治疗的效果只能被限制在接收曝光区域。放射治疗的目的是尽量减少对周边健康组织的影响，同时摧毁的癌细胞越多越好。虽然射线辐射可引起正常细胞的损害，但大多数正常细胞可以从辐射诱导的损伤中恢复过来。

20 世纪 90 年代后期，靶向治疗已经对某些类型的癌症治疗具有显著的效果，并且已经开始用于治疗癌症，其副作用与化疗相较之下减少了许多。靶向治疗也是目前非常活跃的研究领域。该处理的原理是利用与特异性靶向癌细胞特异性或反调节蛋白，如酪氨酸磷酸酶抑制剂，疗效显著，但耐药基因的出现是目前阻碍提高疗效的主要障碍。

免疫疗法采用免疫机制，是指在体内与肿瘤细胞做斗争。对抗癌症的免疫疗法尚在研究中。目前，癌症疫苗疗法和单克隆抗体疗法都比较先进，免疫细胞疗法是近年来的最新发展技术。我国传统中医中药治疗可与手术、放疗、化疗等相结合，减轻放化疗的毒副作用，促进患者恢复，增强对放化疗的耐受力。基因治疗是通过将外源基因导入人体以达到校正基因缺陷的方法。目前，恶性肿瘤基因治疗的概念已从校正基因缺陷扩大到将外源基因导入人体，最后直接或间接地抑制或杀死肿瘤细胞。还可以通过改变内分泌状况来治疗肿瘤，因为某些肿瘤的发生和生长与体内激素有密切关系，例如，性激素可以用于乳腺癌、前列腺癌、子宫内膜癌的治疗。近 10 余年来发展的微波热疗技术、超声聚焦及射频技术等，是利用局部高温使癌细胞受热坏死，较少伤及正常组织，简便、安全。此外，利用激光的能力密度高、平行性好、定位准确等优点，经适度聚焦后对病灶做无血切除术；冷冻治疗在进行冷冻时细胞内外形成冰晶，造成癌细胞损伤，可用于体表肿瘤或内脏肿瘤。

蓝果忍冬作为地道传统药材，其果实中的生物活性物质是国内外长期研究的课题。尤其是一些抗癌活性成分的研究，近几年已成为食品和医学研究领域研究的热点问题。现有研究表明，蓝果忍冬中的膳食多酚、含氧杂环化合物的黄酮类化合物（主要包括黄酮和类黄酮等，多以糖苷的形式存在，种类较多）、花色苷等对多种癌症类型有明显的细胞毒性作用（卢伟，2014）。

8.3.3.2 蓝果忍冬中花色苷及其抗癌活性

（1）蓝果忍冬中花色苷的概念、种类、分布及用途

花色苷是花青素和糖通过糖苷键结合形成的一类化合物，在类黄酮细胞核中呈红色。由于其独特的功能，常被用来治疗一系列慢性疾病，还用于医药和化妆品领域。此外，在食品工业中，花青素可作为天然着色剂和风味改良剂。由此可见，花色苷在食品和医药工业的发展中将有越来越广泛的用途，在预防人类重大疾病方面也将发挥重要作用。

（2）蓝果忍冬中花色苷的结构

花色苷是一类由花青素与糖以糖苷键结合而成的一类黄酮多酚类，通常与单糖和多糖相结合，其中矢车菊素-3-O-葡萄糖苷在自然界中的分布最为广泛。

（3）蓝果忍冬中花色苷的理化性质

蓝果忍冬中花色苷是水溶性植物色素，具有较高的极性，在水和醇溶液中可溶，色调随着—OH、—OCH$_3$ 与糖结合的位置及数目的差别而有所不同，并且会随着 pH 的不同而变化，pH 从强酸性到中性再到碱性，其颜色会从红色变化到紫色再到蓝色。

蓝果忍冬花色苷对吸收可见光具有强烈特性，可通过紫外-可见吸收光谱法进行定性表征。蓝果忍冬花色苷的两个最大吸收波长分别在可见光区 528～538 nm 和紫外区 275 nm 处。糖苷的位置可以通过最大吸收波长的吸光度和在 440 nm 处吸光度的比值来确定。如果花色苷的 5 位没有羟基取代基，则花色苷在 440 nm 处没有吸收峰。酰化的花色苷一般在 300～330 nm 处有吸收峰（刘德江等，2012）。

8.3.3.3 蓝果忍冬在现代癌症治疗中的作用

国内外许多研究证实，花青素对各种癌症具有不同程度的抑制作用，因为花青素具有很强的抗氧化活性，可以抑制癌细胞增殖，导致癌细胞凋亡。花青素已被证明可以抑制乳腺癌、结肠癌、白血病和皮肤癌的发生。蓝果忍冬的乙酸乙酯提取物能显著降低实体瘤小鼠体内的一氧化氮含量，对小鼠 S180 肉瘤也有明显抑

制作用，且呈剂量关系（刘奕琳和王振宇，2012）。不同剂量的蓝果忍冬乙酸乙酯提取物对肝癌 H22 实体瘤也具有抑制作用。花色苷还可以诱导结肠癌 HT29 细胞凋亡，并以时间依赖型的方式显著抑制结肠癌 HT29 细胞的增殖。

乳腺癌（BC）包括一系列不同的疾病，其特征包括不同的生物学和病理的 8 个逻辑特征、临床表现、对治疗的反应、临床行为和结果。乳腺癌是全球女性中最常见的 9 种癌症类型之一，2018 年新增病例超过 200 万。乳腺癌的主要治疗策略有放疗、手术和化疗，可单独或联合治疗。然而，在蓝果忍冬中存在的生物活性物质被证明具有多种抗肿瘤作用，如抑制细胞增殖、调节细胞信号通路和基因表达、诱导细胞凋亡等。因此，蓝果忍冬因其对包括乳腺癌在内的几种癌症的化学预防和治疗潜力而日益受到人们的关注（张雁南等，2010）。它们的抗癌生物活性物质主要包括膳食纤维、有机酸、某些微量矿质元素、一些维生素和植物化学物质（如 15 个多酚化合物）。所有这些成分，无论是单独的还是组合的，都与它们的抗氧化特性相关（朱力国等，2018），且对健康有益。

研究还表明，蓝果忍冬花色苷对多种肿瘤细胞具有抑制作用，且具有剂量依赖性和时间依赖性，即随着花青素浓度的增大，作用时间延长，抑制率增加。

8.3.3.4 蓝果忍冬中生物活性物质防治癌症的机理

癌症的发生至少经过三个阶段，即始发、癌变及转移。从癌症的化学预防来讲，控制始发和癌变阶段尤为重要。癌变的发生是由多种因素如遗传、生活方式、健康状况、精神状态、营养和膳食等相互作用的结果。蓝果忍冬果实中生物活性物质的抗癌和防癌作用是多方面生理活性的综合作用结果，主要通过以下途径实现，如抗氧化和抗自由基作用、抗癌细胞增殖、诱导癌细胞凋亡、抑制癌基因表达等。

蓝果忍冬中的膳食多酚对多种癌症类型有明显的细胞毒性作用。多酚通过靶向多种信号通路干扰癌变，从而抑制恶性细胞增殖和诱导凋亡，同时保留正常细胞的生存途径。它们也作为辅助剂有效地提高了常规化疗的整体疗效。蓝果忍冬中富含的花青素或其他提取物，如纯的 C3G 都可通过体外和体内的各种机制抑制癌细胞的循环或诱导癌细胞凋亡（Czank et al.，2013）。蓝果忍冬提取物在前列腺癌细胞系内对抑制其细胞增殖和诱导独立性半胱天冬酶细胞凋亡具有很大作用，还对肝癌细胞和结肠癌细胞有抗增殖作用。对蓝果忍冬花色苷诱导人结肠癌细胞凋亡的形态学特征进行研究，发现蓝果忍冬花色苷作用于结肠癌细胞，可引起结肠癌细胞数目的明显减少，以及体积收缩和变形收缩，并且随着花色苷浓度的增加，该现象更加明显。另一项研究报道称，蓝果忍冬提取物还抑制了前列腺癌细胞在体外的迁移能力和群体形成能力。

蓝果忍冬的抗氧化能力得到了广泛的研究。抗氧化能力通常是使用抗氧化自由基的吸收能力，即 1, 1-二苯基-2-三硝基苯肼彻底清除，铁离子还原法和漆酶氧化进行体外测定。一般来说，蓝果忍冬的抗氧化能力比许多普通的浆果种类都要强，包括蓝莓、越橘、黑莓及生长在加拿大的北美沙果（王纯等，2018）。

活性氧如超氧化物阴离子自由基、羟基自由基，过氧化氢和一氧化氮的低浓度是在细胞信号传导过程和生理平衡中必不可少的。然而，在细胞生物分子中，高浓度的活性氧会引起氧化损伤，包括 DNA、蛋白质还有脂质。慢性氧化应激导致了许多退行性疾病。然而，人们已经发现了蓝果忍冬中多酚清除自由基活性的特异性（Bonarska et al.，2014）。体外、体内实验研究结果均表明，蓝果忍冬具有很强的抗氧化活性，是天然抗氧化剂的优良原料，可有效减少肝脏过氧化损伤（Celli et al.，2014），预防动脉硬化的发生（Braunlich et al.，2013）。

蓝果忍冬提取物还有对癌细胞的抗增殖作用。随着恶性肿瘤发展到更加严峻的阶段，癌细胞开始通过侵袭附近的组织转移到远处的次级部位。C3G 对癌细胞的凋亡和抗转移作用表明，蓝果忍冬中富含的 C3G 在杀死恶性肿瘤细胞和维持肿瘤细胞局部化方面具有巨大的潜力。

8.3.4　蓝果忍冬中生物活性物质与抗炎的研究进展

8.3.4.1　炎症预防治疗研究进展

炎症是指人体对刺激的防御反应，其特征是发红、肿胀、发烧、疼痛和功能障碍。一般来说，炎症是有益的，是机体的一种自动防御反应，但有时炎症也是有害的，如攻击机体自身组织、透明组织炎症等。活化的免疫细胞和慢性炎症可增加许多慢性疾病的风险，包括动脉粥样硬化、糖尿病、神经退行性疾病和癌症。

炎症分为急性和慢性炎症。任何能够引起组织损伤的因素都可成为炎症的原因，即致炎因子。致炎因子可归纳为生物性因子、物理性因子、化学性因子、异物、坏死组织、变态反应和病理变化等。非处方药或非甾体消炎药常用于治疗急性和慢性炎症。然而，这些药物不能完全治愈慢性炎症疾病，且常伴有不良影响。

8.3.4.2　蓝果忍冬中生物活性物质的抗炎症作用及作用机理

促炎性介质如白细胞介素-6、干扰素-γ、肿瘤坏死因子-α、前列腺素 E_2、一氧化氮、一氧化氮合成酶和环氧化酶-2 的过量产生常导致相关疾病的发展。

最近证实蓝果忍冬 Borealis 品种的提取物能够显著抑制 IL-6、TNF-a 和 PGE2 等主要促炎性细胞因子的表达，以及脂多糖激活的人类巨噬细胞的 COX-2 酶。值得注意的是，该研究还报道了蓝果忍冬的抗炎作用可与常规 COX-2 抑制剂双氯芬酸相媲美。此外，还发现在蓝果忍冬提取液中，血清中促炎性生物标志物（如 IL-6、

TNF-α 和 NO）显著降低。另一项研究探讨了蓝果忍冬对葡萄膜炎的抗眼部炎症的体内、体外模型。蓝果忍冬降低了免疫细胞的入渗，并在 LPS 刺激的含有该目标基因的小鼠巨噬细胞系和 LPS 诱导的葡萄膜炎大鼠的体液内发现了 IL-6、TNF-α 和 NO。eNOS 和 COX-2 酶的表达在受刺激的细胞中被下调，在被治疗大鼠的虹膜睫状体中激活的核转录因子（NF-κB）细胞的数量较低。这表明蓝果忍冬抑制 NF-κB 信号，在炎症疾病中是非正常激活的，从而抑制了其下游目标基因如 eNOS 和 COX-2 的表达。目前，已经证明了蓝果忍冬提取物 C3G 和表儿茶素通过调节两者的炎症和抗氧化介质来抑制 LPS 诱导的炎症。牙龈炎是由斑块引起的轻度牙龈炎症，有时会发展成不可逆的慢性牙周炎。牙周炎是由牙龈中细菌抗原和免疫反应的复杂相互作用引起的。有趣的是，蓝果忍冬被发现可以通过抑制 LPS 诱导的 IL-6、TNF-α 和 COX-2 的产生，来减轻人类牙龈炎的成纤维细胞内炎症，但 eNOS 表达不受影响（金政等，2001）。

蓝果忍冬果实中 C3G 的抗炎作用得到了证实。C3G 通过增强核受体信号（如 LXR-α 和 PPAR-γ）显著抑制了 LPS 诱导的 eNOS 和 COX-2 的表达。同一组还显示 C3G 显著抑制了 LPS 激活的 YNF-α、IL-6 mRNA 及蛋白表达，并阻断了 THE-1 分化巨噬细胞中 NF-κB 的磷酸化。C3G 还通过降低大鼠内弗洛伊德佐剂性关节炎（AIA）TNF-α 和 PGE2 的水平来保护脚掌肿胀和关节炎症。

通过动物试验和体外细胞培养实验，探讨了蓝果忍冬提取物（BHE）对大鼠 AIA 的抑制作用及相关分子机制。研究结果表明，蓝果忍冬提取物对佐剂诱导的大鼠关节炎具有抑制作用，降低了大鼠血清中的炎性因子水平，提高了机体抗氧化能力，并改善了大鼠的肝功能（焦岩和王振宇，2010）。细胞炎症信号途径分析结果表明，蓝果忍冬提取物通过阻断介导的通路，影响下游炎性基因的表达和炎性细胞因子的产生，抑制炎症的发生。

8.3.5　问题与展望

蓝果忍冬作为一种新兴的第三代小浆果树种，易于栽培、管理、抗病、耐寒，是良好的园林绿化树种，并具有保健功能，越来越受到人们的重视。目前市场上的蓝果忍冬产品主要有果酱、果冻、糖果、饮料、果酒、酸奶等。在日本，这类产品是一种高端产品，一般是高收入人群享用；在俄罗斯，蓝果忍冬已被用于航空航天食品中，其萃取物除了在食品、医药、保健品等领域的应用外，还具有美白作用，可抑制黑色素瘤的发生和黑色素合成，在化妆品领域具有开发和应用的潜力。

过去的几年里，蓝果忍冬的研究取得了一定的进展，但是在关键领域还需要加快研发的步伐，针对蓝果忍冬的生物活性物质、药物动力学方面的研究、生理作用机制方面的研究还需要进一步的加强，这也将是未来研究的方向和热点。

8.4　蓝果忍冬的科学利用

我国是蓝果忍冬资源最丰富的国家之一，是重要的栽培蓝果忍冬的起源地，在吉林长白山、黑龙江的部分地区（如大兴安岭）、内蒙古、华北地区及四川等地都有分布。此外，我国也是世界上蓝果忍冬最大的生产国和消费国之一，常将此鲜食或加工成果酒、果酱等产品，且相关产品深受广大人民的喜爱。

蓝果忍冬果实除直接鲜食外，还具有各种如加工、药用、保健、美容等用途。随着现代果树学、果品加工学、食品营养学、食品化学和医学等学科领域的发展，包括蓝果忍冬在内的各种水果的鲜食、加工、药用、保健、美容等价值越来越受到世界各国消费者的广泛关注。因此，为了全面、科学、合理地利用蓝果忍冬果品为人们的营养和健康服务，深入开展蓝果忍冬果品营养和生物活性物质的科学利用研究，提高蓝果忍冬果品的营养、健康和经济价值，本节论述了蓝果忍冬果品的鲜果及其延伸产品，包括鲜果提取物、加工产品及其副产品、果品的化学提取物等，以期为蓝果忍冬的科学利用提供借鉴。

8.4.1　蓝果忍冬的利用方式

鲜食是我国蓝果忍冬传统的消费方式，也是最主要的利用方式之一。世界每年生产的蓝果忍冬果实约有 30%销往鲜食市场。新鲜的蓝果忍冬果实酸甜适宜、外形美观、香气诱人、果汁丰富、色彩鲜艳、风味优美，是鲜食果实中的上品。但蓝果忍冬果实的商品货架期较短，成熟后不易存放，易腐烂，因此常进行加工处理。在我国，蓝果忍冬果实除少量用于鲜食外，大部分用于加工制作果酒、果酱、果干等。下面就蓝果忍冬的果实特征、营养价值、食用方法和鲜食安全做简要介绍。

8.4.1.1　蓝果忍冬的主要品种起源、种类及特征

蓝果忍冬大约有 200 个种，种类繁多，在土壤条件、气候变化的影响下对于种群的隔离产生重要的影响，因此造就了不同的植株形态各异。在蓝果忍冬中，通常包括四倍体和二倍体，这两种倍性都分布很广。

关于蓝果忍冬的起源中心还没有统一的看法，有人认为起源于中亚山区，还有人认为起源于亚洲东北部。在对蓝果忍冬亚组的各个种和亚种共 156 个野生种群的细胞染色体数目和分布的研究中，发现在俄罗斯的西部、北部和中部地区，四倍体（$2n=36$）的分布很广，同二倍体（$2n=18$）相比居绝对优势。东北地区目前包括两个变种，主要分布地区为黑龙江和吉林的部分地区。二倍体的形态特征变化幅度比四倍体小，一般分布在未受冰河作用影响的地区，邻近中国中部，即忍冬属的原始起源中心。这些证据表明，二倍体较四倍体更为原始，同时也说明

亚洲东北部是蓝果亚组的起源中心之一。

通过对不同地区 156 个野生种群的染色体分析,发现其包括二倍体和四倍体。在此基础上,结合杂交实验、形态学、化学分类、解剖学、同工酶分析等,经过大量的实验研究,所有物种最终在欧亚地区分布为 4 个种和 7 个亚种,即 3 个二倍体物种,1 个四倍体物种。

我国分类学家认为蓝果亚组只有 1 个种。在目前的研究中发现,我国东北地区存在着 1 个种和 1 个宽叶蓝果忍冬变种,该变种主要分布于黑龙江省张广才岭、老爷岭及吉林省的长白山区,与原种的主要区别是枝、叶均无毛,叶较宽。还有人认为东北地区存在 1 个变种,在其下分原变型蓝果忍冬和变型小苞蓝果忍冬。但通过野外调查发现,蓝果忍冬种群内和种群间的形态变异较大,只从形态上很难做出准确分类,因此有必要开展系统的分类研究(霍俊伟等,2004)。

对蓝果忍冬的果实、叶柄远端、木材、不定根等做了解剖学研究,结果证明其同忍冬属有很大的差异,因此有人建议将蓝果忍冬应从忍冬属中分离出来,另立蓝果忍冬属。最具代表性的野生居群分布在千岛群岛、堪察加半岛、雅库梯、锡霍特山脉、阿穆尔河下游、萨彦岭和阿尔泰山脉、乌拉尔山脉及科拉半岛。此外,大量的居群还分布在日本的北海道、中国的黑龙江和新疆、塔吉克斯坦、吉尔吉斯斯坦、哈萨克斯坦,在欧洲的斯堪的那维亚半岛和阿尔卑斯山脉也有少量分布。

俄罗斯从 20 世纪 50 年代就开始了蓝果忍冬的育种工作,并对不同的种和亚种之间做了杂交实验,8 年中共做了 164 个正、反交组合实验,结果表明具有相同染色体数目的种类相互之间可以杂交,而且能形成有生命力的后代。二倍体和四倍体种类之间杂交只能获得少量种子,且生存力很低,所以,两个不同倍性种类之间的杂交不育会严重妨碍育种进程(霍俊伟等,2005)。

在我国,蓝果忍冬主要分布在东北、华北和西北的一些地区,东北的大、小兴安岭和长白山地区的野生资源储量最大。东北农业大学园艺学院于 2001 年秋季至 2003 年春季陆续将从俄罗斯引进的苗木和采自黑龙江伊春、勃利、尚志及吉林汪清的野生蓝果忍冬全株丛和人工培育的实生苗定植于果园。结果表明,不同种类及生长状况根系的植株长势有着明显差别。从俄罗斯引进的品种分属堪察加忍冬和阿尔泰忍冬,苗木规格基本一致,但阿尔泰忍冬定植当年即开花结果,当年生枝最长达 1 m 左右,长势强壮,而堪察加忍冬普遍长势弱,虽个别植株开花,但都未坐果,而且枝条抽生能力弱,长势弱。

另外,秋季直接从野外移植的株丛和经种子繁殖的实生苗长势也不尽相同。野生株丛由于根系浅、根量少,长势较弱,而实生苗则由于根系发达,长势良好。但二者共同的问题是开花较多,却很难坐果,可能是空气湿度较小的缘故。因为蓝果忍冬野生植株多生长在山区的塔头甸或小溪旁的林缘旷地及疏林中,原始生态环境中地下和空气湿度较大,而在驯化栽培中虽然经常灌水可以防止地下干旱,但空气湿度却由于夏季高温干燥而难以保证。不坐果的真实原因尚需进一步研究。

'蓓蕾'是从俄罗斯引进的 10 个蓝果忍冬优良品系中选出的蓝果忍冬新品种，于 2011 年 4 月通过黑龙江省农作物品种审定委员会审定。具体品种特征为树枝紧凑、多年生枝深褐色，1 年生枝褐色；叶片中等略狭长，叶面较光滑；花芽混合芽，主要集中生长在枝条中、上部；花冠筒状较长，花直径较小，花柱、花丝均较长；果实椭圆，最大果实纵径 2.20 cm、横径 1.20 cm，底部钝尖，果个大，平均单果重 0.8 g，果实略带苦味，适合进行鲜食和加工。'蓓蕾'喜湿润冷凉气候，持续高温干旱会影响果实生长。'蓓蕾'生长势较强，4 年生树株高可达 150～180 cm，冠径 100 cm，基生枝发枝能力强，定植当年即可零星结果，定植后第 4 年进入盛果期。2 年生以上枝条均可结果，枝条连续结果能力强，不落果。配置授粉树最佳，但自花授粉也可结果，4 年生树单丛产量 2.3 kg，每亩产量为 650 kg 以上（秦栋等，2012）。哈尔滨地区的'蓓蕾'于 4 月初萌芽，4 月 7 日左右现蕾，4 月 14 日进入初花期，4 月 20 日为盛花期；果实于 6 月 5 日开始逐渐成熟，6 月中旬采收，属极早熟品种，熟期相对一致；10 月初落叶，抗寒性极强，冬季可正常越冬，不需任何防寒措施，且在种植过程中未发现有病虫害。

'蓓蕾'适合在有机质含量高、通透性好、土壤偏酸性的地势生长，适合在气候冷凉、空气湿润的山区或半山区栽培，平地栽培最好有灌溉措施，在生长季节不能缺水。'蓓蕾'春栽秋栽都可，但秋栽成活率较高。春栽在 4 月上旬土壤化冻后栽植，秋栽通常在 10 月上旬到土壤封冻前栽植。由于'蓓蕾'极抗寒，土壤上冻前浇好封冻水，可安全越冬。'蓓蕾'株丛紧凑，生长势强劲，定植行株距为（2.0～2.5）m×（1.0～1.5）m，每公顷栽植 4000～5000 株，注意肥水管理。每年每亩施入农家肥 1500 kg 左右，可在 4 月下旬或 9 月下旬用作基肥施入。落花后，新梢生长与果实加速膨大期需要营养较多，此期间缺肥会使叶面变黄，果实膨大减慢，直接影响产量，因此于 5 月上旬喷施 0.5%磷酸二氢钾溶液，每次间隔 10 天，共喷 2 次。'蓓蕾'生长势强劲、株丛紧凑，极易造成树冠内膛通风透光性差，结果部位外移。因此，在栽后的第 2 年可适当拉枝，扩大树冠。栽后第 3 年开始，每年应在秋季或春季进行修剪，主要疏除多余基生枝和细弱枝，以保证树体内膛通风透光良好，促进果实成熟。

8.4.1.2　蓝果忍冬品种的营养价值

蓝果忍冬营养成分和营养价值类似于越橘，但对土壤等栽培条件的要求却不像越橘那样特殊，因此，蓝果忍冬在某种程度上可以替代越橘进行栽培（王瑞荣等，2011）。我国具有丰富的野生蓝果忍冬资源，其在东北地区得到了一定程度的开发利用，并有了少量人工栽培，具有良好开发利用基础。但同俄罗斯等国家相比，我国在相关领域的研究方面还存在很大的差距。

在众多的野生原始材料中，育种上最有利用价值的是分布在堪察加半岛、千岛群岛、俄罗斯境内南部沿海各地及阿尔泰山脉的野生种群，而且育成的品种因具有风味甜酸、无苦味、香味、大粒、成熟不落果、耐运输等优点而闻名，但其生长速度较慢，产量也偏低。阿尔泰忍冬具有很好的丰产性、抗寒性和抗旱性，因此在西伯利亚地区得到了很好的应用。

蓝果忍冬种植在近几年变得非常受欢迎，主要是因为它们的味道和高维生素 C 含量。研究采用分光光度计、高效液相色谱-质谱相结合的方法，对 4 个蓝果忍冬品种的有机酸和维生素 C、糖、单酚、总酚、皂苷和单宁含量进行了比较。平均而言，品种‘极光’的质量和大小最大，含糖量（2585.45 mg/100 g）最高，有机酸含量（655.46 mg/100 g）最低。相反，品种‘蜜蜂’的维生素 C 含量（25.77 mg/100 g）最低，皂苷含量（640.79 mg/100 g）最高，而含糖量（1557.37 mg/100 g）最低（郭庆启等，2012）。品种‘Borgalis’和‘苔原’的质量和大小适中，其他鉴定化合物的含量高低不一。

蓝果忍冬的维生素种类丰富，包括维生素 B_1、维生素 B_2 和维生素 B_3，与普通水果相比，维生素 B_1、维生素 B_2 和维生素 B_3 含量显著高出 20～30 倍。蓝果忍冬果实中含有丰富的矿质元素，包括钙、铁、锌、硒等微量元素，这些物质对于人类健康具有重要的作用。在对蓝果忍冬的基础营养物质进行分析时发现，其中的含糖量较高，主要为葡萄糖、果糖和山梨糖醇，有机酸主要为柠檬酸和苹果酸。不同的糖酸比例造就了蓝果忍冬丰富多样的果实风味。蓝果忍冬的香气成分种类多样，经过检测发现其果实中存在 78 种香气成分，在果实的成长发育过程中香气成分也会不断地发生改变（赵权和高静，2011）。

蓝果忍冬除了含有丰富的营养物质，其果实内的生物活性物质含量也极高。有研究表明，其果实中的花青素含量较高，共检测出 8 种类型的花青素，其中 C3G 的含量最高，因此，蓝果忍冬可以作为提取花青素的原料。在蓝果忍冬中，还检测出 11 种黄酮类化合物，这些物质对于蓝果忍冬的生物活性都具有重要的作用（侯妍等，2018）。

蓝果忍冬富含各种生物活性物质，可以将蓝果忍冬加工成果酒、果汁等受人们欢迎的绿色健康食品。蓝果忍冬未来发展的潜能无限，具有广阔的市场前景，未来对蓝果忍冬的开发需要逐步商业化和正规化，满足日益增长的市场需求。虽然我国蓝果忍冬的野生资源丰富，但尚未开展种质资源的收集保存和评价等工作，目前只是在黑龙江的勃利、桦南和绥芬河有小面积的人工栽培，均利用的是实生苗木。在黑龙江和吉林已有不少企业利用当地的野生浆果生产加工果酒和饮料，很受当地人的欢迎。

8.4.1.3　蓝果忍冬的鲜食及加工方式

蓝果忍冬的果实汁多、产量高、种子极小，是一种高品质的饮料原料。经常饮用蓝果忍冬饮料可以调节机体功能，稳定血压，延缓衰老，因此其被称为"饮料之王"。一些具有前瞻性的国内外研究人员已经看到了蓝果忍冬果实发展的光明前景，对其进行深入研究和开发，并取得了可喜的成果。20世纪60年代，苏联学者开始对蓝果忍冬果实进行深入研究，发现果实含有丰富的副溶血活性物质，如麝香、氰化物、儿茶素等，具有很高的药用价值。20世纪80年代以来，我国学者对蓝果忍冬果实的保健功能进行了一系列的研究，发现其具有降血压和治疗儿童厌食症的功效，其中，主要是通过增加血液中白细胞的数量从而达到降血压的目的。目前针对蓝果忍冬的重要功效，已经开发出了一系列的产品，包括蓝果忍冬果酒、饮料等，未来在市场上也会受到更多人的欢迎。

新鲜的蓝果忍冬果实因品种不同而风味多样，具有丰富的口感，有的果实偏苦涩、有的果实偏酸、有的果实偏甜，不同的口感度满足了不同人群的需求。虽然口感上存在一定的差异，但均具有极高的营养价值。蓝果忍冬食用方法也很多，主要用于鲜食和果酒、果酱等的制作（岳晓霞等，2008）。蓝果忍冬果汁是一种鲜美爽口的饮料，其制作十分简单方便。将蓝果忍冬鲜果洗净，直接用鲜果压榨出果汁，再配以糖、冰块，搅拌均匀后即可饮用。蓝果忍冬还可用来制作果酒。将蓝果忍冬果实洗净后去果柄，放置于阴凉处晾干表面的水分，之后用刀沿着果实中间剖开（不切断），然后将蓝果忍冬放入密封瓶中，约占瓶子2/3，将冰糖放入密封瓶中，倒入白酒即可。通常人们会使用高度白酒，也可适当控制一下白酒的度数。而且，酒品的选择也是需要注意的，最好选用高粱酒来制作果酒。如果条件允许，也可以选用朗姆酒，如此制作出来的果酒别有一番风味（黄祥童等，2003）。

蓝果忍冬在-18℃下冷冻保存6个月，可显著降低果实的总酚、花青素水平及其抗氧化活性。同样，蒸汽热烫虽然提高了浆果中多酚化合物的含量，但冻结温度下降到-32℃时却没有提供任何重大的改变。将冷藏于4℃用微波解冻来代替室温下解冻，更能改善果实中的多酚含量。另一项不同的研究评估方法是将干燥的果实打磨成粉状，进行封装作为膳食补充剂。将新鲜浆果与肉质浆果的果渣相比，新鲜果实的果渣具有更明显的高酚含量和抗氧化能力。基于果渣中含水量较低，从而促进了用冻干法和粉碎法来有效地生产出富含多酚的蓝果忍冬产品。使用超声波辅助提取法从蓝果忍冬中获得高产量的花青素，并不断进行优化，可将果实包裹在藻酸钙颗粒中形成胶囊。同样值得注意的是，果实的产量及其中花青素的含量并不受灌溉和化肥的应用所影响。

8.4.2 蓝果忍冬的药用价值

8.4.2.1 主要药用部位

传统中医药学早在1500年前就已经证明蓝果忍冬果实、茎、叶均可入药，能清热泻火、散痈消肿。

8.4.2.2　药性与功能主治

蓝果忍冬果实不仅具有丰富的营养物质，而且所含的多种生物活性物质还具有重要的医学价值。在我国历史上，很早就有蓝果忍冬果实药用的记载。国内外研究表明，蓝果忍冬呈苦凉性状，能清热泻火，可治疗乳痈、肠痈、散痈消肿、丹毒等热毒疮疡症，也可用于痢疾、泻痢不爽、大便赤白、里急后重和肛灼热等（李恒等，2002）。

8.4.2.3　活性成分及其药学原理

研究表明，与许多其他产品相比，蓝果忍冬具有很强的抗氧化活性。以往的研究也表明，其对过氧自由基、过氧化氢、羟基、超氧自由基和单线态氧具有较高的氧自由基吸收能力。蓝果忍冬提取物或从其果实中分离得到的天然产物，均具有化学抑制和化疗活性。

8.4.3　问题与展望

蓝果忍冬是人类食物及健康、美容、保健品的重要组成部分，应科学地利用其中丰富的营养和生物活性物质为人类的营养和健康服务。深入系统地开展蓝果忍冬的科学利用研究是所有问题的关键。纵观蓝果忍冬的利用现状，有关其生物活性物质的研究与利用是待解决的关键问题（谢孝坤等，2017）。因此，未来蓝果忍冬科学利用研究的重点领域应当是蓝果忍冬保健品的研制与开发、蓝果忍冬与人类重大疾病的预防与治疗相关活性及物质的研究，以及正确的蓝果忍冬消费文化的建立、宣传与推广等。

参 考 文 献

代现平. 2011. 正交试验优化蓝靛果忍冬中总黄酮的提取工艺. 安徽农业科学, 39(2): 759-760, 763.

丁仁君, 夏延斌. 2014. 葡萄酒中的有机酸及检测方法研究进展. 食品与机械, 30(1): 243-247.

方军军. 2015. 蓝靛果忍冬果实的天然色素提取工艺. 民营科技, 10: 207-208.

郭庆启, 张娜, 王硕, 等. 2012. 蓝靛果汁维生素 C 热降解动力学的研究. 食品工业科技, 33(8): 179-182.

侯江雁, 李彦冰. 2001. 蓝靛果果实中总黄酮的含量测定. 黑龙江医药, 14(4): 252.

侯妍, 张昌浩, 范忠义, 等. 2018. 紫外分光光度法测定蓝靛果中原花青素含量. 延边大学医学学报, 41(2): 103-105.

华晓雨, 陶爽, 孙盛楠, 等. 2017. 植物次生代谢产物——酚类化合物的研究进展. 生物技术通报, 33(12): 22-29.

黄宁, 刘朋, 霍俊伟, 等. 2017. 蓝果忍冬果实花青素含量及合成相关基因表达分析. 南方农业学报, 48(7): 1139-1147.

黄祥童, 朴龙国, 孟庆江, 等. 2003. 蓝靛果发酵制酒工艺研究. 酿酒科技, 2: 82-84.

霍俊伟, 睢薇, 于泽源, 等. 2004. 野生蓝靛果忍冬人工驯化栽培. 北方园艺, 4: 31.

霍俊伟, 杨国慧, 睢薇, 等. 2005. 蓝靛果忍冬 (Lonicera caerulea) 种质资源研究进展. 园艺学报, 32(1): 159-164.

焦岩, 王振宇. 2010. 蓝靛果花色苷对高脂膳食诱导肥胖大鼠脂代谢和抗氧化能力的影响. 食品科学, 31(3): 230-234.

金政, 王启伟, 金美善, 等. 2001. 蓝靛果对四氯化碳损伤小鼠肝脏保护作用的组织化学研究. 延边大学医学学报, 24(1): 18-20.

李恒, 邢桂菊, 廉美丹. 2002. 药用植物-蓝靛果. 中国林副特产, 1: 10.

李金英, 刘子平, 赵春莉. 2017. 蓝靛果忍冬果实氨基酸含量和组分分析. 北方园艺, 23: 186-189.

刘德江, 杜汉军, 申健. 2012. 蓝靛果花色苷研究进展. 内蒙古农业科技, 4: 41-45, 49.

刘敬华, 王振宇. 2012. pH 试差法测定蓝靛果花色苷及大孔树脂纯化的研究. 中国林副特产, 5: 28-30.

刘奕琳, 王振宇. 2012. 蓝靛果花色苷乙醇洗脱物抗癌活性的研究. 食品工业科技, 33(19): 159-161.

卢伟. 2014. 蓝靛果忍冬研究现状及其发展展望. 科技展望, 13(43): 43.

路晓庆, 杨芮, 李炘正, 等. 2018. 黄酮类物质的生物功能及作用机制研究进展. 中西医结合心脑血管病杂志, 22: 3283-3286.

潘庆民, 韩兴国, 白永飞, 等. 2002. 植物非结构性贮藏碳水化合物的生理生态学研究进展. 植物学通报, 19(1): 30-38.

庞荣丽, 方金豹, 郭琳琳, 等. 2014. 水果果实中主要有机酸提取条件的优化. 中国农业科学, 47(13): 2625-2633.

齐桂元, 刘秉权, 盛吉明, 等. 1989. 长白山野生蓝靛果氨基酸分析. 特产研究, 3: 46-47.

秦栋, 霍俊伟, 睢薇. 2012. 蓝果忍冬品种蓓蕾引种与选育. 中国果树, 5: 37-39, 78.

秦栋. 2012. 蓝果忍冬新品种——蓓蕾. 山西果树, 5: 56.

邱绍婕, 李盈, 贾颖. 2002. 蓝靛果果汁对小鼠化疗药物副反应的影响. 哈尔滨医药, 5: 44-45.

申健, 杨宇, 刘德江. 2015. 不同地区蓝靛果野生与栽培果实营养成分比较. 安徽农业科学, 43(30): 238-239, 364.

王纯, 甘庆萌, 孟菲, 等. 2018. 四种小浆果浆汁活性成分及其抗氧化活性. 食品工业科技, 40(5): 71-76.

王华, 徐榕, 李娜, 等. 2011. 几种小浆果生物活性物质研究进展. 北方园艺, 8: 198-203.

王瑞荣, 张文君, 周旭泽. 2011. 蓝靛果忍冬色素性质的研究. 北方园艺, 24: 41-42.

王帅, 陈冠军, 张怀强, 等. 2014. 碳水化合物活性酶数据库 CAZy 及其研究趋势. 生物加工过程, 12(1): 102-108.

王宇, 郑锦锋. 2018. 低碳水化合物饮食用于营养治疗中的研究进展. 东南国防医药, 20(2): 172-176.

吴蔚楚. 2018. 植物花青素研究进展. 当代化工研究, 9: 183-185.

武中庆. 2015. 蓝靛果忍冬栽培技术. 中国农技推广, 31(8): 25-26.

谢孝坤, 霍俊伟. 2017. 蓝果忍冬产业现状、存在问题及解决途径. 防护林科技, 8: 102-103.

徐福成, 李长海. 2011. 俄罗斯蓝靛果忍冬引种栽培. 黑龙江生态工程职业学院学报, 2: 24-25.

徐玉涛, 李珂珂, 王贺, 等. 2015. 高效液相色谱法对蓝莓果实中 8 个有机酸含量的测定. 食品科学, 36(18): 127-131.

许双庆. 1986. 蓝靛果的营养成分. 黑龙江园艺, 2: 35.

杨焱, 谷镇, 刘艳芳, 等. 2013. 反相高效液相色谱法测定食用菌中 7 种有机酸的研究. 菌物学报, 32(6): 1064-1070.

于伟, 张桂芳, 甄井龙, 等. 2018. 蓝靛果花色苷对高脂血症大鼠肝脏内与胆固醇代谢相关基因的作用. 食品科学, 39(17): 171-176.

岳晓霞, 张根生, 李大龙, 等. 2008. 复合型蓝靛果果酱的研制. 食品科学, 29(10): 723-725.

张富玮, 张东亚, 李建贵. 2017. 低温胁迫对蓝靛果忍冬渗透调节物质的影响. 经济林研究, 35(2): 127-131.

张启昌, 李亮, 张义涛, 等. 2014. 蓝靛果忍冬利用价值研究进展. 北华大学学报, 15(5): 661-664.

张雁南, 刘硕芳, 李皓, 等. 2010. 蓝靛果红色素微波提取及抗氧化作用. 食品科学, 31(18): 104-107.

赵佳, 霍俊伟. 2010. 蓝果忍冬总黄酮提取工艺研究. 食品工业科技, 31(11): 242-244.

赵权, 高静. 2011. 温度对蓝靛果原汁贮藏过程中酚类物质的影响. 江苏农业科学, 39(6): 459-461.

赵宇瑛, 张汉锋. 2005. 花青素的研究现状及发展趋势. 安徽农业科学, 33(5): 904-905, 907.

周丽萍, 王化, 李梦莎, 等. 2016. 蓝果忍冬保健功能研究进展. 国土与自然资源研究, 5: 92-95.

周先艳, 朱春华, 李进学, 等. 2015. 果实有机酸代谢研究进展. 中国南方果树, 44(1): 120-125, 132.

朱力国, 郭阳, 唐思媛, 等. 2018. 不同品种蓝靛果化学成分及抗氧化活性比较. 中国酿造, 37(10): 153-157.

Abedi S, Taebi M, Nasr Esfahani M H. 2019. Effect of vitamin D supplementation on intracytoplasmic sperm injection outcomes: a randomized double-blind placebo-controlled trial. International Journal of Fertility & Sterility, 13(1): 18-23.

Aljohri R, Alokail M, Haq S H. 2019. Neuroprotective role of vitamin D in primary neuronal cortical culture. eNeurologicalSci, 14: 43-48.

Auzanneau N, Weber P, Kosinska-Cagnazzo A, et al. 2018. Bioactive compounds and antioxidant capacity of *lonicera caerulea* berries: comparison of seven cultivars over three harvesting years. Journal of Food Composition and Analysis, 66: 81-89.

Becker R, Pączkowski C, Szakiel A. 2017. Triterpenoid profile of fruit and leaf cuticular waxes of edible honeysuckle *Lonicera caerulea* var. kamtschatica. Acta Societatis Botanicorum Poloniae, 86(1), 3539.

Bermúdez-Oria A, Rodríguez-Gutiérrez G, Fernández-Prior Á, et al. 2019. Strawberry dietary fiber functionalized with phenolic antioxidants from olives. Interactions between polysaccharides and phenolic compounds. Food Chemistry, 280: 310-320.

Bonarska-Kujawa D, Pruchnik H, Cyboran S, et al. 2014. Biophysical mechanism of the protective effect of blue honeysuckle (*Lonicera caerulea* L. var. kamtschatica sevast.) polyphenols extracts against lipid peroxidation of erythrocyte and lipid membranes. The Journal of Membrane Biology, 247(7): 611-625.

Braunlich M, Slimestad R, Wangensteen H, et al. 2013. Extracts, anthocyanins and procyanidins from *Aronia melanocarpa* eas radical scavengers and enzyme inhibitors. Nutrients, 5(3): 663-678.

Cantarel B L, Coutinho P M, Rancurel C, et al. 2009. The carbohydrate-active enzymes database (CAZy): an expert resource for glycogenomics. Nucleic Acids Research, 37: D233-D238.

Caprioli G, Iannarelli R, Innocenti M, et al. 2016. Blue honeysuckle fruit (*Lonicera caerulea* L.) from eastern Russia: phenolic composition, nutritional value and biological activities of its polar extracts. Food & Function, 7(4): 1892-1903.

Çelik E E, Rubio J M A, Andersen M L, et al. 2019. Interactions of dietary fiber bound antioxidants with hydroxycinnamic and hydroxybenzoic acids in aqueous and liposome media. Food Chemistry, 278: 294-304.

Celli G B, Ghanem A, Brooks M S L. 2014. Haskap berries (*Lonicera caerulea* L.) —a critical review of antioxidant capacity and health-related studies for potential value-added products. Food and Bioprocess Technology, 7(6): 1541-1554.

Czank C, Cassidy A, Zhang Q, et al. 2013. Human metabolism and elimination of the anthocyanin, cyanidin-3-glucoside: a ^{13}C tracer study. The American Journal of Clinical Nutrition, 97(5): 995-1003.

Fleck C, Nussbaum R P. 1996. Influence of triiodothyronine and dexamethasone on renal amino acid handling in rats loaded with various amino acid mixtures. Amino Acids, 11(1): 55-68.

Fornasaro S, Ziberna L, Gasperotti M, et al. 2016. Determination of cyanidin 3-glucoside in rat brain, liver and kidneys by UPLC/MS-MS and its application to a short-term pharmacokinetic study. Scientific Reports, 6: 22815.

Garbacki N, Tits M, Angenot L. 2004. Inhibitory effects of proanthocyanidins from *Ribes nigrum* leaves on carrageenin acute inflammatory reactions induced in rats. BMC Pharmacology, 4(1): 25.

Gruia M, Oprea E, Gruia I, et al. 2008. The antioxidant response induced by *Lonicera caerulaea* berry extracts in animals bearing experimental solid tumors. Molecules, 13(5): 1195-1206.

Gylling B, Myte R, Ulvik A, et al. 2019. One-carbon metabolite ratios as functional B-vitamin markers and in relation to colorectal cancer risk. International Journal of Cancer, 144(5): 947-956.

Hier S W. 1947. Influence of ingestion of single amino acids on the blood level of free amino acids. Journal of Biological Chemistry, 171: 813.

Huang I Y, Shih T, Borja C R, et al. 1967. Amino acid composition and terminal amino acids of staphylococcal enterotoxin C. Biochemistry, 6(5): 1480-1484.

Jones S, Thornton J M. 1996. Principles of protein-protein interactions. Proceedings of the National Academy of Sciences of the United States of America, 93(1): 13-20.

Kiumarsi M, Shahbazi M, Yeganehzad S, et al. 2019. Relation between structural, mechanical and sensory properties of gluten-free bread as affected by modified dietary fibers. Food Chemistry, 277: 664-673.

Kucharska A, Oszmianski J, Piorecki N, et al. 2017. Iridoids, phenolic compounds and antioxidant activity of edible honeysuckle berries (*Lonicera caerulea* var. kamtschatica sevast.). Molecules, 22(3): 405.

Lee Y S, Cho I J, Kim J W, et al. 2018. Evaluation of *in vitro* anti-oxidant and anti-inflammatory activities of Korean and Chinese *Lonicera caerulea*. Nutrition Research and Practice, 12(6):

486-493.

Liu S, Wu Z, Guo S, et al. 2018. Polyphenol-rich extract from wild *Lonicera caerulea* berry reduces cholesterol accumulation by mediating the expression of hepatic miR-33 and miR-122, HMGCR, and CYP7A1 in rats. Journal of Functional Foods, 40: 648-658.

Mikulic-Petkovsek M, Schmitzer V, Slatnar A, et al. 2012. Composition of sugars, organic acids, and total phenolics in 25 wild or cultivated berry species. Journal of Food Science, 77(10): 1064-1070.

Myjavcová R, Marhol P, Křen V, et al. 2010. Analysis of anthocyanin pigments in *Lonicera* (*Caerulea*) extracts using chromatographic fractionation followed by microcolumn liquid chromatography-mass spectrometry. Journal of Chromatography A, 1217(51): 7932-7941.

Piovesana S, Montone C M, Antonelli M, et al. 2019. Investigation of free seleno-amino acids in extra-virgin olive oil by mixed mode solid phase extraction cleanup and enantioselective hydrophilic interaction liquid chromatography-tandem mass spectrometry. Food Chemistry, 278: 17-25.

Ramezankhani B, Taha M F, Javer A. 2019. Vitamin C counteracts miR-302/367-induced reprogramming of human breast cancer cells and restores their invasive and proliferative capacity. Journal of Cellular Physiology, 234(3): 2672-2682.

Romer R L, Rötzler J. 2011. The role of element distribution for the isotopic dating of metamorphic minerals. European Journal of Mineralogy, 23(1): 17-33.

Rucklidge J J, Eggleston M J F, Darling K A, et al. 2019. Can we predict treatment response in children with ADHD to a vitamin-mineral supplement? An investigation into pre-treatment nutrient serum levels, MTHFR status, clinical correlates and demographic variables. Progress in Neuro-Psychopharmacology and Biological Psychiatry, 89: 181-192.

Rupasinghe H P V, Arumuggam N, Amararathna M, et al. 2018. The potential health benefits of haskap (*Lonicera caerulea* L.): role of cyanidin-3-*O*-glucoside. Journal of Functional Foods, 44: 24-39.

Sebben D A, Gao N, Gillies G, et al. 2019. Fractionation and characterisation of hard milk fat crystals using atomic force microscopy. Food Chemistry, 279: 98-104.

Senica M, Stampar F, Mikulic-Petkovsek M. 2018. Blue honeysuckle (*Lonicera cearulea* L. subs. edulis) berry；a rich source of check for some nutrients and their differences among four different cultivars. Scientia Horticulturae, 238: 215-221.

Suh D H, Jung E S, Lee G M, et al. 2018. Distinguishing six edible berries based on metabolic pathway and bioactivity correlations by non-targeted metabolite profiling. Frontiers in Plant Science, 9: 1462.

Svobodová A R, Galandáková A, Palíková I, et al. 2013. Effects of oral administration of *Lonicera caerulea* berries on UVB-induced damage in SKH-1 mice. A pilot study. Photochemical & Photobiological Sciences, 12(10): 1830-1840.

Velíšek J, Kubec R, Cejpek K. 2006. Biosynthesis of food constituents: amino acids: 4. non-protein amino acids — a review. Czech Journal of Food Sciences, 24(3): 93-109.

第 9 章 黑果腺肋花楸

黑果腺肋花楸（*Aronia melanocarpa* Elliott）是蔷薇科（Rosaceae）腺肋花楸属（*Aronia*）的一种落叶灌木。黑果腺肋花楸又名野樱莓，原产于北美洲，常在秋季作为观赏灌木而受欢迎（Sivanesan et al.，2016）。它既可以作为观赏植物，又可以在亚洲和欧洲这些地区作为浆果栽培，尤其是在美国东部的太平洋东北海岸和波罗的海沿岸生长较多。该树种可作药用和食用，也可与城市绿化相结合，挂果早，经济效益高，有巨大的市场前景。

黑果腺肋花楸果实的生物活性物质具有抗氧化、抗突变、抑制肿瘤、降血脂、降血压、保护内脏、抗糖尿病、抗病毒、消炎抗菌及增强免疫功能等作用。黑果腺肋花楸果实可以制成农药、化妆品、食品添加剂和医药药品（Ersus and Yurdagel，2007）。

9.1 黑果腺肋花楸的营养成分

黑果腺肋花楸果实中富含糖类、有机酸、氨基酸、膳食纤维、蛋白质和碳水化合物等多种营养物质（Miller and Shukitt-Hale，2012），还有多种维生素和矿质元素，可以补充人体所需维生素，加快新陈代谢，维持身体的健康，提高人体免疫力，调节免疫系统和神经系统（Davis and Brodbelt，2008）。

9.1.1 糖类

9.1.1.1 黑果腺肋花楸中糖的种类

据现有报道，黑果腺肋花楸果实中含有多种糖类，其中还原糖类最丰富，主要有果糖、葡萄糖等单糖，还有蔗糖等寡糖（周雪艳等，2018）。而在糖醇物质中，最重要的山梨糖醇可用于制作冰激凌、糕点、饮料、糖果。在食品加工方面，山梨糖醇可以用作营养型甜味剂、湿润剂、螯合剂和稳定剂。山梨糖醇是一种糖的替代物，通常在减肥食品中使用，还是一种非刺激性泻药，具有很高的价值（高凝轩等，2016）。

9.1.1.2 黑果腺肋花楸中糖的含量

黑果腺肋花楸的总糖含量为 10%～15%，在新鲜的黑果腺肋花楸果实中还原糖的含量为 16%～18%，葡萄糖和果糖的总和为 13.0～17.6 g/100 g，明显高于蓝莓、蓝果忍冬等浆果中糖的含量。在黑果腺肋花楸鲜榨果汁中，葡萄糖含量为 41g/L；果糖含量为 38g/L，山梨糖醇的含量最高，为 80g/L，但是蔗糖的含量较低，有的甚至没有。黑果腺肋花楸中糖的含量见表 9.1（王鹏，2014）。

表 9.1　黑果腺肋花楸中糖的含量

项目	鲜汁	杀菌汁	果实
葡萄糖/（g/L）	41	40	NA
果糖/（g/L）	38	37	NA
山梨糖醇/（g/L）	80	55.6	NA
膳食纤维/（g/kg）	NA	NA	56
果胶	3.7 g/kg	NA	3.4～5.8 g/kg FW
脂肪/% FW	NA	NA	0.14
蛋白质/% FW	NA	NA	0.7

注：NA 表示未分析；ND 表示未检出；FW 表示鲜重；下同。

9.1.1.3　黑果腺肋花楸中糖的分布

黑果腺肋花楸的果肉中葡萄糖、果糖及可溶性糖含量较高，尤其富含山梨糖醇，黑果腺肋花楸果汁中 50%的可溶性固形物是糖。黑果腺肋花楸与常见水果含糖量的比较见表 9.2（齐会娟等，2019）。

表 9.2　黑果腺肋花楸与不同水果之间含糖量的比较

品种	总酸/（g/kg）	总糖/（g/kg）	糖酸比/%	可溶性固形物/%	蛋白质含量/（mg/g）
野生蓝莓	2.9	51.26	17.68	10	3.97
荚蒾	4.28	41.76	9.76	9.6	3.73
光叶山楂	0.95	81.54	85.83	27.4	2.5
山荆子	7.65	51.94	6.79	27	9.82
花楸（橙色）	5.73	51.37	8.97	19.7	3.06
花楸（橙红色）	4.79	58.53	12.22	21	3.26
花楸（红色）	3.61	58.34	16.16	21.2	3.4
黑果腺肋花楸	1.99	29.41	14.78	25.2	6.72

9.1.2　有机酸

9.1.2.1　黑果腺肋花楸中有机酸的种类

黑果腺肋花楸果实中含有丰富的有机酸，如苹果酸、柠檬酸、莽草酸、奎尼酸、香草酸、原儿茶酸、对羟基苯甲酸、香豆酸和咖啡酸，在种子中还包含油酸、亚油酸、棕榈酸和硬脂酸等（韦庆翠等，2018）。

9.1.2.2　黑果腺肋花楸中有机酸的含量

与其他浆果相比，黑果腺肋花楸中有机酸的总含量相对较低。从实验数据来看，鉴定出的主要酸为苹果酸和柠檬酸，总酸含量为 1.99 g/kg，苹果酸鲜汁含量为 9.6 g/L，柠檬酸含量为 500 mg/L。黑果腺肋花楸中有机酸的含量见表 9.3（王鹏，2014）。

表 9.3　黑果腺肋花楸有机酸的含量

项目	鲜汁	杀菌汁	果实
苹果酸	9.0 g/L	11.1 g/L	13.1 g/kg FW
酒石酸	ND	NA	NA
柠檬酸	500 mg/L	247 mg/L	2.1 g/kg FW
异柠檬酸/（mg/L）	65	NA	NA
莽草酸/（mg/L）	80	NA	NA
琥珀酸/（g/L）	1.5	0.16	NA

9.1.2.3　黑果腺肋花楸中有机酸的分布

黑果腺肋花楸果实中的有机酸在不同部位含量不同，但主要储存于果肉细胞的液泡中，其中奎尼酸和苹果酸含量最高，奎尼酸的含量能占整个黑果腺肋花楸果实中有机酸含量的 70%，奎尼酸是一种很好的酸类物质，可放在抗凝剂中增强抗凝作用。苹果酸主要在黑果腺肋花楸的果肉中。在黑果腺肋花楸幼苗和愈伤组织中发现含有咖啡酸，还发现含有少量的 *p*-氯水杨酸、丁香酸和香荚兰酸（于明和李铣，2006）。

9.1.3　膳食纤维

9.1.3.1　黑果腺肋花楸中膳食纤维的种类

研究发现，黑果腺肋花楸果实中的膳食纤维主要由纤维素、半纤维素及果胶等组成。

9.1.3.2　黑果腺肋花楸中膳食纤维的含量

黑果腺肋花楸果实中含有丰富的膳食纤维，有较好理化特性，能有效防治糖尿病和心脏病、降低肥胖风险（Li et al., 2014）。其中，纤维素含量较高，为 5.0～6.2 g/100 g（罗晓玲等，2018）。

9.1.3.3　黑果腺肋花楸中膳食纤维的分布

黑果腺肋花楸中的膳食纤维主要存在于果皮和果肉中，尤其是其果渣中膳食纤维含量较高。据报道，将黑果腺肋花楸果渣作为制备膳食纤维素片剂的主要原料，在制备片剂的过程中，将各种功能性添加剂加入原料中，可有效提高黑果腺肋花楸果渣的各项指标。黑果腺肋花楸膳食纤维素片表面光滑，清凉可口，酸甜适中，硬度、脆性等指标合格，营养成分得到明显改善，可满足消费者的食用要求（郭红月等，2017）。

9.1.4　氨基酸

9.1.4.1　黑果腺肋花楸中氨基酸的种类

黑果腺肋花楸中富含多种氨基酸，在其果实中已经发现的氨基酸有天冬氨酸、苏氨酸、丝氨酸、谷氨酸、甘氨酸、丙氨酸、蛋氨酸、异亮氨酸、缬氨酸等。其中果实的甜味通过苏氨酸、丝氨酸、甘氨酸、丙氨酸、脯氨酸等的含量来表达。苦味以缬氨酸、蛋氨酸、异亮氨酸、亮氨酸、苯丙氨酸、精氨酸、脯氨酸、组氨酸来表达。而黑果腺肋花楸苦味较重，苦味氨基酸比重大一些（何洁等，2018）。

9.1.4.2　黑果腺肋花楸中氨基酸的含量

黑果腺肋花楸中氨基酸的含量与种类丰富。在多种氨基酸中，天冬氨酸和谷氨酸含量较高。天冬氨酸对人体肝脏和肌肉有一定保护作用，可治疗心绞痛、防治心肌梗死。谷氨酸参与脑内蛋白质和糖的代谢，促进氧化，改善中枢神经系统活动，维持和促进脑细胞功能，促进智力的提高。此外，它可以改善动物的肠道功能，为营养吸收奠定基础（Patras et al., 2010），并能调节肌体酸碱平衡，维持内环境稳态。

9.1.4.3　黑果腺肋花楸中氨基酸的分布

黑果腺肋花楸中氨基酸主要分布在果肉和种子中，而且种类丰富。

9.1.5　维生素

9.1.5.1　黑果腺肋花楸中维生素的种类

黑果腺肋花楸中含有丰富的维生素（Saltaouras et al., 2019），如维生素 B 和维生素 C。果实中也含有一定量的维生素 K 和维生素 E。

9.1.5.2　黑果腺肋花楸中维生素的含量

黑果腺肋花楸中维生素的含量相对较高，见表 9.4（王鹏，2014）。

表 9.4　黑果腺肋花楸维生素含量

项目	鲜汁	杀菌汁	果实
维生素 C	200 mg/L	ND	137 mg/kg FW
叶酸	NA	35 μg/L	200 μg/kg FW
维生素 B_1	500 μg/L	NA	180 μg/kg FW
维生素 B_2	600 μg/L	NA	200 μg/kg FW
维生素 B_6	550 μg/L	NA	280 μg/kg FW
烟酸	3400 μg/L	NA	3000 μg/kg FW
泛酸	2200 μg/L	NA	2790 μg/kg FW
维生素 E/（μg/kg FW）	NA	NA	17.1
维生素 K/（μg/kg FW）	NA	NA	242

9.1.5.3　黑果腺肋花楸中维生素的分布

黑果腺肋花楸的果皮、果肉、果汁中均含有维生素，不同维生素在果实中部位不同含量也不同，果皮中的维生素含量比果肉中高。维生素 B 是黑果腺肋花楸的主要维生素，主要存在于果肉中，维生素 C 和维生素 E 也是以同种形式存在于果肉中。

9.1.6　矿质元素

大多数科学家经过研究认为，生命必需的元素共有 28 种，包括氢、硼、碳、氮、氧、氟、钠、镁、硅、磷、硫、氯、钾、钙、钒、铬、锰、铁、钴、镍、铜、锌、砷、硒、溴、钼、锡和碘，其中人体必需微量元素共 8 种，包括碘、锌、硒、铜、钼、铬、钴及铁。一些元素具有潜在的毒性，但在低剂量时，对人体健康威胁较小，包括氟、铅、镉、汞、砷、铝及锡，共 7 种（方波等，2018）。

矿质元素可分为大量元素如碳、氢、氧、氮、磷、硫、钾、钙、镁（9 种）和微量元素如铁、锰、锌、硼、铜、钼、铝（7 种）。矿质元素是植物生长的必需元素，缺少这类元素植物将不能健康生长。黑果腺肋花楸中含有人体必需的多种矿质元素，对人体健康有极大益处。

黑果腺肋花楸中矿质元素含量见表 9.5（王鹏，2014）。在黑果腺肋花楸中各个部位都有矿质元素的存在，只是种类、含量各不相同。

表 9.5　黑果腺肋花楸矿质元素含量

项目	鲜汁	杀菌汁	果实
灰分	4.6～6.4 g/L	3.6～4.1 g/L	4.4～4.8 g/kg FW
钠	5 mg/L	5.7 mg/L	26 mg/kg FW
钾	2850 mg/L	1969 mg/L	2180 mg/kg FW
钙	150 mg/L	185 mg/L	322 mg/kg FW
镁	140 mg/L	160 mg/L	162 mg/kg FW
铁	4 mg/L	0.4 mg/L	9.3 mg/kg FW
锌	1.3 mg/L	0.6 mg/L	1.47 mg/kg FW
碘/（g/L）	NA	<5	NA

9.2　黑果腺肋花楸的重要生物活性物质

　　黑果腺肋花楸中含有多种生物活性物质，如多酚、三萜类（Skąpska et al.，2017）、类胡萝卜素、羟基肉桂酸、原花青素等。据研究报道，黑果腺肋花楸因种植地区不同，果实中生物活性物质的种类和数量也不同。黑果腺肋花楸作为外来引进物种，人们很早就已经意识到其果实中生物活性物质的发展潜力，所以加强对黑果腺肋花楸的生物活性物质的提取分离、纯化、鉴定等生理功能和保健价值方面的研究，具有重要的意义。

　　有些食物含有多种生物活性化合物，在与人体相互作用时会产生各种生物效应，称为生物活性物质。它们有很多种，如碳水化合物、脂类、蛋白质、多肽、甾醇、生物碱、苷类、挥发油等，主要存在于植物性食物中，对人体既有害也有利，但在维持人体最佳健康方面发挥着重要作用。自 20 世纪 90 年代以来，随着科技的不断进步，人们开始对植物生物活性物质有了新的了解。在功能性食品中，它作为功能性因子的地位日渐重要。植物的生物活性物质主要有花色苷、多酚、甾醇、萜类物质等（郭爱伟等，2019）。

9.2.1　多酚在人体生命活动中的重要作用

　　植物多酚种类繁多，可以按其结构上的差异划分为黄酮类化合物和非黄酮类化合物。黄酮类化合物是指由两个苯环形成的一系列化合物，其中酚羟基通过中心三碳链连接（施明，2001）。根据中心三碳链的氧化程度，可进一步将其分为类黄酮、异黄酮、查耳酮、花青素、黄烷醇、黄酮醇和黄烷酮七种化合物（苗妙等，2017）。

多酚对人体的健康和营养具有许多有益作用。随着研究的不断深入，多酚的抗癌、抗氧化、抗菌、抗心脑血管、内皮功能、降低血液胆固醇水平、抗炎症、降血压等一些生理功能不断被报道，这将为天然黄酮类化合物的开发利用提供坚实的理论基础。黑果腺肋花楸果实中的多酚含量尤其丰富，具有更加良好的抗癌、抗心脑血管疾病等生理作用（Siedler et al.，2014）。

根据现有报道，黑果腺肋花楸果实中多酚的抑菌活性较强，尤其是对 4 种细菌：脂芽孢杆菌、枯草芽孢杆菌、产气肠杆菌和阴沟肠杆菌。然而，它在酿酒酵母中没有抑制活性。另外，黑果腺肋花楸果实中多酚具有很强的抑菌稳定性和开发利用潜力，可用作天然防腐剂，起到抑菌的作用（孙丽超等，2017）。

9.2.2 萜类化合物及其在人体生命活动中的重要作用

萜类化合物是一类广泛存在于自然界中的类异戊二烯。它们主要是从植物、微生物和海洋生物中分离出的一类化合物。萜类化合物可分为单萜、倍半萜、二萜、三萜、四萜和多萜类化合物。已发现超过 50000 种萜类化合物，包括薄荷醇、青蒿素、紫杉醇、人参皂苷和类胡萝卜素等（Singh and Sharma，2015）。

9.2.3 花色苷

花青素是自然界中存在于植物中的水溶性天然色素之一（薛红玮，2009）。在自然条件下，花青素的性质是非常不稳定的，常以糖苷键的形式存在，称为花色苷。黑果腺肋花楸果实中富含花色苷类物质，含量高达 1%。花青素及其糖苷类化合物所占的比例最高，这也是黑果腺肋花楸果实的主要着色物质。常见的花青素与花色苷的种类与结构见表 9.6（孙建霞等，2009）。

表 9.6　常见的花青素与花色苷的种类与结构

种类	取代类型		最大吸收波长/nm	颜色
	R_1	R_2		
矢车菊素	H	OH	535	橙红
飞燕草色素	OH	OH	554	蓝红
锦葵素	OH	OH	545	蓝红
天竺葵素	H	OH	521	橙红
芍药素	OH	OH	538	橙红
牵牛花素	OH	OH	557	蓝红

（1）黑果腺肋花楸中花色苷的种类

花色苷中的双糖有芸香糖、新橙皮糖、刺槐双糖、香豌豆糖、槐糖和龙胆双糖。据现有报道，在不同种类的黑果腺肋花楸的果实中鉴定分离出了矢车菊素-3-*O*-半乳糖苷、矢车菊素-3-*O*-葡萄糖苷、矢车菊素-3-*O*-阿拉伯糖苷、矢车菊-3-*O*-木糖苷、矢车菊-3-*O*-己糖苷二聚体、矢车菊-3,5-二己糖苷共 6 种主要花色苷（孙建霞等，2009）。

（2）黑果腺肋花楸中花色苷的含量

黑果腺肋花楸中花色苷含量较多，而且是植物中花色苷含量最高的，是葡萄的 100～200 倍，杜果的 900～2000 倍。果实经榨汁后多酚化合物的含量为 3440 ～ 7849 mg/100 g，花色苷占多酚化合物总量的 25%左右。在强酸性溶液中，花色苷主要呈稳定的红色（Meng et al.，2018）；在弱酸性至中性溶液中，花色苷以无色的假碱基（pseudobase）和查耳酮形式存在；在碱性溶液中，花色苷以蓝色的醌式脱水碱（anhydr-base）形式存在。因此，花色苷类化合物的颜色及稳定性受 pH 变化的影响较大，但是，具有两个或两个以上酰基的花色苷在整个 pH 范围内都表现出相当好的颜色稳定性。花色苷是黑果腺肋花楸果实主要的呈色物质。在蓝莓、蓝果忍冬、黑果腺肋花楸三种浆果中，黑果腺肋花楸果实中的花色苷含量最高，见表 9.7（姚利阳等，2016）。

表 9.7　三种浆果之间花色苷含量的比较

样品	含量/（mg/g）	相对标准偏差/%
蓝莓	0.1519	4.02
蓝果忍冬	0.2866	6.09
黑果腺肋花楸	0.3520	2.47

据王鹏（2014）报道，黑果腺肋花楸果实中花色苷的组成成分中矢车菊素-3-*O*-半乳糖苷的含量最高。黑果腺肋花楸中花色苷的组成成分含量比较见表 9.8。

表 9.8　黑果腺肋花楸中花色苷的组成成分含量比较　（单位：mg/100 g）

名称	Galicjanka	Hugin	Nero	Viking
矢车菊-3-*O*-半乳糖苷	512.9	636.0	436.3	417.3
矢车菊-3-葡萄糖苷	18.2	27.2	10.7	7.8
矢车菊-3-阿拉伯糖苷	249.5	299.4	133.8	128.0
矢车菊-3-木糖苷	33.2	38.2	30.4	29.0
花青素及其糖苷类化合物总量	813.8	1000.8	611.2	582.1
原花青素（聚合物）	1076	1010	1080	1026
总酚（以没食子酸计）	2185	2340	1950	1845

（3）黑果腺肋花楸中花色苷的分布

黑果腺肋花楸的花色苷广泛存在于果实、果渣和果柄中，其中在果渣中的含量最高。花色苷含量受水分影响较大，尤其是在新鲜果实中。

9.2.4　黄酮类化合物

黄酮类化合物是三元环状的具有黄烷核的基本框架化合物，其存在于许多水果、蔬菜、豆类食源性植物中。它们是植物次生代谢的产物。到目前为止，已经分离和鉴定出了 4000 多种黄酮类化合物。大量研究表明，黄酮类化合物具有抗菌、抗病毒、抗炎、抗过敏和血管舒张作用。

（1）黑果腺肋花楸中黄酮类化合物的种类

据报道，从现有的黑果腺肋花楸中已经分离出的黄酮类化合物主要是槲皮素的衍生品和绿原酸。Yang 和 Cao（2011）用电子喷射质谱法和液相色谱-质谱联用法分析了黑果腺肋花楸中黄酮类化合物的种类，得到了圣草酚-7-O-β-葡萄糖醛酸、槲皮素-3-O-（6-O-β-阿拉伯糖基-β-葡萄糖苷）、槲皮素-3-O-（6-α-β-鼠李糖基-半乳糖苷）、槲皮素-3-O-（6-α-鼠李糖基-β-葡萄糖苷）、槲皮素-3-O-β-半乳糖苷、槲皮素-3-O-β-葡萄糖苷这 6 种黄酮类化合物，其中槲皮素-3-O-β-半乳糖苷含量最高，大约为 31 mg/100 g。

（2）黑果腺肋花楸中黄酮类化合物的含量

据报道，黑果腺肋花揪中黄酮类化合物的含量大约为 71 mg/100 g FW，其中槲皮素含量最高，为主要化合物。

（3）黑果腺肋花楸中黄酮类化合物的分布

黄酮类化合物主要分布在黑果腺肋花楸的果实、花序、叶片中，其中叶片中的含量最高。

9.3　黑果腺肋花楸的生物活性物质与人类重大疾病的防治

黑果腺肋花楸是一类蔷薇科落叶灌木植物，富含多种对人体健康有益的营养物质和活性物质，能够调节人体机能，促进人体新陈代谢，治疗人类重大慢性疾病等（于雪等，2016）。本节主要总结了有关黑果腺肋花楸的生物活性物质在防治人类重大疾病的作用中的一些报道，以期为相关领域的未来研究工作提供参考，为进一步开发黑果腺肋花楸的价值奠定基础。

9.3.1　黑果腺肋花楸中生物活性物质与糖尿病防治的研究进展

生物活性物质是指参与人体新陈代谢，调节有关生理活动，对人体保健和疾病防治起作用的天然功能性物质。植物中的生物活性物质主要包括多酚化合物（单酚、酚酸、黄酮类化合物）（廖霞等，2017）、萜类化合物（单萜、倍半萜、二萜、三萜、多萜等）和维生素类化合物（刘小兵，2008）。黑果腺肋花楸是植物生物活性物质的重要来源，不仅含量丰富，而且种类繁多，主要包括黄酮类化合物、类胡萝卜素、三萜酸、膳食纤维、绿原酸等（王鹏等，2009）。

黄酮类化合物是具有黄烷核基本骨架（C3—C6—C3）的一大类低分子量多酚化合物，广泛存在于各种蔬菜、水果和谷物中。黑果腺肋花楸果实中的黄酮类化合物主要存在于果肉、果汁中，含量较高，其种类主要包括黄烷醇、黄酮醇、花色苷、黄酮四大类，其中以花色苷含量最为丰富。

类胡萝卜素是由 8 个类异戊二烯单位组成的一类碳氢化合物及其氧化衍生物，主要存在于新鲜水果和蔬菜中。胡萝卜素被认为是最重要的类胡萝卜素。黑果腺肋花楸中类胡萝卜素含量丰富，主要存在于果肉、果汁中，其中果肉中的含量最为丰富。

不能被人体消化道酵素直接分解的多糖类及木质素被称为膳食纤维，主要存在于植物的细胞壁中。黑果腺肋花楸果实中的膳食纤维主要分布在果肉中，尤其是果渣。经研究发现，果渣中膳食纤维的含量为 56 g/kg，明显高出其他浆果 3～5 倍（王鹏，2014）。

绿原酸是植物体在有氧呼吸过程中经莽草酸途径由咖啡酸与奎尼酸生成的苯丙素类化合物。黑果腺肋花楸果实中绿原酸的含量也较高，可达 96.6 mg/100 g。绿原酸被认为是众多药材和中成药中抗菌解毒、消炎利胆的主要有效成分。

9.3.1.1　黑果腺肋花楸中生物活性物质与防治糖尿病的作用机理

糖尿病是一组以高血糖为特征的代谢性疾病。胰岛素分泌或其生物学效应受损，或两者兼而有之，都会导致体内血糖水平升高。糖尿病的特点是长期高血糖，可损害各种组织，如眼睛、肾脏、心脏、血管和神经的慢性损伤和功能障碍。科学技术的发展也带来了对糖尿病的认知和诊断治疗的进步。1 型糖尿病的发生是由于自身免疫系统的缺陷和遗传因素及病毒的感染，多发生于儿童及青少年期，目前医学界对其发病的机理尚未有统一的认识。在现有的报道中，1 型糖尿病一般被认为是遗传缺陷和胰岛素分泌缺陷所导致，因此外部的调节和与胰岛素分泌的缺陷密切相关的因素是当前医学上防治 1 型糖尿病的主要研究内容（Tonon et al.，2010）。

（1）降低血糖

1 型糖尿病是一种慢性自身免疫性疾病，其特点是血糖过高，可引起严重并发症。慢性高血糖与各种器官的严重损伤、功能障碍和衰竭有关。1 型糖尿病严重时可导致冠状动脉、脑血管等微血管疾病。因此，需要新的治疗方法来控制 1

型糖尿病患者的血糖。STZ 是一种有价值的实验性诱导糖尿病的药物。葡萄糖在肝脏中的作用增加了排泄到血液中的葡萄糖含量。胰岛素缺乏会导致脂蛋白脂肪酶活性降低，并增加从外周脂肪库中游离脂肪酸的含量（Zhu et al.，2003）。因此，STZ 诱导的糖尿病动物被认为是 1 型糖尿病和高脂血症的动物模型。糖和其他代谢异常可引起高血糖，在 STZ 条件下血糖可达 481.9～486.6 mg/dL。黑果腺肋花楸果实提取物可以阻止血糖水平的升高，这一结果表明，服用黑果腺肋花楸果实提取物对 STZ 诱导的糖尿病动物具有降低高血糖的作用（Valcheva-Kuzmanova et al.，2007）。

（2）调节胰岛素的分泌

自由基是细胞正常代谢的产物，但不平衡的自由基会破坏细胞正常功能（Perez et al.，2012）。蛋白质、RNA、DNA 的损伤或者与衰老、氧化相关的疾病如癌症、炎症、心脑血管疾病等会使氧自由基过量产生。此外，过量的氧自由基可导致胰岛 b 细胞凋亡，胰岛素分泌减少。因此，氧化剂的还原方法对于治疗与自由基有关的疾病非常重要。在研究中发现，黑果腺肋花楸提取物对胰岛素分泌有调节作用。例如，注射 STZ 可明显抑制胰岛素分泌，但在实验期间，给予黑果腺肋花楸提取物可恢复胰岛素分泌（Matos et al.，2015）。

（3）抑制糖尿病并发症

糖尿病患者的心脑血管疾病和肾病等并发症导致了较高的死亡率。糖尿病并发症是血脂异常的副作用，如脂蛋白氧化、富含 TG 的极低密度脂蛋白颗粒和脂蛋白代谢的变化。黑果腺肋花楸提取物在 STZ 诱导的糖尿病患者中能使患者的血脂正常化。这些结果表明，黑果腺肋花楸具有预防糖尿病相关并发症的潜力（Zlaullah and Rupasinghe，2013）。

黑果腺肋花楸提取物在 mRNA 水平上的处理，还可以改善组胺和血清素治疗引起的炎症。也有研究表明，在四氯化碳对小鼠造成急性肝损伤后，口服黑果腺肋花楸提取物对肝脏有保护作用。研究发现在小鼠模型中，黑果腺肋花楸提取物抑制了 STZ 诱导的 1 型糖尿病的表达，调节了血糖和血清胰岛素分泌。用胰脏细胞（R 1Nm5F）检测了黑果腺肋花楸提取物的活性，结果表明，黑果腺肋花楸提取物对 1 型糖尿病有较好的治疗作用。考虑到这些结果，黑果腺肋花楸提取物可能是一种有效的保护胰腺细胞凋亡的糖尿病相关因子。

9.3.1.2　问题与展望

目前，国内外学者在黑果腺肋花楸的生物活性物质与人类糖尿病方面防治的研究虽然取得了一些进展，研究领域和应用范围也在不断地扩大，但是有关研究还停留在初始阶段，存在着不少待解决的问题，主要包括：①现有的研究主要集中在黑果腺肋花楸的某一种生物活性物质防治功效和机理上，没有形成黑果腺肋花楸果实相关生物活性物质防治糖尿病的完整研究体系，研究工作缺乏系统的理论指导；②对黑果腺肋花楸果实内的许多生物活性物质的分离、纯化技术还不够成熟，除了黄酮类化合物、类胡萝卜素等防治糖尿病功效的具体成分被分离、纯化出来之外，其他生物活性物质还有一部分仍然只停留在粗提取中，没有进一步的研究；③黑果腺肋花楸中具有防治糖尿病功效的生物活性物质多是次生代谢产物，不同种类的黑果腺肋花楸中生物活性物质的含量、组成及功效等因遗传背景、生长环境、栽培措施等因素而存在较大的差异，但是目前对这些方面的研究较少。根据这些问题，我们今后研究的重点应该是：①确定黑果腺肋花楸中生物活性物质在防治糖尿病时具有协同作用的种类，以及它们发挥最佳防治效果的比例；②阐明黑果腺肋花楸中生物活性物质防治糖尿病的机制，加强对其中重要内容与关键环节的研究；③明确黑果腺肋花楸中生物活性物质在防治糖尿病时的影响因素和控制措施，并将其应用于黑果腺肋花楸中生物活性物质在防治糖尿病中的调控机理与方法。黑果腺肋花楸中越来越多的具有防治糖尿病功效的生物活性物质被逐渐发现与证实，必将为黑果腺肋花楸中生物活性物质在防治糖尿病方面的研究奠定坚实基础。

9.3.2　黑果腺肋花楸中生物活性物质与心脑血管疾病防治的研究进展

高血压、吸烟和饮酒、糖尿病、血脂异常、代谢综合征是引起心脑血管疾病的主要原因。常见的心脑血管疾病中脑血管病、冠心病、心肌梗死、风湿性心脏病和肺心病的发病率较高。心脑血管疾病是人类生命和健康的严重威胁之一，并已成为大多数国家的第一或第二死因。2013 年，世界卫生组织最新的统计数据显示，在过去十年中，冠心病、中风、下呼吸道感染、慢性阻塞性肺病、腹泻是人类十大死因的前五位（Gu，2018）。而目前用于临床心脑血管疾病的药物主要有抗心律失常药、降血脂药、抗心绞痛药、抗高血压药、强心药、抗血栓药等，这些药物在给患者治疗的同时也会带来很多副作用，如肌肉痛、肝病等，因此寻找更有效、更安全的防治心脑血管疾病的天然化学物质是当前心脑血管疾病防治的重要科学问题之一。

9.3.2.1　黑果腺肋花楸中与防治心脑血管疾病有关的生物活性物质

黑果腺肋花楸中的多酚含量高，且是一种强膳食抗氧化剂。富含多酚的黑果腺肋花楸对健康有很多好处，包括降低氧化应激水平和改善炎症状态，这不仅在有心血管危险因素的受试者中被发现（Olas，2017），如透析患者、糖尿病患者和代谢综合征患者，而且在健康志愿者中也被发现。多酚化合物可以通过清除自由基中的电子或与自由基反应的催化剂（如铁）形成复合物直接作用于氧化应激，也可以通过刺激抗氧化酶活性、调节基因表达和细胞信号通路间接作用于氧化应激。同时，多酚化合物特别是花青素的特点是代谢广泛、生物利用度低，这意味着多酚化合物的有益作用可以通过人体代谢来调节（Kardum et al., 2015）。

黑果腺肋花楸果汁可以显著降低血压，研究发现，每天有规律地饮用 200 mL 的黑果腺肋花楸果汁 4 周，可以降低血压，平均 24 h 收缩压（SBP）和舒张压（DBP）均明显下降（$P<0.05$），平均日间血压也有显著的下降，此外，24 h 脉冲压力和日间 SBP 变异性均显著降低（$P<0.05$）（Slimestad et al., 2005）。此外，在一项研究中发现，黑果腺肋花楸提取物可使心肌梗死患者的 SBP 和 DBP 显著降低。

黑果腺肋花楸中的黄酮类化合物可以通过抑制血管紧张素转换酶（ACE），显示出降低强血管收缩性和血管紧张素生成的潜力。花色苷是一种具有良好体外抑酸活性的化合物，在黑果腺肋花楸中含量丰富。尽管在自发性高血压大鼠中观察到降压作用，但 ACE 对黑果腺肋花楸果汁和多酚提取物活性的抑制作用较低（Ćujić et al., 2018）。

膳食纤维是一种碳水化合物。大量研究实验表明，增加膳食纤维的摄入可降低心脑血管疾病尤其是冠心病的发病率。黑果腺肋花楸的果渣膳食纤维能明显地降低高脂血症大鼠的总胆固醇、低密度脂蛋白胆固醇的水平，而且随着膳食纤维含量的增加还可以降低大鼠血脂的综合指数（Petroni and Tonell, 2011）。

9.3.2.2 黑果腺肋花楸中生物活性物质与防治人类心脑血管疾病的作用机理

（1）降低胆固醇含量

血液中的胆固醇含量过高是引起动脉粥样硬化的一个重要因素。黑果腺肋花楸中黄酮类化合物能把甘油三酯分解成脂肪酸。有报道称，黄酮类化合物可以通过抑制某些脂肪生成酶基因的表达，从而降低甘油三酯的合成。此外，花青素对大鼠的餐后高脂血症具有抑制作用，这是因为花青素能抑制胰脂肪酶活性，从而调节血脂状态，增强卵磷脂酰基转移酶的活性，更显著地降低总胆固醇和低密度脂蛋白胆固醇水平（Vertolli et al., 2013）。

（2）抗血小板的凝结和抗血栓

动脉粥样硬化的后期通常会发生血小板的凝聚和血栓，促进和恶化心脑血管疾病，黄酮类化合物可以减少血小板黏附凝结和血栓的形成，有效地防治动脉粥样硬化和血栓的形成。据报道，黑果腺肋花楸果实中被发现有显著的抑制血小板功能的黄酮类化合物。这些结果来自有心血管危险（如轻度高血压 140～159 mmHg 收缩压，90～99 mmHg 舒张压）的中年未服药受试者；血清总胆固醇（6.5 mmol/L）或三酰基甘油（23.8 mmol/L）及低密度和高密度脂蛋白胆固醇升高，连续 8 周食用适量黑果腺肋花楸果实后发现，能减少血小板聚集（由胶原蛋白诱导）。短期补充黑果腺肋花楸提取物可降低代谢综合征患者的血小板聚集。代谢综合征患者每日服用三次 100 mg 黑果腺肋花楸提取物 1 个月和 2 个月后，血样标准（包括血小板聚集）均正常化（Page et al.，2012）。

9.3.2.3　黑果腺肋花楸中特有生物活性物质与预防心脑血管疾病的研究现状

在植物众多生物活性物质中，多酚是黑果腺肋花楸果实中含量较为丰富的物质。早前的研究证实了黑果腺肋花楸中多酚对血脂的有益作用。在补充了黑果腺肋花楸果汁和提取物后，轻度高脂蛋白血症患者和代谢综合征患者的甘油三酯、总胆固醇和低密度脂蛋白胆固醇浓度显著降低。果实中的提取物质对脂质状态的类似影响也被报道于其他膳食抗氧化剂。例如，最近的一项研究发现，健康受试者长期饮用黑果腺肋花楸果汁后，甘油三酯水平下降了 30% 以上。这是由于黑果腺肋花楸果实中多酚提取物引起的血清甘油三酯的减少可能与内皮结合的脂蛋白脂肪酶的增加有关，这种酶将甘油三酯水解成脂肪酸（Halász，2018）。

黑果腺肋花楸果实中的多酚对防治心脑血管疾病早有报道。研究指出，冠心病可导致血浆总胆固醇、低密度脂蛋白胆固醇和甘油三酯（TC、LDL-C 和 TG）显著升高。研究人员利用黑果腺肋花楸果实提取物建立了大鼠的高脂血症的实验模型。在喂养的 30 天期间内，黑果腺肋花楸提取物显著抑制了血浆中 TC、LDL-C 和 TG 水平在饮食诱导下的升高。黑果腺肋花楸提取物的抗高脂血症作用是由于其高含量的多酚，特别是黄酮类化合物中的花青素。这与之前研究的黑果腺肋花楸果汁中黄酮类化合物的降脂作用及槲皮素、花青素等特异性黄酮类化合物的结论相符。无论是高胆固醇喂养，还是黑果腺肋花楸提取物的使用，都没有引起血浆 HDL-C 浓度的显著变化（Katare et al.，2014）。

9.3.2.4　问题与展望

尽管目前国内外在黑果腺肋花楸的生物活性物质与心脑血管疾病防治方面开展了大量的研究，也取得了一定的进展，但仍然存在如下一些问题：①黑果腺肋花楸中生物活性物质对心脑血管疾病防治效果的研究大多集中于多酚，其他生物活性物质的研究相对较少，并且分离出单体的数量有限；②黑果腺肋花楸中生物活性物质防治心脑血管疾病的研究多集中在离体和动物实验方面，有关临床应用研究的报道很少，且作用靶点未明确定位；③黑果腺肋花楸中生物活性物质在人体内发挥生理活性的构效关系、量效关系等方面的研究较少。鉴于上述问题，我们认为今后的研究方向应当是：①开发对防治心脑血管疾病具有协同作用的各种黑果腺肋花楸生物活性物质，以发挥其在心脑血管疾病方面最佳的防治效果；②根据不同的治疗需求，开发作用于不同靶点的以黑果腺肋花楸中生物活性物质为主的保健品及药物；③对黑果腺肋花楸中生物活性物质的药理学活性进行深入研究。随着黑果腺肋花楸中生物活性物质的作用机构和作用机制的不断被揭示，未来将开发出新的黑果腺肋花楸功能性食品及防治心脑血管疾病的药物，使黑果腺肋花楸在医药、保健和食品领域有更加广阔的利用前景。

9.3.3　黑果腺肋花楸中生物活性物质与癌症防治的研究进展

据 2018 年统计，全球有大约 1810 万癌症新发病例和 960 万癌症死亡病例，其中我国新增病例数为 380.4 万、死亡病例数为 229.6 万。根据对癌症发病率、死亡率的调查，发现我国的癌症发病率、死亡率居全球第一，平均每分钟就有 7 个人患癌，每天平均有 5800 多人死于癌症，每分钟将近 5 人死于癌症。和全球相比，肺癌同样是我国发病率最高的癌症，且我国结直肠癌、肝癌、食管癌、胃癌等消化系统癌症也占很大比例。

癌症已经成为威胁人类健康的主要重大疾病之一，传统的治疗手段如放射治疗、化疗、免疫治疗（薛润韬，2019）虽然已经取得了一定的治疗效果，但是仍然需要一些辅助手段来提高对癌症的治疗效果。饮食结构中蔬菜和水果可以降低几个部位患癌症的风险，在上表皮癌中尤为明显，特别是消化和呼吸系统。对于食用蔬菜、水果少的人而言，消化系统和其他部位癌的发生率和死亡率都较高（潘新仿，2005）。半乳糖凝胶-3 是一种蛋白质，在癌症发展各个时期都需要这种蛋白质，没有这种蛋白质癌症则较难以发展和扩散（卓越，2009）。蔬菜和水果之所以有防止癌症扩散的作用，很可能是因为它们存在的果胶在起作用。果胶与半乳糖凝胶结合而使半乳糖凝胶的存在受到抑制，癌症得不到足够的支持，所以扩散受到抑制。水果中的生物活性物质应用在抗癌治疗中受到越来越多人的关注。

黑果腺肋花楸作为一种新兴的小浆果，果实中的有益成分吸引了更多人的研究，尤其是一些具有抗癌作用的成分已经取得了在食品和医学研究领域中的进展。研究表明，黑果腺肋花楸果实中有抗癌症的活性物质，尤其是多酚、类黄酮、花青素和原花青素等物质，特别是花青素，已经被证明可在清除自由基的同时抑制诱变因素的酶活的抗诱变作用，这可能成为其抗诱变抗癌方面的重要佐证。第二类是脂环族化合物三萜类中的三萜酸，研究表明三萜酸有明显的抗癌作用，尤其是乳腺癌（Choi et al.，2018）。

随着天然抗癌成分的深入研究，黑果腺肋花楸果实中的生物活性物质已经成为人们研究的重点，尤其是其多酚化合物和三萜酸都具有较强的抗癌活性。

9.3.3.1　花青素及其抗癌活性

（1）花青素的种类、分布及用途

花青素是植物中主要的水溶性色素，是构成植物颜色的一类化合物（Kedzierska et al.，2009），也是一类次生代谢产物，以糖苷的形式存在于植物液泡中。它是一个羟基供体和自由基清除剂，可结合蛋白质，以防止氧化。有研究利用氧自由基吸附系统（ORAC）评价了 14 种花青素清除过氧自由基的能力，结果表明，所有花青素均具有明显的清除作用。黑果腺肋花楸中的营养物质主要为花青素，大约占总含量的 70%，尤其在去除水分后的果渣中花青素的含量更高，榨汁后的果渣中也能检测到花青素，约有 23.4%的花青素存留在果渣中。榨汁后的黑果腺肋花楸的果渣仍具有较高的利用价值。根据现有的报道，花青素具有抗氧化、清除自由基、抗衰老、降血压和血糖（Sueiro et al.，2006）的作用，已在医药领域得到广泛的应用，还可以应用在食品工业，经常用作葡萄酒、各种食品饮料、果酱、糖果、糕点、冰激凌等食品的着色剂，赋予食品各式各样的颜色。另外，花青素可以在化妆品中作为颜色添加剂，如口红，还可以作为天然的食源性防腐剂（Lin et al.，2002）。

（2）花青素的结构与抗癌活性

花青素的结构包含两个苯环，并由碳 3 的单位连结（C6—C3—C6）。花青素经由苯基丙酸黄酮类化合物路径合成，由许多酶调控催化，主要有天竺葵素、矢车菊素、花翠素、芍药花苷配基、矮牵牛苷配基及锦葵色素 6 种配糖体。矢车菊素在 R_1、R_2 取代基分别是 H 和 OH。在这些色素中，矢车菊素及其衍生物是最常见的且广泛存在，在超过 82%的果实中都能检测到。花翠素及其衍生物、矮牵牛苷配基和锦葵素是蓝色和紫色颜色的来源，而矢车菊素和天竺葵素是鲜红色果实的主要色素（Kulling and Rawel，2008）。果实中的花青素具有清除各种自由基的功能，显示出很强的抗肿瘤活性。花青素还可以与多种抗氧化剂发挥协同作用，如维生素 C、维生素 E 等。

花青素有防治癌症的作用，已经有报道证明了花青素能抑制、防治多种癌症，如乳腺癌（Marienhagen and Bott，2013）、前列腺癌、肝癌、结直肠癌、血癌、宫颈癌和肺癌。研究发现，花青素通过阻断有活性的分裂素蛋白酶途径抑制肿瘤发生。

9.3.3.2　问题与展望

人体内的癌变是一个极其复杂的生物学过程，受多种体内外因素的影响，其关键是体内各种酶的变化。花青素的抗癌作用是细胞内一系列酶与体内各种物质相互作用的结果，也是黄酮类化合物多种生物活性和药理作用的综合结果。目前在黑果腺肋花楸中分离出来的活性物质已经受到了国内外的广泛关注。然而，黑果腺肋花楸抗癌作用的研究由于受到肿瘤细胞模型等因素的限制，还存在很多问题。花青素有关细胞、分子、动物的实验研究仍然较少，需要更深入的研究。它在不同品种和果实不同部位的分布、含量、分离提取和纯化技术等研究也存在许多问题，其医学价值也有待科学证实。

9.3.4　黑果腺肋花楸中三萜酸抗癌活性的研究进展

人们对身体保健的意识不断增强，尤其是对饮食的要求不断提高，通过膳食来防治疾病已经成为消费者关注的热点。黑果腺肋花楸含有丰富的营养，经常食用对慢性病有一定的益处，特别是对癌症的预防和治疗具有显著疗效，日益受到国内外学者的重视。在黑果腺肋花楸果实和果渣中的黄酮类和三萜类化合物的抗癌作用已经明确。黄酮类和三萜类化合物是自然界中重要的化合物（Sorensen et al.，2012），具有广泛的生理活动，在溶血、抗癌、解热、消炎、镇痛、抗菌和抗病毒方面都非常有用。它还具有降低胆固醇和杀死软体动物的活性。研究发现，三萜类中的三萜酸在乳腺癌的治疗方面有显著效果（Choi et al.，2018）。

9.3.4.1　三萜酸的种类、分布及用途

三萜类化合物是异戊二烯去掉羟基后首尾相连构成的物质，由 30 个碳原子（少部分由 27 个碳原子）组成，三萜类化合物多数为四环或五环（李富欣，2016）。五环三萜酸结构上分为乌苏烷型、齐墩果烷型、羽扇豆烷型和木栓烷型四种类型。

黑果腺肋花楸中主要含有熊果酸、科罗索酸、3-羟基白桦酸和 3-*O*-反式-*p*-香豆基乳酸等，主要分布在其果实和种子中，种子含量最高，果汁含量最低，尤其是 3-羟基白桦酸和 3-*O*-反式-*p*-香豆基乳酸含量最高，且都具有很强的抗肿瘤活性。植物萜类化合物的抗肿瘤活性见表 9.9（张建红等，2018）。

表 9.9　植物萜类化合物的抗肿瘤活性

分类	化合物名称	功能
单萜类	紫苏醇	广谱抗癌
	香叶醇	抗肺癌、结肠癌、前列腺癌、胰腺癌、肝癌
倍半萜	木香烃内酯	抗膀胱癌、卵巢癌、白血病、前列腺癌、非小细胞肺癌、食管癌
	青蒿素及其衍生物	抗白血病、黑素瘤、结肠癌、非小细胞肺癌、肺癌、前列腺癌、乳腺癌、卵巢癌
二萜	紫杉醇	抗卵巢癌及乳腺癌
三萜	熊果酸	抗肝癌、乳腺癌、骨肉瘤、前列腺癌、宫颈癌
	葫芦素	抗膀胱癌、肝癌、胰腺癌、乳腺癌、白血病

9.3.4.2　三萜酸的抗癌活性

肿瘤的形成是由多种因素造成的，并且许多化学致癌物能诱导和促进肿瘤形成。黑果腺肋花楸中三萜酸具有广泛的生物学效应，尤其抗肿瘤作用极强。三萜酸在多种恶性肿瘤中对诱导分化细胞毒性及抗血管形成有明显作用，并且对多种致癌物有抑制作用。近年来，其防癌和抗癌作用已经引起了广泛关注，有望成为一种新型的低毒有效的抗癌药物（Preston et al.，2003）。

9.4　黑果腺肋花楸的科学利用

黑果腺肋花楸因极高的营养物质含量吸引了越来越多的研究。黑果腺肋花楸果实除了直接鲜食外，还可加工、药用、烹饪、保健、美容、环保等，随着现代果品加工学、食品营养学、食品化学及医学等的发展，其越来越受到各国消费者的广泛关注。本节所讲的黑果腺肋花楸果品是指黑果腺肋花楸鲜果及其延伸产品，包括鲜果提取物、加工产品及副产品。全面、科学合理地利用黑果腺肋花楸果实为我们的营养健康服务，深入开展黑果腺肋花楸营养和生物活性物质的科学研究，对提高黑果腺肋花楸的营养价值和经济价值都有重要的价值。

9.4.1　黑果腺肋花楸的鲜食利用

9.4.1.1　鲜食黑果腺肋花楸的果实特征和营养价值

果实特征：浆果，球形，微涩，果皮呈紫黑色，果肉为暗红色，单果重 1~2 g，果径 1.4 cm，种子千粒重 4.6 g（王鹏等，2009）。

营养价值：据现有报道，每 100 g 黑果腺肋花楸鲜果中含膳食纤维 56 g、果胶 5.8 g、脂肪 0.14 g、蛋白质 0.7 g、苹果酸 13.1 g、柠檬酸 2.1 g、维生素 C 137 mg、维生素 B_1 180 μg、维生素 B_2 200 μg、维生素 B_6 280 μg、叶酸 200 μg、烟酸 3000 μg、泛酸 2790 μg、灰分 4.8 g、钠 26 mg、钾 2180 mg、钙 322 mg、镁 162 mg、铁 9.3 mg、锌 1.47 mg、类胡萝卜素 48.6 mg、$β$-胡萝卜素 16.7 mg、总酚 7850 mg 等（王鹏，2014）。

9.4.1.2　黑果腺肋花楸的鲜食安全

这里的食品安全是指农药残留、保鲜剂残留等在黑果腺肋花楸鲜食及加工过程中的一系列值得注意的问题。黑果腺肋花楸食用安全不仅是科学问题，还有可能变成政治、经济、社会等一系列问题，必须引起大家的重视。

农药残留是指农药使用后残留在生物、农副产品和环境中的痕量农药原生质体、有毒代谢物、降解物和杂质，是新鲜水果和蔬菜中的"隐形杀手"，单位是 mg（或 μg、ng 等）/kg 样品（王继红，2018）。

近年来，随着人们生活水平的提高，黑果腺肋花楸的消费量逐年增加。小浆果已经成为一个潜在的巨大的商业市场，具有很高的经济价值，这导致了高毒性和残留农药及其他化学品的广泛使用，使黑果腺肋花楸中存在农药残留超标的现象，给黑果腺肋花楸鲜食及加工利用带来隐患。

（1）黑果腺肋花楸农药残留的标准

自 20 世纪 70 年代以来，我国一直关注水果中的农药残留问题。食品中农药残留问题是指重金属和持久性有机氯农药。水果中的急性和亚急性中毒，主要是果农不合理使用剧毒的有机磷和氨基甲酸酯类农药。2019 年，我国发布《食品安全国家标准 食品中农药最大残留限量》，规定了 483 种农药在 356 种(类)食品中 7107 项残留限量。

（2）黑果腺肋花楸农药残留现状

为了防止病虫害，或使水果和蔬菜长得更好，种植者通常采用农药喷洒水果。为了确保人们的食品卫生和安全，必须认真注意农药残留问题。

（3）造成黑果腺肋花楸农药残留的原因

1）我国现行标准中有限量标准的农药数量少。部分农药有标准但使用并不广泛，而生产中常用农药尚未制定限量标准。美国、欧盟先后于 20 世纪 80、90 年代启动农药重新登记机制，对大量化学品（农药）进行评估，淘汰了不少对健康与环境有害的农药，确立了一批高效低毒的新型农药（Bijak et al.，2013）。目前，我国已有 295 种农药被批准用于 291 种农作物，但新发布农药的最大残留限量仅涉及 136 种农药。在我国有限的标准中，有关杀菌剂和除草剂等的标准数量很少，植物生长调节没有限制标准。我国需要加强除草剂、杀菌剂等农药的基础研究并制定相应的限量标准。

2）病虫害自身抗体增多。近年来，种植者为了获得好收成而增加了农药的使用，这直接导致了病虫害抵抗力的增强。病虫逐渐产生了一定的抗药性，种植者只有不停地增大用量才能达到预想的除害效果。部分种植者可能自身知识文化程度不高、环保思想意识淡薄，在使用农药的过程出现误用和滥用的情况。特别是蔬菜类农产品，有些种植者在收获期也会喷洒农药，这就使农药残留量加剧增长（Abdel Ghani et al.，2008）。

3）限量指标制定针对性不强。在安全限量指标设置上，普遍存在着产品分类笼统、针对性不强的问题。我国仅对水果做了规定，没有针对具体浆果制定更为详细的标准。另外，制定的限量指标还呈现多种农药规定同一残留限量值的现象（Desneux and Decourtye，2007）。

（4）农药残留对人体的危害

1）降低人体免疫力。长期食用带有农药残留的食品，残留农药会有一定量沉积在人体内，农药可以通过血液循环到达各个神经和肌肉关节，导致神经元严重损坏，甚至引起中枢神经系统紊乱，从而降低人体的各个器官的免疫功能。免疫力的下降将直接致使各种疾病的爆发，严重威胁着人类的生命安全。

2）诱发慢性疾病。人体内农药残留过多时会导致发生大脑功能性紊乱，可能会引起如帕金森病和阿尔茨海默病及运动神经疾病等不可治愈的疾病（王继红，2018）。近年来，由于农业的发展，农药被广泛地应用到农作物中，农药在农作物上的残留越来越严重，由此引发的疾病患者和死亡人数不断上升，给人类的生命健康安全带来了极大的危害，大大降低了人们的生活水平。

3）引起癌症和基因突变。农药残留物中的化学物质毒性很强，进入人体后会引起各种组织细胞的恶性转化，甚至通过胚胎将毒素转移到下一代，使其产生基因突变、胚胎畸形（刘翠兰，2015）。

9.4.2　黑果腺肋花楸的药用价值

黑果腺肋花楸果实的提取物在欧美医药和功能食品行业应用广泛。黑果腺肋花楸果汁中的多酚是非常重要的物质，它不仅可以改善毛细血管和血管的结构和功能，还可以刺激和改善循环系统（Kim et al.，2013）。果实提取物中的花青素和黄酮类化合物可以维持人体健康。目前的研究报道，花青素和黄酮类化合物（及其糖苷）有助于维持泌尿系统的健康。黑果腺肋花楸果实还含有多种维生素和矿质元素，具有抗衰老和光斑效果。黑果腺肋花楸提取物对重金属中毒的放射病具有良好的治疗效果。

9.4.2.1　药用部位

黑果腺肋花楸的各个部位中都含有多种营养物质，均可入药使用。

9.4.2.2　药性与功能主治

黑果腺肋花楸果实中花青素、山梨糖醇、绿原酸、香豆酸、肉桂酸和除蔗糖之外的多种糖苷含量非常丰富，具有防辐射和抗炎作用，可以作为辅助治疗糖尿病患者的饮食。黑果腺肋花楸可防治高血压等心脑血管疾病，可降低舒张压 6%，收缩压 8%，还有保肝护肝的作用，并有助于保持尿路健康。黑果腺肋花楸富含大量黄酮类化合物，有较强的抗突变和清除自由基作用，可用于预防和治疗心脑血管、癌症、老年性痴呆症等疾病（Nowak et al.，2016）。

9.4.3　问题与展望

安全、营养、健康是 21 世纪以来人类社会对食品的普遍要求，黑果腺肋花楸食品作为人类食物的重要组成部分，应科学利用黑果腺肋花楸的营养和丰富的生物活性物质，使其为人类的健康及重大疾病的预防和控制发挥作用。深入系统地开展黑果腺肋花楸的科学利用是当前研究的重点。在黑果腺肋花楸的利用现状中，有关其生物活性物质的研究与利用仍然是当前有待解决的关键问题。因此，我们当前及未来研究的重点应该是：①黑果腺肋花楸中与人类重大疾病的预防和治疗相关的生物活性物质的研究，如花青素类化合物与抗癌功效的研究；②黑果腺肋花楸保健品的研制与开发，保健食品的研发是当代食品研发的潮流，黑果腺肋花楸中丰富的营养和生物活性物质为保健品的研发提供了广阔的前景；③正确的黑果腺肋花楸的消费文化的建立、推广和宣传。

参 考 文 献

方波, 武峥, 杨丽, 等. 2018. 杨梅果实生物活性物质研究进展. 南方农业, 12(28): 29-34, 66.

郭爱伟, 刘莉莉, 杨亚晋, 等. 2019. 植物多酚的生物活性及其在家禽生产中的应用. 动物营养学报, 31(2): 491-499.

郭红月, 王英臣, 陈奕奇, 等. 2017. 黑果腺肋花楸果醋饮料的生产工艺研究. 食品研究与开发, 38(20): 90-94.

郭长江, 徐静, 韦京豫, 等. 2008. 我国常见水果类黄酮物质的含量. 营养学报, 30(2): 130-135.

何洁, 莫仁甫, 劳水兵, 等. 2018. 紫果西番莲和其它 5 种水果中氨基酸组分分析. 食品工业科技, 39(6): 298-300, 316.

廖霞, 李苇舟, 郑少杰, 等. 2017. 不同品种黑腺肋花楸活性物质含量与抗氧化活性相关性研究. 食品与机械, 33(7): 145-148, 174.

刘翠兰. 2015. 蔬菜农药残留原因及预防措施. 现代农业科技, (2): 283, 285.

刘小兵, 朴建华. 2008. 生物活性物质的抗氧化能力评价方法及其研究进展. 中国食品卫生杂志, 20(5): 440-444.

罗晓玲, 徐嘉红, 杨武斌, 等. 2018. 蓝莓花色苷抗氧化功能及稳定性研究进展. 食品工业科技, 39(4): 312-317.

苗妙, 刘宇璇, 胡苗苗, 等. 2017. 黑果腺肋花楸多酚的抑菌活性研究. 现代食品科技, 33(12): 56-60.

齐会娟, 张春英, 李中宾, 等. 2019. 大兴安岭地区 6 种浆果主要品质特性对比分析. 林业科技情报, 51(03): 1-6.

施明. 2001. 类黄酮抗肿瘤作用的研究进展. 国外医学(卫生学分册), 28(2): 96-99, 107.

孙建霞, 张燕, 胡小松, 等. 2009. 花色苷的结构稳定性与降解机制研究进展. 中国农业科学, 42(3): 996-1008.

孙丽超, 李淑英, 王凤忠, 等. 2017. 萜类化合物的合成生物学研究进展. 生物技术通报, 33(1): 64-75.

王继红. 2018. 农药残留对人体的危害及预防措施. 农业与技术, 38(16): 29.

王鹏, 姜镇荣, 张平, 等. 2009. 黑果腺肋花楸果实的经济价值及其开发前景. 农产品加工, (9): 55-57.

王鹏. 2014. 国外黑果腺肋花楸多酚类物质功能性研究进展. 林业科技, 39(4): 67-70.

韦庆翠, 陈立冬, 刘玉亭, 等. 2018. 黑果腺肋花楸化学功效及产业开发的研究进展. 林业科技通讯, (5): 64-69.

薛红玮, 陈向民, 牟德华. 2009. 花色苷类色素抗氧化活性研究进展. 食品研究与开发, 30(7): 190-192.

薛润韬. 2019. 癌症免疫治疗的方法及其研究进展. 当代化工研究, (1): 177-179.

姚利阳, 张宇, 张立宇, 等. 2016. 黑果花楸与 2 种小浆果中黄酮类物质及多糖含量比较. 安徽农业科学, 44(1): 122-124.

于明, 李铣. 2006. 黑果腺肋花楸幼苗的化学成分. 沈阳药科大学学报, 23(7): 425-426, 434.

于雪, 胡文忠, 姜爱丽, 等. 2016. 黑果腺肋花楸营养物质与功效的研究进展. 食品工业科技,

37(10): 396-400.

张建红, 刘琬菁, 罗红梅. 2018. 药用植物萜类化合物活性研究进展. 世界科学技术-中医药现代化, 20(3): 419-430.

周雪艳, 李慧, 刘云. 2018. 不同分子量黑果腺肋花楸叶多糖的单糖组成及抗氧化研究. 中国食品添加剂, (6): 93-99.

卓越. 2009. 水果、蔬菜, 阻止癌症扩散. 心血管病防治知识, (1): 68.

Abdel Ghani S B, Weaver L, Zidan Z H, et al. 2008. Microwave-assisted synthesis and antimicrobial activities of flavonoid derivatives. Bioorganic & Medicinal Chemistry Letters, 18(2): 518-522.

Albert N W, Davles K M, Lewis D H, et al. 2014. A conserved network of transcriptional activators and repressors regulates anthocyanin pigmentation in eudicots. Plant Cell, 26(3): 962-980.

Bijak M, Saluk J, Antosik A, et al. 2013. *Aronia melanocarpa* as a protector against nitration of fibrinogen. International Journal of Biological Macromolecules, 55: 264-268.

Choi H, Kim S L, Kim J H, et al. 2018. Triterpene acid (3-*O*-*p*-coumaroyltormentic acid) isolated from *Aronia* extracts inhibits breast cancer stem cell formation through downregulation of c-Myc protein. International Journal of Biological Macromolecules, 19(9): 2528.

Corrales M, Butz P, Tauscher B. 2009. Corrigendum to "Anthocyanin condensat ion reactions under high hydrostatic pressure". Food Chemistry, 110(3): 627-635.

Ćujić N, Savikin K, Miloradovic Z, et al. 2018. Character lzation of dried chokeberry fruit extract and its chronic effects on blood pressure and oxidative stress in spontaneously hypertensive rats. Journal of Functional Foods, 44: 330-339.

Davis B D, Brodbelt J S. 2008. Regioselective Regioselectivity it of human UDP-glucuronosyl-transferase 1A1 in the synthesis of flavonoid glucuronides determined by metal complexation and tandem mass spectrometry. Journal of the American Society for Mass Spectrometry, 19(2): 246-256.

Desneux N, Decourtye A. 2007. The sublethal effects of pesticides on beneficial arthropods. The Annual Review of Entomology, 52: 81-106.

Ersus S, Yurdagel U. 2007. Microencapsulation of anthocyan in pigments of black carrot (*Daucus carota* L.) by spray drier. Journal of Food Engineering, 80(3): 805-812.

Gu D. 2018. Major cardiovascular diseases: impacts of genetic and environmental factors and prospective for prevention and control. Scientia Sinica Vitae, 48(10): 1040-1045.

Halász K, Csóka L. 2018. Black chokeberry (*Aronia melanocarpa*) pomace extract immobilized in chitosan for colorimetric pH indicator film application. Food Packaging and Shelf Life, 16: 185-193.

Kardum N, Milovanović B, Šavikin K, et al. 2015. Beneficial effects of polyphenol-rich chokeberry juice consumption on blood pressure level and lipid status in hypertensive subjects. Journal of Medicinal Food, 18(11): 1231-1238.

Katare C, Saxena S, Agrawal S, et al. 2014. Lipid-lowering and antioxidant functions of bottle gourd (*Lagenaria siceraria*) extract in human dyslipidemia. Journal of Evidence-Based Integrative Medicine, 19(2): 112-118.

Kedzierska M, Olas B, Wachowicz B, et al. 2009. An extract from berries of *Aronia melanocarpa* modulates the generation of superoxide anion radicals in blood platelets from breast cancer patients.

Planta Medica, 75(13): 1405-1409.

Kim B, Ku C S, Pham T X, et al. 2013. *Aronia melanocarpa* (chokeberry) polyphenol-rich extract improves antioxidant function and reduces total plasma cholesterol in apolipoprotein E knockout mice. Nutrition Research, 33(5): 406-413.

Kulling S E, Rawel H M. 2008. Chokeberry (*Aronia melanocarpa*)-a review on the characteristic components and potential health effects. Planta Medica, 74(13): 1625-1634.

Li W, Li O, Zhang A, et al. 2014.Genotypic diversity of phenolic compounds and antioxidant capacity of Chinese dwarf cherry (*Cerasus humilis* (Bge.) Sok.) in China. Scientia Horticulturae,175: 208-213.

Lin L C, Kuo Y C, Chou C J. 2002. Immunomodulatory Proanthocyanidins from Ecdysanthera utiis. Journal of Natural Products, 65(4):505-508.

Marienhagen J, Bott M. 2013. Metabolic engineering of microorganisms for the synthesis of plant natural products. Journal of Biotechnology, 163(2): 166-178.

Matos M J, Mura F, Vazquez-Rodriguez S, et al. 2015. Study of coumarin-resveratrol hybrids as potent antioxidant compounds. Molecules, 20(2): 3290-3308.

Matsuo Y, Miura L A, Araki T, et al. 2019. Proximate composition and proflies of free amino acids, fatty acids, minerals and aroma compounds in *Citrus natsudaidai* peel. Food Chemistry, 279: 356-363.

Meng L, Xin G, Li B, et al. 2018. Anthocyanins extracted from *Aronia melanocarpa* protect SH-SY5Y cells against amyloid-beta (1-42)-induced apoptosis by regulating Ca^{2+} homeostasis and inhibiting mitochondrial dysfunction. Journal of Agricultural and Food Chemistry, 66(49): 12967-12977.

Miller M G, Shukitt-Hale B. 2012. Berry fruit enhances beneficial signaling in the brain. Journal of Agricultural and Food Chemistry, 60(23): 5709-5715.

Nowak D, Goslinski M, Szwengiel A. 2017. Multidimensional comparative analysis of phenolic compounds in organic juices with high antioxidant capacity. Journal of the Science of Food and Agriculture, 97(8): 2657-2663.

Olas B. 2017. The multifunctionality of berries toward blood platelets and the role of berry phenolics in cardiovascular disorders. Platelets, 28(6): 540-549.

Page M, Sultana N, Paszkiewicz K, et al. 2012. The influence of ascorbate on anthocyanin accumulation during high light acclimation in *Arabidopsis thaliana*: further evidence for redox control of anthocyanin synthesis. Plant Cell and Environment, 35(2): 388-404.

Patras A, Brunton N P, Tiwari B K, et al. 2010. Effect of thermal processing on anthocyanin stability in foods; mechanisms and kinetics of degradation. Trends in Food Science & Technology, 21(1): 3-11.

Perez G R M, Flores C L B, Gonzalez A M. 2012. Evaluation of the antioxidant and anti-glication effects of the hexane extract from piper auritum leaves *in vitro* and beneficial activity on oxidative stress and advanced glycation end-product-mediated renal lnjury in streptozotocin-treated diabetic rats. Molecules, 17(10): 11897-11919.

Petroni K, Tonelli C. 2011. Recent advances on the regulation of anthocyanin synthesis in reproductive organs. Plant Science, 181(3): 219-229.

Preston A M, Luis V Q, Conde J G. et al. 2003. Plasma vitamin C levels in a population of Puerto Rican children: effect of dletary vitamin C, age, gender, BMI and exposure to environmental tobacco smoke. Faseb Journal, 17(4): A282.

Saltaouras G, Shaw P K, Fraser A C, et al. 2019. Glycaemic index, glycaemic load and dietary fibre characteristics of two commercially available fruit smoothies. International Journal of Food Sciences and Nutrition, 70(1): 116-123.

Siedler S, Stahlhut S G, Malla S, et al. 2014. Novel biosensors based on flavonoid-responsive transcriptional regulators introduced into *Escherichia coli*. Metabolic Engineering, 21: 2-8.

Singh B, Sharma R A. 2015. Plant terpenes: defense responses, phylogenetic analysis, regulation and clinical applications. 3 Biotech, 5(2): 129-151.

Sivanesan I, Saini R K, Kim D H, et al. 2016. Bioactive compounds in hyperhydric and normal micropropagated shoots of *Aronia melanocarpa* (Michx.) Elliott. Industrial Crops and Products, 83: 31-38.

Skąpska S, Marszałek K, Woźniak Ł, et al. 2017. Aronia dietary drinks fortified with selected herbal extracts preserved by thermal pasteurization and high pressure carbondioxide. LWT - Food Science and Technology, 85: 423-426.

Slimestad R, Torskangerpoll K, Nateland H S, et al. 2005. Flavonoids from black chokeberries, aronia *Aronia melanocarpa*. Journal of Food Composition and Analysis, 18(1): 61-68.

Snebergrova J, Cizkova H, Neradova E, et al. 2014. Variabillty of characteristic components of aronia. Czech Journal of Food Sciences, 32(1): 25-30.

Sorensen P M, Lacob R E, Fritzsche M, et al. 2012. The natural product cucurbitacin E inhibits depolymerization of actin filaments. ACS Chemic Biology, 7(9): 1502-1508.

Sueiro L, Yousef G G, Seigler D, et al. 2006. Chemopreventive potential of flavonoid extracts from plantation-bred and wild *Aronia melanocarpa* (black chokeberry) fruits. Journal of Food Science, 71(8): C480-C488.

Taheri R, Connolly B A, Brand M H, et al. 2013. Underutillized chokeberry (*Aronia melanocarpa*, *Aronia arbutifolia*, *Aronla prunifolia*) accessions are rich sources of anthocyanins, flavonoids, hydroxycinnamic acids, and proanthocyanidins. Journal of Agricultural and Food Chemistry, 61(36): 8581-8588.

Tonon R V, Brabet C, Hubinger M D. 2010. Anthocyanin stablilty and antioxidant activity of spray-dried açai (*Euterpe oleracea* mart.) juice produced with different carrier agents. Food Research International, 43(3): 907-914.

Valcheva-Kuzmanova S, Kuzmanov K, Tancheva S, et al. 2007. Hypoglycemic and hypolipidemic effects of *Aronia melanocarpa* fruit juice in streptozotocin-induced diabetic rats. Methods and Findings in Experimental and Clinical Pharmacology, 29(2): 101-105.

Vertolli U, Davis P A, Maso L D, et al. 2013. Daily green tea extract supplementation reduces prothrombotic and inflammatory states in dialysis patients. Journal of Functional Foods, 5(3): 1366-1371.

Yang Z, Cao S. 2011. Chinese bayberry fruit extract alleviates oxidative stress and prevents 1, 2-dimethylhydrazine- induced aberrant crypt foci development in rat colon carcinogenesis. Food Chemistry, 125(2): 701-705.

Zhang Y, Butelli E. 2014. Engineering anthocyanin biosynthesis in plants. Current Opinion in Plant Biology, 19: 81-90.

Zhu W, Jia Q, Wang Y, et al. 2012. The anthocyanin cyanidin-3-O-β-glucoside, a flavonoid, increases hepatic glutathione synthesis and protects hepatocytes against reactive oxygen species during hyperglycemia: involvement of a cAMP-PKA-dependent signaling pathway. Free Radical Biology and Medicine, 52(2): 314-327.

Zlaullah, Rupasinghe H P V. 2013. An efficient microwave-assisted enzyme-catalyzed regioselective synthesis of long chain acylated derivatives of flavonoid glycosides. Tetrahedron Letters, 54(15): 1933-1937.

索　引